医院管理

及财务管理

YIYUAN GUANLI JI CAIWU GUANLI

主编 杨影影 王川 鲁凯

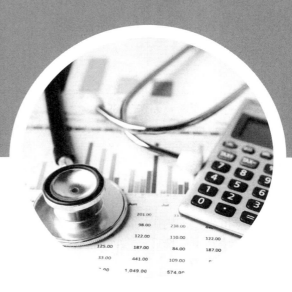

中国出版集团有限公司

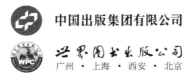
世界图书出版公司
广州·上海·西安·北京

图书在版编目（CIP）数据

医院管理及财务管理 / 杨影影，王川，鲁凯主编
. — 广州：世界图书出版广东有限公司，2023.12
ISBN 978-7-5232-1006-2

Ⅰ. ①医… Ⅱ. ①杨… ②王… ③鲁… Ⅲ. ①医院—
管理②医院—财务管理 Ⅳ. ①R197.32

中国国家版本馆CIP数据核字(2024)第021681号

书　　名	医院管理及财务管理
	YIYUAN GUANLI JI CAIWU GUANLI
主　　编	杨影影　王　川　鲁　凯
责任编辑	刘　旭
责任技编	刘上锦
装帧设计	品雅传媒
出版发行	世界图书出版有限公司　世界图书出版广东有限公司
地　　址	广州市海珠区新港西路大江冲25号
邮　　编	510300
电　　话	（020）84460408
网　　址	http://www.gdst.com.cn/
邮　　箱	wpc_gdst@163.com
经　　销	新华书店
印　　刷	深圳市福圣印刷有限公司
开　　本	889 mm × 1 194 mm　1/16
印　　张	14.25
字　　数	403千字
版　　次	2023年12月第1版　2023年12月第1次印刷
国际书号	ISBN 978-7-5232-1006-2
定　　价	138.00元

编 委 会

主　编　杨影影　王　川　鲁　凯　于　婷　杨　梅

副主编　练滔阳　张妮妮　胥清榕　颜　宝　高　奕
　　　　　周　刚　王志华　刘　旻　赵　燕　雷良策

编　委　(按姓氏笔画排序)

于　婷　烟台毓璜顶医院

王　川　济南市儿童医院（山东大学附属儿童医院）

王志华　德州市齐河县卫生健康事业发展中心

冯　欢　四川大学华西医院

刘　旻　湖北省中医院

孙　莹　联勤保障部队大连康复疗养中心

李晓芳　中国人民解放军联勤保障部队北戴河康复疗养中心

杨　梅　菏泽市第三人民医院

杨影影　滨州市优抚医院

吴康鑫　湖北省肿瘤医院

张妮妮　惠州市第一妇幼保健院

周　力　四川大学华西天府医院

周　刚　成都市公共卫生临床医疗中心

周路明　湖北省肿瘤医院

练滔阳　惠州市第一妇幼保健院

赵　燕　湖北文理学院附属医院，襄阳市中心医院

胥清榕　十堰市人民医院（湖北医药学院附属人民医院）

徐　涛　四川大学华西医院

高　奕　四川大学华西医院

郭云萍　中国人民解放军联勤保障部队第九八〇医院

鲁　凯　菏泽市牡丹人民医院

雷良策　湖北文理学院附属医院，襄阳市中心医院

颜　宝　山东省泰安市中医医院

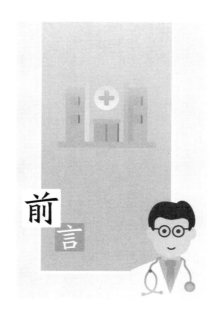

目前，中国传统医疗机构的竞争日趋激烈，民营医院和医疗服务机构逐渐进入市场，消费者对医疗产业提出了高水平和多样化的服务要求。随着医院管理要求的提高，医院管理人员应逐步走向职业化、专业化。为进一步提升医院管理水平，使医疗机构管理人员能够得到系统、专业的训练，编者根据国内医疗机构的实际情况和特定环境，编写了本书。

全书内容丰富，主要包括医院管理学、医疗质量管理、医疗安全管理、医院服务管理、医院感染管理、医院信息管理、病案信息管理、医疗设备管理、医院科教管理、医院财务管理、医院预算管理、医院财务业务一体化管理的内容。在编写的过程中，力求理论与实践的结合，以适应我国卫生管理专业的学生、医院管理者、卫生行政管理者和医院管理教学与研究者的学习和运用需求；从多角度、多方面介绍了现代医院管理学相关内容，详略得当，层次分明，重点突出，适合广大医疗机构管理人员阅读和学习。

编者在编写本书的过程中力求精益求精，但由于都有繁重的临床工作，精力有限，书中若有疏漏和不当之处，希望广大读者和同行专家不吝赐教，使我们得以改进和提高。

编　者

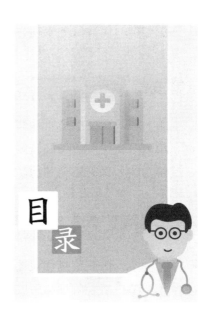

目录

第一章　医院管理学

第一节　医院管理学概述 ··· 1

第二节　医院管理学的方法论与基本原则 ··· 5

第三节　医院管理的职能 ··· 6

第二章　医疗质量管理

第一节　医疗质量管理概述 ··· 10

第二节　医疗质量管理基本原理 ··· 13

第三节　医疗质量管理体系 ··· 16

第四节　医疗质量管理方法与工具 ·· 20

第五节　医疗质量管理实施 ··· 26

第三章　医疗安全管理

第一节　医疗安全概述 ·· 40

第二节　医院风险管理 ·· 45

第三节　医疗纠纷与医疗事故 ·· 52

第四章　医院服务管理

第一节　医院服务管理概述 ··· 56

第二节 医院服务管理方法 ……………………………………………………………………… 62

第五章 医院感染管理

第一节 医院感染管理概述 …………………………………………………………………… 75
第二节 医院感染的监测 ……………………………………………………………………… 88
第三节 医院感染的预防与控制 ……………………………………………………………… 97

第六章 医院信息管理

第一节 医院信息化概述………………………………………………………………………… 109
第二节 医院管理与医院信息化………………………………………………………………… 111
第三节 电子病历与医院信息化………………………………………………………………… 113
第四节 医院数据资源利用……………………………………………………………………… 118
第五节 远程医疗和互联网医疗………………………………………………………………… 125
第六节 医院信息化展望………………………………………………………………………… 130

第七章 病案信息管理

第一节 病案信息管理概述……………………………………………………………………… 133
第二节 病案信息的作用………………………………………………………………………… 134
第三节 病案管理发展的历史回顾……………………………………………………………… 137
第四节 病案管理工作的基本范畴……………………………………………………………… 138
第五节 各类人员对病案的职责………………………………………………………………… 140
第六节 病案管理学术组织……………………………………………………………………… 141
第七节 病案信息管理及技术的发展趋势……………………………………………………… 142

第八章 医疗设备管理

第一节 医疗设备概述…………………………………………………………………………… 145
第二节 医疗设备管理…………………………………………………………………………… 147
第三节 医疗设备的装备管理…………………………………………………………………… 149
第四节 医疗设备的使用管理…………………………………………………………………… 152
第五节 医疗设备的经济管理和效益评价……………………………………………………… 155

第九章 医院科教管理

第一节 医院科教管理概述……………………………………………………………………… 160

第二节　医院科研管理···163

第三节　医院教学管理···168

第十章　医院财务管理

第一节　医院财务管理概述···173

第二节　医院财务管理目标···178

第三节　医院财务管理环境···181

第四节　医院财务管理监管···183

第十一章　医院预算管理

第一节　医院预算管理概述···186

第二节　医院预算管理的政策体系···188

第三节　医院预算管理实务···193

第十二章　医院财务业务一体化管理

第一节　医院财务业务一体化管理概述···205

第二节　医院财务业务一体化管理实务···210

第三节　医院财务业务一体化的建设···215

参考文献···218

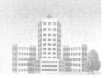

第一章　医院管理学

第一节　医院管理学概述

一、医院管理及医院管理学的概述

（一）医院管理的概述

医院管理是指根据医院的环境和特点，运用现代管理理论和方法，通过计划、组织、控制、激励和领导等活动，使医院的人力、物力、财力、信息、时间等资源得到有效配置，以期更好地实现医院整体目标的过程。医院管理活动的目的是在有限的医疗卫生资源条件下，充分实现医院的最佳社会效益和经济效益，发挥医院的整体效能并创造出最大的健康效益。医院管理的主要任务是认真贯彻执行国家的卫生方针政策，增进医院发展活力，充分调动医院及医务人员的积极性，不断提高医院服务质量和效率，更好地为人民健康服务，为构建社会主义和谐社会服务。

（二）医院管理学的概述

医院管理学是运用现代管理科学的理论和方法，研究并阐明医院管理活动的规律及其影响因素的应用学科。医院管理学是管理学的一个分支，是理论性、实践性、综合性较强的学科，既与医学科学相联系，又与其他社会科学及自然科学紧密相连，是医学和社会科学的交叉学科。医院管理学与管理学、组织行为学、社会学、公共政策学、经济学、卫生事业管理学、卫生经济学、卫生法学、卫生统计学、流行病学等许多学科有着十分密切的关系。

二、医院管理研究的主要任务与研究对象

（一）医院管理研究的主要任务

医院管理研究的目的是发现医院管理活动的客观规律，完善和发展医院管理科学理论，指导医院管理活动实践。医院管理研究的主要任务是研究医院系统的管理现象和运行规律，医院系统在社会系统中的地位、功能和制约条件，医院管理体制，监督、补偿、治理和运行等机制，医院内部组织领导、经营管理、质量控制和资金、人力、物流、信息等要素的组织协调等。

医院管理研究是卫生政策与管理研究的重要领域，是研究医院管理现象及其发展规律的科学，综合运用政策学、经济学、管理学的原理和方法，研究影响医院发展的宏观管理体制、运行机制和提高医院

内部管理水平、运营效率的理论和方法，其目的是促进医院实现组织目标、提高医院工作效率和效果。

（二）医院管理学的研究对象

医院管理学的研究对象主要是医院涉及的要素、医院系统及各子系统的管理现象和规律，系统之间的关系、定位、作用和制约机制，医院运行的过程以及影响其运行的内外环境，同时也要研究医院系统在社会大系统中的地位、作用和制约条件。

三、医院管理学的研究内容和学科体系

（一）医院管理学的研究内容

医院管理学的研究内容主要包括医院管理的基本理论和方法，与医院管理紧密相关的卫生发展战略与卫生政策、卫生服务体系、卫生资源及筹资体系等卫生管理内容，医院人力资源管理、质量管理、信息管理、财务管理、经营管理、后勤保障管理、绩效管理等内部运行管理内容。

也有学者将医院管理研究分为理论研究、宏观政策研究、服务体系研究、微观运行管理研究等内容。理论研究包括医院管理思想、管理原则、医院管理研究方法论、研究对象、学科体系、医院管理职能等。宏观政策研究包括运用系统论思想研究医院在卫生体系中的地位、作用及运行规律，管理体制、运行机制、监管机制，以探索医院整体发展思路和战略目标等宏观战略研究；法律法规、政策、税收、支付等政策环境，群众卫生服务需要、需求等社会环境，经济环境，竞争环境等环境研究。服务体系研究包括医疗服务体系、区域医疗规划及资源配置、城乡医疗服务网、医院分级管理等。微观运行管理研究主要包括运用管理学基本理论研究医院管理的各个环节：领导、计划、决策、控制、效率（人员、设备的利用），医院业务流程管理等；组织人事管理，经营管理，质量管理，财务管理，信息管理，后勤管理等。

（二）医院管理学的学科体系

医院管理学的研究内容非常广泛，有必要对其学科体系进行划分，明确该学科的研究对象、研究范畴及其之间的有机联系，促进医院管理学的学科建设和发展。关于医院管理学的学科体系目前国内外还没有形成完全一致的看法，有以医院科室和部门设置为基础进行分类的，如医疗科室管理、医技科室管理、护理管理、病案管理等；也有划分为业务管理、行政管理、经济管理等的。这些分类方法概述不够清晰，难以形成理论体系。为了突出医院管理的理论性、整体性、层次性、实践性及实用性等特点，多数医院管理研究者将其分为综合理论和应用管理两大部分。

1. 综合理论部分　也称为医院管理学总论，主要研究医院管理的基本原理与医院概论等基本理论问题，包括医院管理学的概述、研究对象、学科体系与发展，医院管理职能和方法、医院管理的政策等。

医院概论主要从社会角度来研究医院这个特定系统的一般规律，主要包括医院的发展历史、定义和类型、性质、地位、工作特点、任务和功能、医院管理的方针政策、医院发展趋势、医疗法规等。

此外，还要研究医院体系的管理，包括医院管理体制、治理机制、补偿机制、运行机制和监管机制，医院服务体系的布局与发展规划，医院资源的筹集与使用（如医疗保障制度、医院支付方式改革等），城乡医疗服务网建设和医院之间的协作等。

2. 应用管理部分　也可以称为医院管理学各论，主要研究医院管理这个系统中既相互联系又有区别的各个要素及其之间的关系等。这些要素管理主要有组织及人力资源管理、质量管理（医疗管理、技

术管理、质量改进、安全管理)、信息管理、财务与经营管理(即经济管理)、科教管理、后勤管理(包括物资设备、后勤保障)等。由这些要素形成各个专业的管理,有些专业管理又可以分为若干子系统。

(1)组织管理:为了实现医院目标,将医院的人员群体按照一定的功能分工划分成相应的组织机构并有机结合,使其按一定的方式与规则进行活动。医院组织机构设置是医院进行各项活动的基本条件,医院组织管理也是整个医院管理的基础。

(2)人力资源管理:人力资源是任何组织中的第一资源,在医院中则更为重要。医院人力资源管理包括人员的录用、培养、使用等相关的体制和激励约束机制、人员的编配、职权的划分、医德医风建设等。

(3)质量管理:对医院活动全过程进行组织、计划、协调和控制,从而提高技术水平、医疗质量和技术经济效果,包括医疗服务的及时性、有效性、安全性,患者的满意度,医疗工作效率,医疗技术经济效果等内容,可以具体划分为医疗管理、技术管理、质量改进和安全管理。

(4)信息管理:信息处理、信息系统的建立和情报资料的管理,如医院统计、病案管理、资料管理等。它作为一项专业管理,贯穿在各项专业及其相互联系中。

(5)财务管理:进行经济核算和成本核算,降低医疗成本,避免浪费。管好用好资金,合理地组织收入和支出,以较少的财力和物力发挥较大的医疗技术经济效果,保证医疗业务的开展以及发展业务的需要。

(6)经营管理:从医院经济实体性的角度出发,将医院经济活动与医疗服务活动相结合,在社会效益与经济效益相统一基础上进行的经济管理过程。医院经营主业是医疗业务,同时有科研、教学、预防保健服务、医药器材物品生产与加工,以及其他生产经营活动。

(7)科教管理:将现代管理学原理、方法应用于医院的科技活动以及教学中,调动临床科技人员和医院有关部门的积极性,实现在科技活动中各要素的最佳组合并发挥最大效能。内容包括医院科研规划及实施管理、科研制度管理、科研人才管理、科研经费管理、临床医学、教育管理、住院医师规范化培训、继续医学教育管理等。

(8)后勤管理:围绕医院的中心任务对医院的能源供给、环境卫生、保养维修、车辆调度、生活服务、药品器材、医疗设备等进行计划、组织、协调和控制,以保障医院工作的顺利进行,可以划分为总务保障管理、物资管理和设备管理。

医院管理系统各部分可以有各自的目标,但医院作为一个整体系统则有一个总的目标,医院各个子系统的运行和各项专业的管理都必须围绕医院总体目标的实现而进行。医院各项专业管理各有特点,但又密切联系,在实际管理工作中相互交叉、难以分割。不同历史时期,医院管理学研究的内容也各有侧重。在新的形势下,"以人为本"的服务观与"以患者为中心"的医疗观已成为医院管理研究的主旋律。如何完善医疗服务体系,改革医院管理体制和治理、运行、补偿和监管机制,转变医院发展模式,加强医院内部管理,减轻患者负担等已经成为当前医院管理研究的重要内容。而关于医院质量管理、医院经营管理、医学科技与教育、职业道德建设、医院管理理论等的研究,则是医院管理学研究的长久课题。

四、医院管理学的研究方法

目前我国医院管理正处于从经验管理向科学管理的转变之中,医院管理实践中产生许多新的问题,迫切需要从医院管理学学科发展的角度进一步研究,这就必然需要了解医院管理学的一般研究方法,属于方法论中一般科学方法论和具体科学方法论的范畴。医院管理学是一门交叉学科，其研究方法多借鉴管理学、社会学、经济学和医学等学科的理论和方法，结合医院管理的特点和规律，研究解决医院管理中的问题。主要方法可以分为定性研究和定量研究。

（一）定性研究方法

定性研究方法是社会学常用的一种探索性研究方法，多运用在关于事物性质的研究中。通常是根据研究者的认识和经验确定研究对象是否具有某种性质或某一现象变化的过程及原因。定性研究方法主要是通过特定的技术或方式获得人们的一些主观性信息，对特定问题的研究具有相当深度，通常是定量研究的先前步骤。常用的定性研究方法如下：

1. 观察法　是社会学研究的最基本方法之一，不同于日常生活中的一般观察，而是一种有意识的系统行为。定性观察法是指在自然状态下对研究对象的行为和谈话进行系统、详细的观察，并记录其一言一行。

2. 访谈法　是指研究者在一定的规则下，按照事先确定的目的和内容，面对面地询问被访者并通过与其交谈获取有关信息的方法。可以分为非结构式访谈、半结构式访谈和结构式访谈，通常与观察法结合使用。

3. 专题小组讨论法　也称焦点小组讨论法，是由一个经过训练的主持人以一种无结构的自然形式召集一小组同类人员（通常不超过 12 人），对某一研究专题在主持人协调下展开讨论，从而获得对讨论问题的深入了解的一种定性研究方法。该方法常用于收集目标人群中较深层次的信息，定性了解人们对某问题的看法和建议等。经常作为定量调查的补充。

4. 选题小组讨论法　是一种程序化的小组讨论过程，召集 6～10 人来讨论某个特定问题的有关方面及原因，并对其进行收集判断，以确定优先方案。该方法既提供了表达个性和权威的机会，也照顾到了大多数人的意见，常用于社会需求评估。

5. 文献分析方法　是通过查阅有关文献资料或记录，在较短时间内尽快了解某个研究问题相关情况的一种方法，是开展各种研究通常必不可少的一种重要方法。

6. 德尔菲法　是一种预测和决策的方法，通过匿名方式让专家独立地针对一个问题进行思考，并采用信函方式与研究者建立信息联系。研究者对信函信息汇总整理并将主要结果反馈给各位专家，供专家再次分析判断，反复多次后，专家意见趋于一致。该方法通常用于预测领域，也可广泛应用于各种评价指标体系的建立和具体指标的确定过程。

7. 新发展的研究方法　主要有头脑风暴法、SWOT 分析法、利益相关者分析法、情景分析法等。

（二）定量研究方法

是指运用概率论及统计学原理对社会现象的数量特征、数量关系及变化等方面的关系进行研究，并能用定量数据表示结论的一种研究方法。该方法使人们对社会现象的认识趋向精确化，与定性研究相结合以进一步准确把握事物发展的内在规律。

常用方法有系统分析法、预测分析法、投入产出分析法、统计分析法和层次分析法等。

（杨影影）

第二节　医院管理学的方法论与基本原则

一、医院管理学的方法论

方法论是指认识世界和改造世界的一般方法，在不同层次上有哲学方法论、一般科学方法论、具体科学方法论之分。关于认识世界、改造世界、探索实现主观世界与客观世界相一致的最一般的方法理论是哲学方法论；研究各门学科，带有一定普遍意义，适用于许多有关领域的方法理论是一般科学方法论；研究某一具体学科，涉及某一具体领域的方法理论是具体科学方法论。三者是互相依存、互相影响、互相补充的对立统一关系。哲学方法论在一定意义上带有决定性作用，它是各门科学方法论的概括和总结，是最为普遍的方法论，对一般科学方法论和具体科学方法论有着指导意义。

每一门学科都有其方法论，也就是总的指导思想和原则。研究我国医院管理，其方法论应该包括：必须从我国的国情和医院发展的实际出发，掌握有关社会科学、现代管理科学和医学科学等知识，并以此为基础，运用一般科学研究的基本方法，如定性调查的方法、统计和实验等定量的方法、综合分析的方法等。同时要研究现代管理科学在医院管理中的应用，紧密结合国情和实际，借鉴国外一切先进的科学管理理论和经验。重视我国医院管理的实践经验，全面理解医院作为社会事业重要组成部分的性质，坚持社会效益第一的原则和促进人民健康的根本宗旨，合理运用医院管理的相关理论和方法。

二、医院管理学的基本原则

医院管理学作为一门科学，其发展既要遵循哲学层面的普遍客观规律，也要遵循管理科学的一般规律，还要紧密结合本学科领域的特点。医院管理学的发展应坚持以下原则：

（一）遵循医院管理客观规律

马克思主义认为，规律是事物、现象或过程之间的必然关系。规律具有本质性的内部联系，也是现象间的必然关系，是现象中的普遍东西。管理作为一门科学，存在不以人们意志为转移的客观规律。医院管理者的责任就是要正确认识并把握医院管理的客观规律，运用科学管理方法，使医院良好运行并实现其发展目标。切忌脱离客观实际、主观随意。

（二）坚持发展的观点

一切客观事物都处在不断运动、发展、变化之中，因此，医院管理必须与不断发展变化着的客观实际相适应。医院管理的对象是发展、运动着的，新情况、新问题不断出现，发展观点强调管理上的动态性、灵活性和创造性。要始终坚持发展的观点，改革创新，切不可满足现状、墨守成规、停滞不前、思想僵化。

（三）坚持系统的观点

所谓系统，一般是指由相互作用和相互依赖的若干组成部分相结合而成为具有特定功能的有机整体。任何系统都不是孤立的，总是处在各个层次的系统之中，在内部和外部都要进行物质、能量、信息的交换。所谓系统的观点，就是把所研究的事物看作是一个系统。医院正是这样一个系统，因此，研究医院管理必须坚持将医院作为一个整体系统加以研究。医院作为一个系统，由人员、设备、物资、经

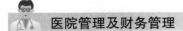

费、信息等要素组成，并按功能划分为若干子系统及更小的子系统，形成层次结构。

（四）坚持"以人为本"的理念

人是一个系统中最主要、最活跃的要素，也是一切活动的最重要资源。重视人的因素，调动人的积极性，已成为现代管理的一个重要观点。传统管理以管理事务为主体，现代管理则发展到以人为主体的管理，即只有充分调动人的积极性、主动性、创造性，才能实现管理的目标。在医院系统中，服务提供者是医院员工，服务对象是病患，这就要求在医院管理中既要充分调动医院员工的积极性、主动性和创造性，又要切实尊重患者，服务患者，真正做到"以人为本"。

（五）遵循医疗行业特点

医疗行业作为一个服务行业，有其显著特点。医院是一个劳动、知识和资金密集型兼有的组织，对生产诸要素中劳动力素质的依赖更为明显；医疗服务具有明确的区域性、连续性、协调性和可记性等特点，且调节供需矛盾的方法少、效果差、难度大和周期长；医疗服务的产出直接依赖消费者的协作，医疗服务消费者严重依赖提供者；由于医疗服务的需求弹性较小，医疗服务的价格和服务的效用、意愿之间的关系并不紧密。医院提供的服务是直接面对消费者的即时性供给，具有明显的不确定性、专业性、垄断性和不可替代性，同时责任重大，客观上要求无误和完整，还有部分福利性的特点。医疗服务的需求者具有明确的目的性，即以较少的花费治愈疾病；但其寻求服务的过程则是盲目的、被动的和不确定的；同时医疗服务要求公益性和公平性，往往表现为第三方付费。

医疗服务具有其他服务性行业难以比拟的复杂性，医院管理者要认真研究。

（六）坚持一切从实际出发

医院管理研究在我国还是一门新兴学科，其理论体系、研究方法还很不完善，大多是直接学习和借鉴其他一些学科的理论和方法，尚未形成独立的学科体系。在这样一个阶段，我们必须加强医院管理理论的研究，同时又要认真总结我国医院改革发展的经验和教训，紧密结合医药卫生体制改革的实际，坚持理论研究与医院实践相结合。在研究方法上，要坚持定性与定量研究相结合，针对研究问题，采取适宜的研究方法。在推进医院改革发展中，要坚持借鉴国际经验与开拓创新相结合，既要从中国国情出发，坚持走中国特色的创新之路，又要学习借鉴国际的先进经验，同时避免其已走过的弯路。

（杨影影）

第三节　医院管理的职能

所谓职能是指人、机构或事物应有的作用。管理职能是管理系统功能的体现，是管理系统运行过程的表现形式。管理者的管理行为，主要表现为管理职能，每个管理者工作时都在执行这些职能中的一个或几个。医院管理的职能主要是管理职能在医院工作实践中的运用，通常包括计划职能、组织职能、控制与协调职能、激励职能、领导职能等。现结合医院管理的具体内容逐一做出说明。

一、计划职能

计划是管理的首要职能。计划是对未来方案的一种说明，包括目标、实现目标的方法与途径、实现目标的时间、由谁完成目标等内容，是管理工作中必不可少的重要内容。计划贯穿于整个管理工作中，具有如下特点：目的性，即计划工作为目标服务；第一性，管理过程中的其他职能都只有在计划工作确定了目标后才能进行；普遍性，计划工作在各级管理人员的工作中是普遍存在的；效率性，计划要讲究经济效益；重要性，计划是管理者指挥的依据，进行控制的基础。

计划工作也是医院管理的首要职能，主要包括确定医院目标、实现目标的途径和方法等，而目标又可分为医院的整体目标和部门的分目标。按照计划所涉及的时间分类，可以分为长期计划、中期计划和短期计划。长期计划是战略性计划，规定医院在较长时期的目标，是对医院发展具有长期指导意义的计划；短期计划通常是指年度计划，是根据中长期计划规定的目标和当前的实际情况，对计划年度的各项活动所做出的总体安排。中期计划介于长期计划和短期计划之间，是指今后一段时间内医院的发展步调、重点任务等。

按照计划内容来分，可分为整体计划和部门计划。整体计划是对整个医院都具有指导意义的计划，如医院总体发展规划。部门计划是医院科室和部门的工作计划，如医疗计划、药品计划、财务计划、人员调配计划、物资供应计划、设备购置计划、基建维修计划等。

计划工作是一种特定的管理行为，是医院各级管理者所要完成的一项劳动，是一种预测未来、设计目标、决定政策、选择方案的连续程序。所以在制订计划和目标时，要进行调查研究和预测，并在此分析比较的基础上，做出最优的选择。

二、组织职能

组织是为达到某些特定目标，经由分工和合作及不同层次的权利和责任制度而构成的人的集合。实现计划目标，要建立有效、连续性的工作系统。这个系统包括体制、机构的建立和设置，工作人员的选择和配备，规定职务、权限和责任，建立工作制度和规范，同时建立有效的指挥系统，使单位的工作有机地组织起来，协调地发展。组织有以下基本含义：目标是组织存在的前提，组织是实现目标的工具，分工合作是组织运转并发挥效率的基本手段，组织必须具有不同层次的权利和责任制度，组织这一工作系统必须是协调的。

医院组织是指为了实现医院目标，以一定的机构形式，将编制的人员群体进行有机组合，并按一定的方式与规则进行活动的集合体。医院组织是组成医院的基本机构，是医院进行各项活动的基本条件，也是整个医院管理的基础。医院组织设置的原则主要考虑以下几点：管理宽度原则，一个领导者有效指挥下属的人数是有限的；统一指挥原则，一个人只能接受一个上级的命令和指挥；责权一致原则，赋予责任的同时，必须赋予相应的权力；分工协作的原则，按照不同专业和性质进行合理分工，各部门也要协调和配合；机构精简原则，保证机构正常运转情况下配置少而精的管理人员。

医院组织机构的设置，要从医院的工作性质和任务规模出发，适应自身的职能需要。为了实现医院的共同目标，需要建立有效的、连续性的工作系统，而建立这个系统所采取的行动过程就是组织工作。医院组织工作的一般程序为确定医院目标、设置组织结构、合理配置资源、授予相应权责利、协调沟通各方关系等。

三、控制与协调职能

控制是指组织在动态变化过程中，为确保实现既定的目标，而进行的检查、监督、纠偏等管理活动。控制就是检查工作是否按既定的计划、标准和方法进行，若有偏差，则要分析原因，发出指示，并做出改进，以确保组织目标的实现。它既是一次管理循环过程的重点，又是新一轮管理循环活动的起点。按照控制活动的性质分，可分为预防性控制、更正性控制；按照控制点的位置分，可以分为预先控制、过程控制、事后控制；按照信息的性质分，可以分为反馈控制、前馈控制；按照采用的手段分，可以分为直接控制、间接控制。

医院不论是惯性运作还是各项工作计划的执行，都必须在有控制的条件下进行。医院内的控制通常可以分为三种：一是事前控制，又称前馈控制，是指通过情况观察、规律掌握、信息收集整理、趋势预测等活动，正确预计未来可能出现的问题，在其发生之前采取措施进行防范，将可能发生的偏差消除在萌芽状态，如制定实施各种规章制度，开展医疗安全、药品安全、预防医院感染等活动。二是过程控制，又称事中控制，是指在某项经济活动或工作过程中，管理者在现场对正在进行的活动或者行为给予指导、监督，以保证活动和行为按照规定的程序和要求进行，如诊疗过程、护理过程等。三是事后控制，又称后馈控制，是指将实行计划的结果与预定计划目标相比较，找出偏差，并分析产生偏差的原因，采取纠正措施，以保证下一周期管理活动的良性循环，如医疗事故处理等。

医院进行控制的方式主要有利用医院信息系统，进行各类绩效考核等。控制是一种有目的的主动行为。医院的各级管理人员都有控制的职责，不仅对自己的工作负责，而且必须对医院整体计划和目标的实现负责。控制工作离不了信息的反馈，在现代化医院中建立医院信息系统将会成为管理者进行控制工作，保证管理工作沿着医院的目标前进的一种重要手段。

协调就是使组织的一切工作都能和谐地配合，并有利于组织取得成功。协调就是正确处理组织内外各种关系，为组织正常运转创造良好的条件和环境，促进组织目标的实现。协调包括组织内部的协调、组织与外部环境的协调、对冲突的协调等。协调也可以说是实现控制的一种重要手段，与控制相比有更好的管理弹性。

四、激励职能

激励是指人类活动的一种内心状态，具有加强和激发动机，推动并引导行为使之朝向预定目标的作用。激励有助于激发和调动职工的积极性，这种状态可以促使职工的智力和体力能量充分地释放出来，产生一系列积极的行为；有助于将职工的个人目标与组织目标统一起来，使职工把个人目标统一于组织的整体目标，激发职工为完成工作任务做出贡献，从而促使个人目标与组织目标的共同实现；有助于增强组织的凝聚力，促进内部各组成部分的协调统一。

医院管理者要对职工进行培训和教育，充分激励职工的积极性、创造性，不断提高业务水平，更好地实现目标。正确的激励应遵循以下原则：目标结合的原则，将医院组织目标与个人目标较好地结合，使个人目标的实现离不开实现组织目标所做的努力；物质激励与精神激励相结合的原则，既要做好工资、奖金等基本物质保障的外在激励，也要做好满足职工自尊心和自我实现的内在发展激励；正负激励相结合的原则，即运用好奖励和惩罚两种手段进行激励约束。

目前医院激励职工的手段与方法：①物质激励，在物质激励中，突出的是职工的工资和奖金，通过金钱的激励作用满足职工的最基本需要。②职工参与管理，参与管理是指在不同程度上让职工和下级参与组织决策和各级管理工作的研究和讨论，能使职工体验到自己的利益同组织利益密切相关而产生责任感。职工代表大会是目前医院职工参与管理的主要形式之一。③工作成就感，使工作具有挑战性和富有意义，满足职工成就感的内在需求，也是激励的一种有效方法。④医院文化建设，通过建设富有特色的医院文化，增强职工的凝聚力和归属感，从精神上激励职工产生自尊和责任感。

五、领导职能

领导是在一定的社会组织或群体内，为实现组织预定目标，领导者运用法定权力和自身影响力影响被领导者的行为，并将其导向组织目标的过程。领导的基本职责，是为一定的社会组织或团体确立目标、制定战略、进行决策、编制规划和组织实施等。

领导职能是领导者依据客观需要开展一切必要的领导活动的职责和功能，医院领导的基本职能包括规划、决策、组织、协调和控制等。有效的领导工作对确保医院高效运行并实现其目标至关重要。在医院经营管理活动的各个方面都贯穿着一系列的领导和决策活动。例如，办院方针、工作规划、质量控制、人事安排、干部培训、财务预算、设备更新等都要做出合理的决定。从我国医院管理现状来看，领导者在现代医院管理中的作用越来越大，地位也越来越重要。领导的本质是妥善处理好各种人际关系，其目的是形成以主要领导者为核心、团结一致为实现医院发展目标而共同奋斗的一股合力。

我国医院的领导体制也在不断变化之中。自1991年以来，我国公立医院的领导体制多实行院长负责制，也有少部分为党委领导下的院长负责制；而在一些股份制医院、民营医院、合资医院则有不少实行的是董事会领导下的院长负责制。院长负责制是目前我国医院领导体制的主体形式，在该体制下医院院长对医院行政、业务工作全权负责，党委行使保证监督的职能，职工通过职工代表大会参与医院的民主管理与民主监督。公立医院院长受政府或其下属机构委托全权管理医院，对行政、业务工作全面负责，统一领导。当前，新一轮的医药卫生体制改革正在全面深化的过程中，我国医院的领导和管理体制也必将会随之发生相应的改变。

（王　川）

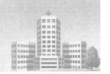

第二章　医疗质量管理

第一节　医疗质量管理概述

"质量、安全、服务、管理、绩效"是现代医院管理的主题，其中质量管理是重要组成部分，也是医院管理的核心。医院应当遵循国家法律法规和卫生行政部门的要求，根据卫生行业的特点，建立健全医疗质量管理体系和医疗质量管理组织，完善可追溯管理、监督评价与持续改进机制，严格贯彻执行规章制度、技术操作规范、常规和标准，加强基础、环节与终末质量管理，提高医疗服务能力与医院核心竞争力，为群众提供安全、有效、方便、价廉的公共卫生和基本医疗服务。

医疗质量管理是不断完善、持续改进的过程。加强医疗质量管理，提高医疗服务质量是医院管理工作的基本任务和目的。在社会主义市场经济中，医疗质量决定着医院的竞争力，是医院生存和发展的关键。随着社会的发展和民众对健康需求的增长，医疗质量管理工作面临许多新课题，同时无论在医疗质量的内涵和外延上，还是在质量管理的观念和手段上都有其特点。

一、质量管理概念

国际标准化组织（international standard organization，ISO）将质量管理定义为"在质量方面指挥和控制组织相互协调的活动"。质量管理包括组织的最高管理者制订质量方针与质量目标，建立质量管理体系等。质量管理由质量策划、质量控制、质量保证和质量改进四个部分组成。质量策划是指致力于设定质量目标并规定必要的作业过程和相关资源以实现其质量目标，质量控制是致力于满足质量的要求，质量保证是致力于对达到质量要求提供信任，质量改进是指致力于满足质量要求的能力。

二、质量意识概念

意识是人头脑对于客观物质世界的反映，是感觉和思维等各种心理过程的总和，其中思维是人类特有的反映现实的高级形式。比如，作为一个医院院长，进入你的医院时候，你就会对医院发生的问题马上敏感起来。比如，当你了解到门诊患者突然减少，这是为什么？有什么因素造成门诊量下降？医院下一步应采取什么措施和对策？这就是"问题意识"。又如你想买一件某品牌全棉衬衣，到商店后，售货员给你一件衬衣看，你一定首先注意的是品牌标识，再看看有无"全棉的标记"，其手感是否是棉的感觉，这就是"质量意识"。

质量意识是医院每个层面的人员对质量问题和质量管理的思想观念、心理状态和行为表现的总称。

增强质量意识是实施医院质量管理的关键，质量教育的重点是质量意识教育，因为医务人员的质量意识如何是实施质量管理的第一要素。质量问题首先是人的素质问题，每个人的个人素质又集中地反映在质量意识上。因此，任何人都不自觉地有着自己的质量意识。正确的质量意识不是自发形成的，而是与个人觉悟、修养、教育以及良好的医院文化氛围有关。增强质量意识就是要通过强化质量意识教育，树立正确的质量意识，克服轻视质量或抵制质量管理的心态和行为。质量意识可分为三个意识层次。

（一）质量观念

质量观念是质量意识的核心和基础，是质量和质量管理的认知意识，包括认识什么是质量、质量是如何形成的、什么是质量控制和质量管理、如何进行质量控制和质量管理、什么是质量要素和质量决定因素等。

医务人员的医疗质量观与医学模式有直接关系。传统的生物医学模式质量观是只重视医疗技术质量和生物医学效应的狭义质量观，而生物、心理、社会医学模式质量是全面的医疗服务质量观。

质量观的深层次问题是认知质量和质量管理的世界观问题。正确的医疗服务质量观是以辩证唯物主义为指导的现代医学模式的科学质量观。在机械唯物主义和形而上学认识论的指导下就不能树立全面的科学质量观，甚至会形成形形色色的片面质量观。

（二）质量价值观

质量价值观是质量意识的第二层次。在医院管理与医疗活动中，我们可看到存在这些问题，如：涉及质量管理的相关部门对某质量管理问题不关心与配合支持；医生在诊疗过程中未考虑合理检查、合理用药和合理治疗等问题。质量价值是指医疗质量对社会、医院、患方和自己有什么意义，包括科学价值、生命价值、生活价值、经济价值以及伦理道德价值等。质量价值观是在正确的质量观支配下，对医疗质量的价值的认识及价值取向。它决定着管理者和医务人员对保证质量有无自觉的内驱力，对质量管理和质量控制的执行有没有积极性。端正管理者与员工的价值观是增强质量意识的关键。

（三）质控心态

质控心态是质量意识的第三层次。在医院的管理中，有时我们会发现：个别员工对质量管理有抵触情绪，甚至有抗拒行为，这就是质控心态的表现。质控心态是每个员工质量意识的直观外在表现和质量意识的综合体现，所以质控心态和对待质量管理的行为表现各异。它与个人的素质、知识、职业道德和职业习惯密切相关。

质控心态是对待质量管理的情绪倾向，不仅是个人的情绪，还包括群体情绪。医务人员能否保证医疗服务质量不只是技术上合格就行了，还必须有良好的个人和群体质控心态。伦理学家认为，质量意识是职业道德的重要标志之一。其观点是：没有强烈的质量意识就不可能有高尚的职业道德，从而也不可能有优质的医疗服务。

三、医疗质量概念

至今为止，全世界对医疗质量的定义尚未取得一致意见，有关医疗质量目前尚无统一定义。美国医学会（American medical association，AMA）对医疗质量的定义：患者生活质量有改善和（或）对延长寿命确实有贡献的医疗。而美国医疗机构评审联合委员会（joint commission on accreditation of healthcare organizations，JCAHO）对医疗质量的定义："在现有医学知识的基础上，医疗服务可以提高满意结果可能性的程度和降低不满意结果可能性的程度。"2016年，我国原卫生计生委在《医疗质量管理办法》中

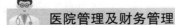

给予的定义："指在现有医疗技术水平及能力、条件下，医疗机构及其医务人员在临床诊断及治疗过程中，按照职业道德及诊疗规范要求，给予患者医疗照顾的程度。"

由于社会、生产力和科学技术的不断进步以及人民对健康需求的不断增长，医疗质量随着医学模式向生物、心理、社会医学的转变，其内涵已从单一的临床医疗质量转变为整体综合质量的观点和看法。广义的整体综合质量内涵还包括疗效、服务、时间和费用四个方面。此外，广义的医疗质量不仅包括医院诊治全过程的医疗工作质量，而且还有向医院诊治前后延伸的趋势，即包括了增加医院服务范围、内容和手段，扩充健康知识和防病治病的宣教，加强出院患者的随访和康复指导等，正形成医院质量的重要内容。

医疗质量定义的不同表述是因为定义者研究的思路、关注点有所不同或各有所侧重；另外，出于前述原因人们对医疗服务的感受、体验与要求在不断提升。因此，目前要给"医疗质量"下所谓完整定义较为困难，随着时间的推移和研究范围扩大，新的医疗质量的定义还会出现与发生变化。

四、医疗服务质量概念

医疗服务是医疗机构以患者和社会人群为主要服务对象，以医学知识和医学技术为基本服务手段，向社会提供能满足人们卫生保健需要，为人们带来实际利益的医疗产出和非物质形态的服务。

1. 医疗产出　主要包括医疗服务实体及其质量，它们能够满足人们对医疗服务使用价值的需要，如手术后将疾病治愈。

2. 非物质形态的服务　主要包括服务态度、医院形象、品牌和声誉等，可以给患者带来心理上的满足、信任感和附加利益，具有象征性价值，能满足服务对象精神及心理上的需要。

医疗服务质量特性是服务质量特性在医疗服务业中的体现，除了具有其他服务质量的特征外，还具有其自身特殊的质量特性，包括：安全性、时间性、有效性、经济性、适宜性和可及性等。

关于医疗服务质量的概念尚无统一的定义。目前具有一定的代表性，并得到广泛赞同的医疗服务质量概念有 1988 年美国技术评估办公室（office of technology assessment，OTA）对医疗服务质量提出的定义，即"利用医学即知识和技术，在现有条件下，医疗服务过程增加患者期望结果和减少非期望结果的程度"。以及同年多那比第安所下的定义："医疗服务质量是指利用合理的方法实现期望目标（恢复患者身心健康和令人满意）的能力。"

虽然上述概念表述不同，但都反映了两个重要的医疗服务质量理念：一是医疗服务已从"供者导向"向"患者导向"转变；二是医疗服务质量是医疗服务的使用价值是否满足患者健康需求的程度。医疗服务质量是衡量医疗服务机构整体素质和医疗能力发展水平的一个重要标志。

五、医疗质量管理概念

医疗质量管理是医疗工作的头等任务和医院现代科学管理的核心，它是医院全部职能管理的一个重要方面。医疗质量管理是指导和控制组织与医疗质量有关的相互协调的活动，是对确定和达到质量要求所需的职能和活动的管理。该管理包括医院质量方针的确定，医疗质量目标的制订、质量策划、质量控制、质量保证以及质量改进。2016 年，原国家卫计委发布的《医疗质量管理办法》的定义："按照医疗质量形成的规律和有关法律、法规要求，运用现代科学管理方法，对医疗服务要素、过程和结果进行管理与控制，以实现医疗质量系统改进、持续改进的过程。"

六、医疗质量安全核心制度概念

医疗质量安全核心制度是指医疗机构及其医务人员在诊疗活动中应当严格遵守的相关制度。2005年，原卫生部发布了《医院管理评价指南（试行）》（以下简称《指南》），在《指南》中，第一次提出医疗质量安全核心制度的概念，并列出了13个核心制度，2016年在《医疗质量管理办法》中又提出18个。建立医疗质量安全核心制度这种概念是我国医院质量管理的特色。

18个核心制度包括首诊负责制度、三级查房制度、会诊制度、分级护理制度、值班和交接班制度、疑难病例讨论制度、急危重患者抢救制度、术前讨论制度、死亡病例讨论制度、查对制度、手术安全核查制度、手术分级管理制度、新技术和新项目准入制度、危急值报告制度、病历管理制度、抗菌药物分级管理制度、临床用血审核制度、信息安全管理制度等。

（鲁　凯）

第二节　医疗质量管理基本原理

医疗质量管理基本原理是指医院质量管理的本质和现实的反映，是在医院质量管理实践中被检验的正确理论，医疗质量必须遵循有关质量管理基本原理和理论进行管理。

一、系统论原理

系统论原理是现代管理科学的一个最基本的原理。ISO对系统的基本定义："相互关联或相互作用的一组要素。"系统原理是指系统是由相互联系相互作用的若干要素结合而成的、具有特定功能的有机整体。系统由两个以上的要素组成，各要素之间存在着有机的联系，整体具有新的功能和性质。

医院质量管理是医院管理的重要组成部分。以质量管理而言，医院质量管理就是一个系统，如果我们将医疗质量管理放在医院质量管理中，医疗质量管理就属医院质量管理的子系统，它们之间存在着有机的联系（图2-1）。

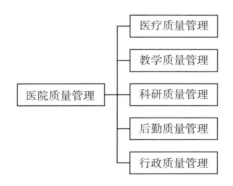

图2-1　医院质量管理系统示意图

医院管理是一个复杂的系统，质量管理不是单一独立的过程，而是由医院多个相互关联、作用的过程构成的，它们之间的关系相当密切而复杂。医院管理者（包括员工）可将自己负责的管理对象视为一个整体系统，而不是一个孤立分割的部分来进行管理。从整体系统着眼，使局部服从整体。

我们根据医疗工作活动的特点，将它看作是一个较独立的系统。医疗工作系统是由门、急诊工作，病房工作，护理工作以及医技工作等小系统组成的。对组成医疗工作的各小系统过程加以识别、理解和管理，以达到实现预定的管理目标。

医院质量管理要用系统论原理的思想整体体现，并将此原理用于医疗质量管理中。在医院质量管理中，要求科室领导着眼于医院的整体质量，而不是一个科室的质量，应明确一个科室的医疗质量能影响全院的质量，个人医疗质量不仅会影响科室的质量，而且会影响全院的质量。

系统原理运用医疗质量管理的意义在于运用系统的观点、理论和方法对管理活动进行充分的系统分析，将医疗质量关联的过程作为系统加以识别、分析、理解和管理。换句话讲，管理对象是一个系统，具有系统论的属性。系统原理的运用有助于提高和实现质量管理目标的有效性和效率。

二、控制论原理

控制原理源于控制论理论，控制论是一种能应用于任何系统中的一般控制理论。所谓控制，就是由管理人员对组织实际运行是否符合预定的目标进行测量，并采取措施确保组织目标实现的过程。

控制是医院管理的重要行为，对于医院质量管理具有极为重要的意义。医院医疗质量管理是一项有意识的活动，要达到一定的目的。可是，医院活动受多种因素制约，其发展有多种可能性。为保证医院质量管理目标的实现，医院管理者就不得不对医疗活动和医疗行为实行一定的控制，并采取各种方式使各项质量活动过程处于人的监控之下或处于正常活动状态。

医疗质量的实时监控是目前医疗质量管理的推崇方式，实施医疗质量的实时监控需实现从事后控制为主转向事前、事中控制为主，从以终末质量控制为主转向过程质量控制为主，从反馈控制为主转向前馈和现场控制为主，从被动控制转向主动控制的控制方式转变。

控制不仅是医疗质量管理的重要组成内容之一，而且其他的管理工作也离不开控制。因此，控制也是现代医院管理必需的。故医院管理者应运用控制原理实施管理，以保证实际工作能与医院的目标、计划保持一致，以提高医院质量管理活动的有效性。

三、政策主导原理

政策是国家或政党为实现一定历史时期的路线而制定的行动准则。政策主导原理指国家对卫生事业、医院各项管理工作以及正常运程起主导的作用。政策主导作用是由国家政权的性质和职能所决定的，国家的政策在医院管理中始终处于主导作用。国内有学者研究，国家有关部门共颁布与医院管理有关的法律法规和有关技术标准规范近 400 个，这对医院的管理起到导向的作用。国家政策对医院管理的引导，其根本目的是保障人民群众的身体健康，以满足民众日益增长的卫生保健需求，从而促进卫生事业的发展。

政策主导就是医院要对国家的方针政策进行宣传和教育培训，让员工都知晓，并必须不折不扣地贯彻执行。必要时，卫生行政部门对政策贯彻落实要进行行政干预和采用法律手段强行执行。此外，医院在制订本单位的质量管理制度或措施时，必须以国家的相关政策为依据，体现有关政策的要求和规定，充分发挥国家相关政策的导向作用，不能与国家的政策相矛盾或有违背之处。

四、整分合原理

整分合原理是现代管理基本原理之一。整分合原理是指在整体规划下明确分工，在分工基础上进行有效的综合。"整"是指整体，整体可以是某项工作、某个部门、某个项目等。要充分详细了解整体的功能、任务、作用、目的等。"分"是明确分工、任务或目标分解，建立责任制，以便实现有效管理。"合"就是进行强有力的组织管理，在纵向的分工之间建立起必要的横向联系，使各个方面的环节同步协调、综合协作，形成合力，使管理系统正常运转。整体把握、科学分解、组织综合。

整分合原理就卫生行业而言，整是指医院管理的整体性，即必须在医院的质量管理整体目标下才能获得高水平的管理效果。分是指医院管理的科学分工，即必须在科学、合理、明确的分工下才能发挥每个成员的最大作用，才能最有效地利用资源。合是指在已分工的基础上进行有效的综合，发挥最大的整体效能。

管理必须有分有合，先分后合，这是整分合原则的基本要求。在这个原则中，整体是前提，分工是关键，综合是保证。

如果不是科学的分工，就会无法避免和解决分工带来的各环节的脱节及横向协作的困难，不能形成"凝聚力"，进而影响完成和实现整体目标等众多问题。

五、层次原理

层次原理是指一个组织按管理的功能与分工设定的行政等级的层次数目，形成组织的等级制或层次性管理结构。当组织达到一定规模时，管理层次和管理幅度之间存在着一种反比例的关系。管理幅度越大，管理层次就越少；反之，管理幅度越小，管理层次就越多。这两种情况相应地对应着两种类型的组织结构形态，前者称为扁平型结构，后者则称为高耸型结构。扁平型结构则被认为比较灵活，容易适应环境，组织成员的参与程度也相对比较高。

所谓层次管理就是分级管理，这在医疗质量管理中非常重要。由于扁平型结构有利于缩短上下层级距离，密切关系，信息纵向流快，管理成本较低，且由于各层管理幅度较大，各层有较大的自主性、积极性和满足感，医疗质量管理层次一般为3个层面，即决策层、控制层和执行层（或称操作层），如图2-2所示。

图2-2表明医疗质量管理层级的纵向结构中，院长和各质量管理委员会属决策层，位于三角形层的顶端把握质量管理的方向，制订质量目标及实现目标的方针政策，实施质量管理的组织、指挥、决策和协调工作。质量管理职能部门和主管部门属控制层，位于层次的第二层，履行医疗质量的指导、检查、监督、考核、评价和控制管理职能。员工以及科室管理小组属执行层，位于三角形层的底部，执行落实质量管理的各项规章制度，解决纠正本科室存在的质量问题。现代医院管理要求管理的各个层次都要赋予其管理功能，承担管理职责和责任，并给予一定权力，使其职权责统一。

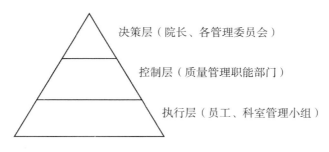

图2-2 医疗质量管理层级示意图

六、弹性原理

弹性是指物体在外界力的作用下变形，除去外力后能做出反应，变形随即消失，并维持自身稳定性的能力与特性，这种性质称为弹性。弹性原理是指管理必须要有很强的适应性和灵活性，用以适应系统外部环境和内部条件发生变化的形势，实现灵活管理。

引用到管理科学上，弹性原理就是要考虑到人和事物本身的可塑性以及客观事物运动过程的可变性，进而把握在一定原则下或一定范围内的可调节性，进而对内外部环境变化做出能动的反应并最终达成有效目标的能力。组织系统的弹性通过富有弹性的管理来实现，称为"管理弹性"。

医院面对的社会形态是多样的。同时系统也是不断变化的，是动态发展的。因而，医院的质量管理具有很多的不稳定性，是一个多因素、多变化的综合管理。实践中，想把每一个变化都考虑到，每一个因素都抓到几乎是不可能的。

在制订某管理方案时要有一定的"弹性"思想，考虑周到点，多准备几种备选方案；制订指标时，应考虑到不能定得太高而致不能完成、定得太低又不能达到管理目的。在抗生素使用管理时应考虑具有一定的弹性，在不违反合理用药的前提下，医生有一定的选择余地等。这是因为质量管理的主要对象是人，人是有思维的。因此，医院质量管理必须保持适当的弹性是为了更好地达到管理目的，减少管理副作用。质量管理系统必须保持充分的伸缩性，以便及时适应客观事物的各种变化，才能实现有效的动态管理。掌握管理科学的弹性原理知识，对实现高效能管理的连续性、提高管理技巧和水平都有非常重要的现实意义。

（鲁　凯）

第三节　医疗质量管理体系

医疗质量管理体系是指医院在质量管理方面，建立方针、目标以及实现这些目标的过程的相互关联或相互作用的一组要素，是医院管理的重要部分。建立质量管理体系是现代医院质量管理的重要标志之一。由于医疗质量关系到民生大问题，因此，我国政府一直对医疗质量管理给予了极大的关注与重视。根据质量管理工作的特点，我国医疗质量管理体系可分为医疗质量管理组织体系与医疗质量管理标准体系两种。

一、医疗质量管理组织体系

医疗质量管理组织体系是医疗质量管理的职责保证。组织体系的设计和实施受各种需求、具体目标、所提供的医疗服务、所采用的过程以及医院的规模和结构的影响。国内医疗质量管理组织体系通常是以层级网络结构式表示的。

（一）国家医疗质量管理与控制组织体系

我国医疗质量管理是政府导向，《医疗质量管理办法》规定：建立国家医疗质量管理与控制体系，各级卫生计生行政部门组建或者指定各级、各专业医疗质量控制组织，落实医疗质量管理与控制的有关工作要求。此外，还规定了体系中各级卫生行政部门、质量控制组织和医疗机构的职责（图 2 - 3、表 2 - 1）。

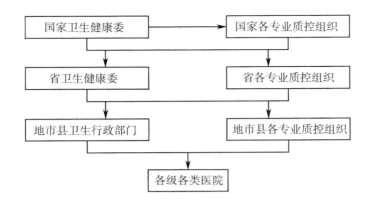

图 2-3 国家医疗质量管理与控制组织体系架构示意图

表 2-1 国家医疗质量管理与控制体系各层面关系与职责一览表

层面	机构	职责	备注
国家级	国家卫生健康委	建立国家医疗制订医疗质量管理制度、规范、标准和指南	
	质控组织	1. 制定全国统一的质控指标、标准和质量管理要求 2. 收集、分析医疗质量数据，定期发布质控信息	在国家卫生健康委指导下开展质控工作
省级	省级卫生计生行政部门	1. 制定行政区域制度、规范和具体实施方案 2. 监督、指导	
	质控组织	在全省范围内落实、开展医疗质量管理与控制的有关要求	在上级质控组织与省卫生健康委指导下开展质控工作
地市县级	地市县级地方卫生计生行政部门	监督、指导	
	质控组织	在本行政区域内落实、开展医疗质量管理与控制的有关要求	在上级质控组织与区域内卫生行政部门指导下开展质控工作
医疗机构	医疗机构	开展医疗质量管理工作，落实执行卫生行政部门的各项医疗质量管理要求	

（二）医院医疗质量管理组织体系

由于医疗质量的内涵不断延伸，医疗质量管理的内容也不断发生改变。在医院管理体系中，医院的医疗质量管理组织构架体系也随之发生变化。在卫生行政部门发布的有关医院管理的文件如《医院管理评价指南》《医院评审标准》《医疗质量管理办法》以及近期国务院办公厅发布的《关于建立现代医院管理制度的指导意见》中均明确规定，院长是医院质量管理第一责任人，应建立各种质量管理委员会，并规定了各层面在医疗质量管理体系中所扮演的角色。其中，《三级综合医院医院评审标准（2011版）》和《二级综合医院医院评审标准（2012版）》明确提出：有医院质量管理组织架构图，能清楚反映医院质量管理组织结构，体现院长是第一责任人。在其他专科医院的《医院评审标准（2011版）》中还指出：医院质量管理组织体系中体现院长作为医院质量与安全管理第一责任人统一领导和协调各相关委员会工作的地位与作用。由于各医院职能部门设置有差别以及赋予的管理功能不同，其医疗质量管理组织体系中的组织会有一定变化。医院医疗质量管理体系如图2-4所示。

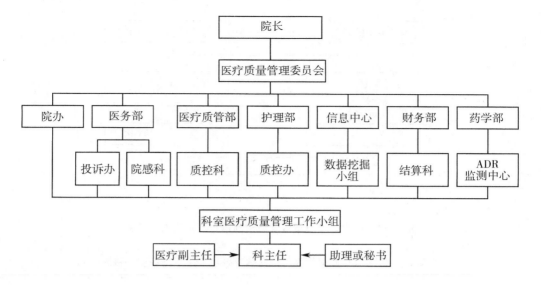

图 2-4　跨部门的医疗质量管理组织体系示意图

1. 院长　院长是医院医疗质量管理第一责任人，领导医院的医疗质量管理工作。负责制订医院质量方针与目标，策划医院质量管理，确保质量与安全管理体系所需资源的获得，指挥与协调医院质量管理活动，定期专题研究医疗质量和医疗安全工作，其职责是：

（1）制订医院质量方针与目标。

（2）对医院质量管理体系进行策划，组织落实。

（3）确保质量管理体系所需资源的获得。

（4）确保各职能部门质量职责与权限明确，对重要问题亲自主持协调。

（5）对质量管理体系每年进行评审，并不断改进。

2. 质量管理委员会　医院质量管理委员会包括各种委员会，如医疗质量、药事、院感、护理、输血和病历等质量管理组织，由医院领导、医院管理者和医学专家组成，主要负责各类医疗质量的管理工作。其职责是：

（1）按照国家医疗质量管理的有关要求，制订本机构医疗质量管理制度并组织实施。

（2）组织开展本机构医疗质量监测、预警、分析、考核、评估以及反馈工作，定期发布本机构质量管理信息。

（3）制订本机构医疗质量持续改进计划、实施方案并组织实施。

（4）制订本机构临床新技术引进和医疗技术临床应用管理相关工作制度并组织实施。

（5）建立本机构医务人员医疗质量管理相关规章制度、技术规范的培训制度，制订培训计划并监督实施。

（6）落实卫生计生行政部门规定的其他内容。

3. 医院质量管理职能部门　医院质量管理职能部门包括专职质量管理职能部门、医务部护理部以及与质量管理有关的主管部门等。医疗质量管理职能部门是医院医疗质量管理的核心，主要行使指导、检查、监督、考核、评价和控制管理职能，实施医疗质量管理制度与标准，组织考核评价，提出改进工作意见，处理医疗质量管理中存在的问题与隐患，其职责如下：

（1）负责制订全院性的质量管理规划。

（2）负责研究、制订质量管理的各项规章制度。

（3）组织领导医院的医疗质量检查和评估工作。

（4）负责监督各科室、各部门的质量管理工作。

（5）负责调查分析医院发生的医疗、护理缺陷的原因，有权判定医疗缺陷的性质。

（6）负责医院医疗质量的分析和总结。

（7）落实医管会安排的各项任务，负责全院医疗质量的监测、考核、检查等工作。

4. 科室医疗质量管理工作小组　科室主任全面负责本科室医疗质量管理工作。科室医疗质量管理工作小组负责制订本科室与部门质量管理的各项规章制度，负责教育监督、检查各项与医疗质量有关的规章制度执行情况，发现问题及时纠正。定期收集汇报总结有关资料向上级管理机构汇报，其职责是：

（1）贯彻执行医疗质量管理相关的法律、法规、规章、规范性文件和本科室医疗质量管理制度。

（2）制订本科室年度质量控制实施方案，组织开展科室医疗质量管理与控制工作。

（3）制订本科室医疗质量持续改进计划和具体落实措施。

（4）定期对科室医疗质量进行分析和评估，对医疗质量薄弱环节提出整改措施并组织实施。

（5）对本科室医务人员进行医疗质量管理相关法律、法规、规章制度、技术规范、标准、诊疗常规及指南的培训和宣传教育。

（6）按照有关要求报送本科室医疗质量管理相关信息。

二、医疗质量管理标准体系

标准体系是一定范围内，标准按其内在联系形成的科学的有机整体（图2-5）。

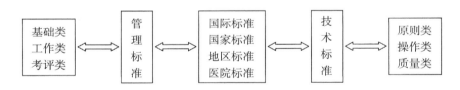

图2-5　医疗质量管理标准体系示意图

（一）标准与标准化的概念

标准是衡量事物的准则，是技术工作与管理工作的依据。标准是一种权威性规定，适用于广泛的重复性事务。标准化一般指从制订标准，到贯彻执行实施的全部过程。标准化也可理解为标准化管理。医疗质量标准是衡量医疗质量应达到的水平、尺度和必须遵守的规定与要求。

医疗质量标准化管理是指在医院医疗质量管理过程中，通过制订和实施标准，引导和控制医院的质量管理目标、行为方向、技术规程和服务方式。以标准化的形式实施质量管理组织计划、协调、监督、评价、控制和质量改进，达到提高医疗质量水平和患者满意。

（二）医疗质量管理标准体系构架

医疗质量管理标准体系分为技术标准和管理标准两大类。从客观上分为国际、国家、地区和医院四个层次的标准，如ISO9000、中国《医院评审标准》等。

各层次的标准又分为两类，即技术标准和管理标准。技术标准是对技术工作质量的保证；管理标准是保证技术标准的贯彻，同时为质量管理工作本身提供依据。

1. 管理标准

（1）基础标准：一般由国家和地区卫生行政机关统一制定。包括人员配备、机构设置、技术力量、物质保证和时间（如诊疗人次/时）等标准。

（2）工作标准：基础标准运用于医院管理和医疗工作的规章和要求，是医院相关职能部门和医护技人员以及行政后勤人员的行为准则。

（3）考评标准：一般是定性或量化指标对医疗质量进行督导、检查、评价、考核以及奖惩的标准，考评的结果作为质量改进的依据。

2. 技术标准

（1）原则标准：多为医疗技术活动中的原则性规定，一般不需要操作。

（2）操作标准：多为实际技术操作要求和程序，即各种诊疗技术操作常规、规范和指南。

（3）质量标准：指对临床技术工作直接的质量要求。

标准化管理是医院医疗质量管理的重要管理手段之一，是医院适应社会需求以及自身发展与生存的良好管理方法。质量管理有"始于标准、终于标准"的提法，也就是把质量管理归结为从制定标准开始，经过实施和检查，发现问题，进一步修订标准，形成一个以标准为核心的不断上升的工作循环，可见标准和标准化对医疗质量管理来讲具有十分重要的意义。

（于　婷）

第四节　医疗质量管理方法与工具

医疗质量管理方法是在质量管理理论和原理的基础上，为实现医疗质量管理目的和目标、保证医疗质量管理活动开展而运用的手段、方式、途径和程序等的总称。医疗质量管理方法实质是质量管理方法学在医疗质量方面的具体管理应用，在医院的医疗质量管理过程中，大部分医院都是根据自身情况和管理者掌握的管理知识，选用数种管理方法实施质量管理。

医疗质量管理工具是指将质量管理的思想运用于质量管理实践的手段和方法。医疗质量管理工具对实现医院质量管理运行的稳定性、规范性并获得较高的效率起到明显的推动作用，它是影响医院竞争力的核心要素。本节将分别阐述在开展医疗质量管理活动中常用的几种管理方法和质量管理工具。

一、医疗质量管理方法

目前，全世界的医院医疗质量管理方法归纳起来共有十余种，如：三级质量管理、医院分级管理、标准化管理、目标管理、医疗指标管理、品管圈（quality control circle，QCC）、单病种管理、临床路径（clinical pathway，CP）、诊断相关分类组（diagnosis related groups，DRGs）等。下面简述三种医疗质量管理方法。

（一）三级质量管理

该方法引用了多那比第安"结构—过程—结果"医疗质量三维理论管理概念。我国有学者把医院服务质量分为基础质量、环节质量和终末质量，明确地划分为三级质量结构。在我国"结构—过程—结果"质量管理方法在卫生行政部门和医疗机构的实际管理工作中运用较多，从20世纪70年代末就开始广泛采用。管理内容如下：

1. 基础质量　医院医疗质量决定要素是各类人员编制比例、床位数与人力配置的比例、医疗技术、就医环境、设备设施、器械物资、工作效率、医疗信息等，这些质量要素通过管理和整合形成医疗质量的基础质量。

2. 环节质量　环节质量是各种质量要素按医疗工作本身的特点与规律，通过组织管理所形成的各项工作能力、服务范围与项目、工作程序或工序的质量。这些过程质量是一环套一环的，故称为环节质量。如：住院诊疗是由门诊就诊－入院－住院诊治－出院－健康指导等环节组成的。

3. 终末质量　终末质量是对医疗机构结构与运行最终质量的测量和评价，是医疗质量的最终体现。医疗终末质量是采用某种质量评价方法进行测量和评价，包括：按某标准进行的现场检查、追踪检查、患者满意度测定、统计指标分析等。

该方法的优点是明确将医疗质量分为三个质量结构，分级管理针对性较强，重视事前控制和环节质量控制，务实。效果比较可靠，易被管理者理解和承认。

（二）目标管理

目标管理是美国著名管理学家德鲁克的首创。德鲁克认为，并不是有了工作才有目标，而是相反，有了目标才能确定每个人的工作。所以"企业的使命和任务，必须转化为目标"，如果医院没有目标，医院的工作必然被忽视。

目标管理是以目标为导向，以人为中心，管理者通过各侧面、各层级目标的科学确立，引导执行者一步步实现各层级目标以实现最终目标的管理方法。目标管理看起来可能简单，但要将它付诸实施，医院管理者和员工必须对它有很好的领会和理解。目标管理概括起来主要有几个过程。

1. 目标制订　由医院目标管理部门根据医院医疗质量管理现况，通过调查研究提出管理的主要目标，再由医院管理高层评估给予确定。制订总体目标时，注意目标具有具体化、超前性、平衡性和目标之间的逻辑顺序。所设置的目标必须是正确和合理的。

2. 实施目标　目标管理部门将总体目标进行分解，将目标分别下达到医院实施部门和临床科室，实施单位通过任务下达落实到每个员工，明确其职责。使全院各层级统一步调、各司其职，形成一个目标管理链。

3. 检查和评价效果　在目标实施过程中，有关职能部门应有计划阶段性地检查目标实施情况和有无偏差，是否需要有关部门的协调等。目标实施期限完成后，要及时评价是否达到医院所制订的目标。如果经过考评达到了目标的预定值，则说明实行目标管理的效益是较好的，反之，则没有较好的管理效益。

医院实行目标管理应对广大医务人员广泛进行目标管理的知识教育，让全院员工知道"我们的目标是什么、我们如何执行目标、目标要达到什么程度、什么时候达到目标要求、能否很好完成目标"，增强其目标意识，达到全员参与。目标管理成果的考核评价必须有明确考核标准和指标，以实际的客观事实或数据为依据，做出实事求是的评价，并依据考评结果，以责定利，确定奖惩。

（三）临床路径

临床路径是现代医院质量管理的一种现代新模式。从 20 世纪 90 年代中期开始，采用临床路径对某些单病种进行质量管理已日益受到全世界医院管理者的关注和重视。

1. 定义及概念　临床路径是由组织内的一组成员（包括医师、护士及医院管理者等），根据某种疾病或手术制订的一种医护人员同意认可的诊疗模式，让患者由住院到出院都按照该模式来接受治疗。

2. 产生的历史背景　20 世纪 80 年代中期，美国政府为了遏止医疗费用不断上涨的趋势和提高卫生资源的利用，以法律的形式，实行了诊断相关分类定额预付款制（DRGs - PPS）。参加 DRGs - PPS 的医院最明显的影响是所承担的经济风险。如果医院能使其提供的实际服务费用低于 DRGs - PPS 的标准费用，医院才能从中获得盈利，否则，医院就会出现亏损。

在这种历史背景下，1990 年，美国波士顿新英格兰医疗中心医院，选择了 DRGs 中的某些病种在住院期间，按照预定的既可缩短平均住院天数和节约费用，又可达到预期治疗效果的医疗护理计划治疗患者。此种模式提出后受到了美国医学界和医院界的重视，并逐步试行和推广。人们将此种既能贯彻持续质量改进，节约资源，又能达到单病种质量管理的诊疗标准化模式，称之为临床路径。

2009 年，我国原国家卫生部正式将临床路径作为医院的管理项目之一，近几年政府有关部门先后发布了近 2 000 个病种临床路径。2011 年，原国家卫生部发布的《三级综合医院评审标准》明确提出：将推进规范诊疗、临床路径管理和单病种质量控制作为推动医疗质量持续改进的重点项目。

3. 临床路径实施内容

（1）成立临床路径管理的组织（包括院级委员会和实施管理小组），制订实施的相关制度和工作职责。

（2）根据本院实际情况，以临床科室和专业选择进入临床路径病种目录和文本。

（3）建立临床路径信息化管理平台，以利于临床路径管理。

（4）临床路径实施需有多部门和科室间的协调配合。

（5）确定"临床路径"监测指标，包括：患者的入组率、入组后完成率、平均住院日、平均住院费用等。

（6）主管部门对临床路径实施监管，每季度对监测指标进行汇总与分析，有问题及时反馈。

临床路径的实施具有提高医疗品质、控制医疗成本和促进质量持续改进的现实意义。

二、质量管理工具

质量管理工具最常用的有十余种，如因果分析图、排列图、控制图、直方图、散布图、统计图、流程图和某些分析技术等。在实际的医院管理工作中，各医疗机构的管理者是根据各医院的实际情况和工作所需，采用适合自身的管理工具实施质量管理。

运用管理工具可在质量管理过程中，系统或有目的地收集与医疗质量有关的各种数据，并用统计方法对数据进行整理、加工和分析，用特定的方法做出各种图表，计算某些数据指标，从中找出质量变化的情况，为实现质量的控制提供依据。

（一）因果分析图

因果分析图是 1953 年日本质量管理专家石川馨提出的一种管理工具，此图又称为石川图、鱼刺图、树枝图和特性因素图等。因果分析图是非定量工具，可帮助管理者找出潜在问题的根本原因。

1. 因果分析图的特点

（1）反映出特定问题的基本规律。

（2）直观、简单明了、实用。

（3）可进行不同层面、不同问题的分析。

2. 方法

（1）确定某一"为什么会发生"作为主题问题，供开会人员讨论。

（2）召集项目小组或相关有经验的人员 4～10 人。

（3）准备白板或大白纸、数支色笔做记录用。

（4）采用脑力激荡法，将每人对影响该问题的原因发言的内容记入载体上，中途不质问。

（5）搜集 20～30 个原因则可结束（大约 1 小时）。

（6）再由参会人员根据收集的原因轮流发言，经磋商后归类，找出影响最大的原因，认为影响较大者用符号做上标识。

（7）与上步骤一样，对已做上标识的，若认为最重要的可以再做上标识。

（8）再次标识后，删去未做标识的原因，将已标识的原因进行分类处理。

3. 制图操作步骤

（1）根据上述分析，确定问题原因和质量特性，分出大、中、小原因，并分别对应大原因分类。

（2）绘制鱼刺形状图。

（3）将已确定和列出的大、中、小原因分别写入相应的箭头部位，但要注意不能错部位和遗漏。

（4）检查已制作的因果图有无错误（图 2-6）。

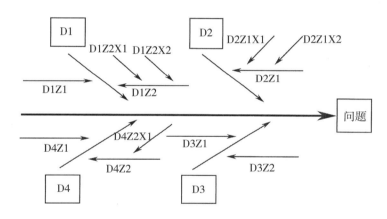

图 2-6　因果分析示意图

D 表示大原因；Z 表示中原因；X 表示小原因；数字表示原因代码

（二）排列图

排列图是在 1897 年由意大利经济学家和统计学家帕累托创始运用的，故排列图又称帕累托图（Vilfredo Pareto）或柏拉图。按其实际应用的含义，也称之为主次因素排列法。排列图是为寻找主要问题或影响质量的主要原因所使用的图。

1. 排列图的特点

（1）按问题大小进行排列，以便找出关键因素。排列图是按问题分类，把数据从大到小排列，成为一种数据分布。

（2）强调分类分析，有利于确定问题的次序。

（3）强调以数据说明问题，每项有数据和累计百分比，以数据为依据，以数据反映质量问题。

2. 制图操作步骤

（1）收集确定分析问题的一定时间内的数据并制订出与问题原因相应的统计表。

（2）统计表栏目包括：序号、名称、频数百分率、累积百分率等。

（3）按栏目要求，填入和统计出相关数据以备绘制之用。

（4）应用办公软件绘制排列图（表2-2、图2-7）。

表2-2　某医院2012年105件书面投诉科室分析表

序号	投诉科室	频数	百分率	累积百分率
1	妇产科	20	19.0	19.0
2	门诊部	18	17.1	36.1
3	急诊科	13	12.4	48.5
4	骨外科	12	11.4	59.9
5	儿科	11	10.5	70.4
6	普外科	6	5.7	76.1
7	眼科	5	4.8	80.9
8	神经外科	4	3.8	84.7
9	泌尿外科	3	2.8	87.5
10	呼吸内科	3	2.8	90.3
11	心内科	2	1.9	92.2
12	消化内科	2	1.9	94.1
13	皮肤科	2	1.9	96.0
14	五官科	1	1.0	97.0
15	内分泌科	1	1.0	98.0
16	中医科	1	1.0	99.0
17	感染科	1	1.0	100.0

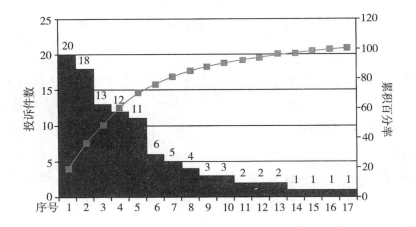

图2-7　某医院2012年105件书面投诉科室排列图

图中序号为表2-2中科室代码

（三）控制图

控制图是质量控制中最常用的有效工具和最常用的管理方法之一，也是最基本的统计工具。它是由美国数理统计学家休哈特于1924年创立的，故又称为休哈特控制图。质量控制图简单明了，可及时地观察、判断、分析管理指标的动态变化规律，并且与标准值比较，发现问题采取措施进行质量控制。质量控制图在医疗质量管理方面，主要用于临床检验、单病种、平均住院日以及病历等质量控制。2001年，国家质量技术监督局发布的GB/T4091-2001《常规控制图》中，常用的计量质量控制图有：均值（$\overline{X}$）图与极差（R）或标准差（S）图、单值（X）控制图、中位数（Me）控制图。

1. 作图步骤

（1）确定主题，收集数据选择并计算有关统计数值。控制图常用的统计数值如下。①样本平均值$\overline{X}$：样本均值又叫样本均数（即为样本的均值）。均值是指在一组数据中，所有数据之和再除以数据的个数。它是反映数据集中趋势的一项指标。②标本标准差S：标准差也称均方差。是各数据偏离平均数的距离的平均数，它是离均差平方和平均后的方根，用σ表示。标准差是方差的算术平方根。标准差能反映一个数据集的离散程度。平均数相同的，标准差未必相同。③标本极差R：一组数据中的最大数据与最小数据的差叫作这组数据的极差，以R表示。在统计中常用极差来刻画一组数据的离散程度。它是标志值变动的最大范围，是测定标志变动的最简单的指标（极差＝最大值－最小值）。

（2）采用统计方法确定中心线和控制限。位于中心线（center line，CL）上侧，称为上控制限（upper control limit，UCL）；位于中心线下侧，称为下控制限（lower control limit，LCL）。控制限一般采用虚线表示。

（3）应用办公软件绘制控制图（图2-8）。

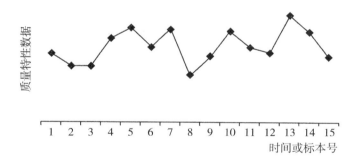

图2-8 控制图基本模式

2. **异常现象判别** 根据控制图中各点子波动的情况，给出一定的异常判别准则，以便做出异常因素起作用的判断。异常状态图形结构可分为链、偏离、倾向和周期4种缺陷。

（1）在控制图中心线一侧连续出现的点称为链，其点子数目称为链长。出现链表明过程均值向链的一侧偏移，如1/3的点数间断出现在控制界限外时，判定为异常；1/4的点数连续出现在控制界限外时，可以判定为异常。

（2）较多的点数间断地出现在控制界限上侧或下侧时，可以判定为异常偏离。

（3）点数在控制界限内向一侧上升或下降基本呈斜线，并且超出控制界限时，可以判定为异常倾向。

（4）点数的上升或下降出现明显的周期性变化，并且时常超出控制界限，可以判定为异常周期。

3. **控制图的作用** 一般认为：①控制图可诊断评估一个过程的稳定性。②决定某一过程何时需要调整，何时需要保持原有状态。即当过程发生异常质量波动时必须对过程进行调整和控制，采取措施消除异常因素，使过程能够稳定在合理的正常质量波动状态。③确认某一过程的改进效果。

（于　婷）

第五节　医疗质量管理实施

医疗质量管理是指导和控制与医疗质量有关的活动，此活动通常包括质量方针和质量目标的建立、质量策划、质量控制、质量保证和质量改进。

医疗质量管理仅仅是医院管理的一部分，但由于它涉及患者的生命健康、医院的生存与发展以及社会的和谐稳定，故在医院的管理工作中始终处于中心地位。医疗质量管理的内容与医疗卫生行业本身的属性和功能特性有关，同时，其管理内容与法律法规规定、政府各时期的要求和社会民众的期望有密切的关系。

如2011年，原国家卫生部发布的《三级综合医院评审标准》共有七章。其中，第四章"医疗质量安全管理与持续改进"包括质量与安全管理组织、医疗质量管理与持续改进、医疗技术管理等共27个方面的医疗质量与安全管理要求。另外，第七章日常统计学评价与质量管理有关的监测指标等，医疗机构必须将其纳入医疗质量管理内容之中。

医院管理者和员工应根据质量管理基本原理，遵循质量管理七项原则，运用医院质量管理方法与管理工具实施医疗质量管理。实施医疗质量管理有以下几个方面。

一、医疗质量策划

医疗质量策划是医院质量管理的一部分，致力于制订质量目标并规定必要的运行过程和相关资源的活动以实现质量目标。质量策划的最终目的是实现质量目标，不断满足患者的需要。质量策划属于"指导"与质量有关的活动，也就是"指导"质量控制、质量保证和质量改进的活动。在质量管理中，质量控制、质量保证和质量改进只有经过质量策划，才可能有明确的对象和目标，才可能有切实的措施和方法。因此，质量策划是质量管理诸多活动中不可缺少的中间环节，是连接质量方针和具体的质量管理活动的桥梁和纽带。

（一）质量策划环节

医疗质量的任何一项管理活动，不论其项目是什么、涉及的范围大小、内容多少，都需要进行质量策划。医疗质量管理中所涉及的质量策划主要包括以下几个方面。

1. 医疗质量管理体系的策划　医疗质量管理体系的策划是一种宏观的质量策划，应由医院院长或领导班子负责进行，根据医院质量方针确定的方向，设定质量目标，确定质量管理体系要素，分配质量职能等。在组织尚未建立医疗质量管理体系而需要建立时，或虽已建立却需要进行调整或重大改进时，就需要进行这种质量策划。

2. 医疗质量目标的策划　医院医疗质量目标是医院在质量方面追求的目的。医疗质量目标的建立为医院全体员工提供了其在质量方面关注的焦点；质量目标可以帮助医院有目的地、合理地分配和利用资源，以达到策划的结果；同时，质量目标可以发挥员工的潜能，注重自我控制，这对医疗质量改进、满足患者需求发挥了不可替代的作用。

由于医疗活动受诸多可变因素的影响，如患者需求的变化，服务项目与范围的变化，各个时期卫生行政部门提出新的医疗质量内容，医疗技术的改变，医院需要对某一特殊的、重大的项目和临时的、阶段性（月、季度、半年、全年）的任务进行控制时，就需要进行这种质量策划，制订针对性质量目标，以便调动各部门和员工的积极性，确保策划的质量目标得以实现。

3. 过程的策划　医疗活动是不同类别的医疗项目和非医疗项目构成的，这些项目可能有共同的、相似的过程，但各种项目有不同的过程。如：做检查、手术、输血都是为了患者健康实施的诊疗项目，它们各自有不同的过程（工作流程）和工作环节，这些过程（工作流程）和工作环节均需进行质量策划。医疗质量管理针对具体的医疗项目进行质量策划，重点在于规定必要的过程、相关的资源、各个项目的实际工作流程、各个工作流程之间的相互关系、各个项目之间的工作接口以及把管理要求附加在过程实现的各个环节，使各医疗项目的工作流程和管理要求有机结合起来。这种策划是根据项目过程本身的特征（大小、范围、性质等）来进行的。

4. 质量改进的策划　医疗质量改进与持续改进的策划是针对特定的改进项目或目标进行的，目的是使医疗质量管理不断深化，故质量改进过程需加强策划。持续改进在于增强质量改进的能力，质量改进应遵循前面已介绍的"七项质量管理原则"过程方法理论。质量改进包括：①分析和评价现状，识别需改进的问题类别（项目、环节、过程等）。②确定改进目标（目标层级、近期或远期）。③寻找可能的解决办法和措施以实现改进的目标。④对解决办法和措施进行评价并做出选择和实施。⑤测量、分析和评价实施的结果，以确定这些目标是否实现。

（二）质量策划实施

质量策划是一种高智力活动，一般来说，涉及医院层次的质量策划，应由院长或院领导班子负责，由相关的管理人员组成的委员会或小组召开会议，由大家共同来完成质量策划。如果质量策划的内容涉及的范围很大，还可以多次召开会议或召开分层次会议来进行质量策划。

1. 策划前准备　进行质量策划时，收集将涉及该项活动的全部信息，作为质量策划的输入。涉及质量策划的信息包括：存在的问题点、新的质量要求（如卫生行政部门的新规定和要求）、患者和其他相关方的需求和期望、医疗质量管理已明确规定的相关的文件、针对某项目或问题事先草拟的方案（包括任务、计划、目标等）等有关材料。

负责主管部门与人员在进行质量策划准备时，应尽量搜集与策划内容有关的信息，最好能有形成文件的材料。这些材料应尽早交与参与策划的所有人员。

2. 策划会议　质量策划会议是根据策划的项目和范围大小进行分层（院级、部门级、科室级和班组级）召开。为了使质量策划会议更有效率，院级策划也可由院长或委托有关部门，有关部门准备好质量策划的有关材料（包括事先拟好的方案等），然后交由质量策划会议讨论、删减、修改，这种形式可提高质量策划效率和质量。

质量策划会议达成共识后应由主管部门整理，形成相关文件，包括：通过质量策划设定计划、质量目标、方法或措施、所需资源、具体工作、负责部门或人员等。

这种质量策划的重点在确定具体的、可测量的、可实施的、能满足各方要求的质量目标和强化质量管理体系的某些功能，而不是对质量管理体系本身的改造。

3. 策划后实施

（1）质量策划的目的就是要确保项目质量目标的实现，确定责任部门、科室和人员是质量策划贯

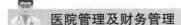

彻落实的基础，也是保证质量体系持续有效运行的关键。确定相关的职责和权限是质量策划的难点和重点，如果没有文件对职责和权限给予具体规定，那就会出现推诿扯皮现象。

（2）实施过程控制是质量策划落实的一项重要内容。在执行落实过程中，应根据质量策划要求实行医院层面或科室层面的检查与监管，以保证质量策划的实现。

（3）测量和评价实施的结果，以确定这些策划的计划和目标是否实现和是否达到有关要求。

二、医疗质量控制

控制是管理的一种基本职能，控制对于医疗质量管理具有极为重要的意义。医疗质量管理是一种有意识的活动，并要达到一定的目的。但是医疗过程活动受多种因素的制约，其结果有多种可能性，为保证医疗质量管理目标的实现，管理者必须对这个"活动"实行科学的控制。

ISO9000-2015对质量控制的定义是：质量管理的一部分，致力于满足质量要求。医疗质量控制主要是对内部使用，重点是对医疗服务过程的监控，以保证医疗质量目标的实现。控制是质量管理的重要组成部分，该方法运用控制论原理对医院实施全面的质量管理，使医院处于最佳标准规定的运行状态之中。

医疗质量控制是指为保证达到既定医疗质量要求而采取各种措施检查和监督医疗质量各项活动，并纠正各种偏差的过程。医疗质量检查是以事实或数据为依据，了解实现标准的程度；控制是根据质量检查的反馈信息，针对偏移标准的程度，分析其原因，采取措施使偏离标准的程度保持在允许范围内，以实现质量目标。检查侧重于发现问题，控制侧重于解决问题。医疗质量控制重点是对医院工作人员服务过程的检查控制，以保持医疗质量目标的实现。

（一）医疗质量控制组织层次

根据层次原理，医院实行三级质量控制层。

1. 科室医疗质量控制　科室医疗质量管理小组负责科室的医疗质量管理和控制工作，内部实行三级质量控制。医院应建立医疗质量、护理质量和医技质量控制程序，使医疗、护理和检验质量管理工作制度化、程序化和标准化。严格执行三级医生负责制、护理工作三级检查制以及医技三级质量控制。如三级医生查房制度要求住院医生检查患者、书写病历、巡视患者、检查化验报告单、分析检查结果、提出检查或治疗意见等；主治医生对所管患者系统查房，检查病历并对治疗计划及病历书写进行指导，检查医嘱执行情况及治疗效果等；副主任以上医生或科室主任抽查医嘱、病历、护理质量，主持重大抢救，制订疑难患者的治疗方案等。三级医生负责制体现了各级医生承担的任务、职责和责任，也体现了上级医生对下级医生的工作质量检查控制。

2. 医疗质量控制的职能部门　2016年，国家卫健委发布的《医疗质量管理办法》第十条规定：医疗机构应当成立医疗质量管理专门部门，负责本机构的医疗质量管理工作。医院的医疗质量管理专职部门、医务科（处）和护理部等是医疗质量管理和控制的职能部门。这些职能部门属质量管理的控制层，其主要职责是根据医院的质量方针、质量目标、质量计划以及质量标准，组织实施全院的医疗质量监控。

3. 院级质量管理组织对医疗质量的控制　院级质量管理组织对医疗质量控制应起到决策和领导作用，其职责主要是开展医疗质量监测、预警、分析、考核、评估等。负责召开医疗质量控制会议，全面了解与掌握全院医疗质量存在的问题，并负责组织有关人员研究讨论改进措施。

（二）医疗质量控制运作方式

为了达到医疗质量持续改进，使医疗质量处于最佳状态，医疗质量的监控可采用以下运作方式。

1. 自我控制 医务人员要不断增强质量意识，强化自主管理的自觉性。在医疗质量控制中，医院基层人员是被控对象，也是控制的主体，自觉实施自我控制是成熟的表现和医德高尚的具体体现。医德的内涵是医学良心，所谓良心是在没有任何外部的监督情况下的自我约束，体现基本的思想觉悟。由于医疗活动在许多场合和时间是在分散情况下独立实施的，自我控制更为重要。医疗质量的自控可形成制度化，如：自查病历、定向质控等。

2. 同级控制 医疗活动是由多专业、多层次的集中协作形式体现的。同级控制实质上是各专业、各层次之间的协调与配合。在临床科室、医护之间是横向控制关系。如护士转抄与整理医嘱是对医生工作的控制；医生检查医嘱执行情况时，是对护士的横向控制；医技科室与临床科室之间，对处方笺、检查申请单的书写质量以及对报告诊断的符合情况的监控属同级控制。

3. 逐级控制 医疗质量的逐级控制是医院各管理层次的职责，高层次的部门对低层次的控制，一级控制一级。主要是根据医院的质量目标、质量标准实施质量控制。如：科室内部的三级查房制，医技部门对报告结果的复核、审阅、会签制等控制。

4. 越级控制 高层次人员或管理组织具有越级控制医疗质量的权限，一般是指医院领导或医院行政管理部门越级检查执行者工作质量。

5. 预防性控制 预防性控制属事前控制，是质量控制不可缺少的形式。如对新职工、进修医生、实习医生进行医疗质量教育的岗前培训制；对具有高风险的手术实行手术预审批制；职能部门的检查和检查后的反馈意见；与患者进行面对面交谈沟通，了解病员的抱怨与不满等均是预防性控制的措施。

6. 回顾性控制 回顾性控制的形式有各管理层面召开的各种医疗质量分析会议，利用院内宣传媒介、会议通报、简报以及信息部门提供的医疗质量指标的统计分析报告等。

（三）医疗质量的考核评估

医疗质量的考核评估是一项较复杂而科学的系统工程。医疗质量的考核评估应根据医疗服务工作流程的规律寻找质控点，有选择地控制医疗服务实现过程中的关键环节和容易发生问题的薄弱环节，并针对这些环节制订相应的考核标准。

目前，国内尚无一套统一的考核评估标准，各医院基本是按照自身情况和管理者对医疗质量的考核评估理解而制订的。考核评价的意义和目的主要是通过考核评估持续改进医疗质量，不断提高医疗服务水平，使病员满意。

1. 设置质量目标 医院应建立各考核单元的质量目标，其质量目标应与医院的质量方针保持一致。质量目标包括满足医疗服务要求所需的内容，质量目标是可测量的，即对质量目标建立相应的质量标准与项目。

2. 建立医院医疗质量考核评估体系 考核评估标体系一般由考核部门、考核方法、考核评价标准、考核指标（包括定性与定量指标）、考核数据和接受考评单位等构成，考核结果是医疗质量管理实施效果的客观证据。

（1）建立考核标准：体系中考核标准首先要按照和参考国家法律法规、卫生健康委和当地卫生行政部门有关规定与要求进行制定。其次，还应根据整个医疗活动过程的特点与规律寻找质控点，针对有医疗过程的关键环节和容易出现问题的薄弱环节制订相应的考核标准。另外，还要考虑到随着国家卫生改革的不断深入发展和医院管理的需要，考核标准也要随之进行修订和改变。

（2）确定考核评价指标：制订医疗质量考核评价指标需遵循"科学性、准确性、可操作性"的原则，应具有医院医疗服务要素、过程和结果三个维度结构，并有既包含定量也能包含定性的多层次多指标。

考核评价指标的选择应考虑：①国家、省和当地卫生行政部门在医疗质量管理方面明文要求的考核评估指标。②政府各行政管理部门要求，且与医疗质量有关的指标。③医院自身管理要求的指标。

同时，指标的选择还要注意其通用性和不同性质与不同功能科室的差异性，避免烦琐、做形式、搞花架子的做法。考核评估指标可根据实际情况进行动态增减和调整。

3. 考核分值的设置 国内大部分医院的考核评价均采用多指标综合评价方法，对考核标准中各项目和指标赋予具体分值或权重，经考核后，最终形成一个总分值，该总分值的多少代表某接受考核单位当时的医疗质量量度。为了体现和保证考核评价的客观性和科学性，考核分值的设置要做到：

（1）根据考核评估对象工作的性质、环节质量要求进行设置。

（2）分值的分布要注意到科学性，如重要关键环节以及工作难度大的分值的权重系数应大些，反之则小些。

（3）不同科室同一考核内容尽量注意到分值分布的同一性、合理性和可比性。

4. 数据收集与结果处理 医疗质量的考核评估要认真负责、实事求是，恪守"公开、公平、公正"原则。在提取、收集和汇总原始数据时，一定要客观真实，分值计算要精确无误，问题分析有根有据。考核的结果要反馈给接受考核的科室和部门，并与绩效挂钩，此做法能使医疗行为更加规范有序，医疗质量得到持续改进，患者满意度不断提高。

三、医疗质量保证

质量保证是在全面质量管理的基础上，应用行之有效的方法和手段，推行规范化、系统化的质量管理。质量保证属质量管理的一部分，致力于提供质量要求会得到满足的信任。世界各国对质量保证的表述各异，我国有学者认为，质量保证是为了达到一定的医疗服务质量目的，在组织上、制度上和物资技术条件上所提供的实际保证。

（一）医疗质量保证的特征

1. 系统性 医院质量是由医院这个复杂系统运转而形成的。在医院管理中，医疗质量保证是一种有目的、有计划、有系统的质量活动，每一个人与每一项工作、每一个环节都在相互联系、相互作用和相互影响，任何工作和环节的问题都可直接影响医院的质量。因此，医疗质量保证应当是一个系统工程，需对全体员工、全过程和全部工作的质量管理进行质量保证。

2. 主导性 医院质量由医疗质量、教学质量、科研质量、行政质量、后勤保障质量、医学装备质量等构成，虽衡量各质量的具体标准因其内容不同而有别，但无论哪一种质量的问题均会直接影响医疗质量，医疗质量是医院其他质量的最终体现，所以医院要以医疗质量为主导进行质量保证。

3. 可追溯性 医院诊疗活动过程的可追溯性是医疗质量保证的重要特征。在质量保证工作中，凡是有可追溯性的要求，医院各有关部门、科室和岗位在履行其各自质量职能的同时，必须留下表明其已按规定落实的文字记录。这个记录既是实施质量追踪检查的基础，又是确保质量保证活动得以连续不断进行的重要手段。凡不具备可追溯性的质量活动，肯定不具备质量保证效果。

（二）质量保证管理内容

质量保证是一个广义的概念，它既包括保证质量的物质资源、人力资源、科技资源等；又包括保证质量必备的组织结构、管理制度、管理技术等。质量保证也是一种工作过程，通过这一工作过程来确定、执行并达到所需求的质量因素，以保持质量水平。质量保证包含以下管理内容。

1. 人员的保证　人是医疗质量的关键，没有符合要求的人员就不可能有质量保证。人员保证要素包括：人员的配置比例（如卫生技术人员与开放床位之比、病房护士与开放床位之比、在岗护士占卫生技术人员总数比例等）、学历、职称结构以及员工的素质。高素质员工是质量保证的前提，提高素质需要形式多样、讲求实效的继续教育和员工培训。

2. 规章制度保证　医院规章制度是医院工作人员在日常工作中应当自觉遵守的工作要求、行为准则和道德规范。医院的规章制度应根据社会的发展、患者的需求变化不断完善。加强各项规章制度，特别是医疗质量安全核心制度的贯彻执行。规章制度是质量保证的根本保障。

3. 技术的保证　医疗技术是医疗质量的核心，对医疗质量保证起到支撑作用。医疗技术的管理包括：

（1）运用的医疗技术服务符合法律法规、部门规章和行业规范的要求，并符合医院诊疗科目范围，符合医学伦理原则，技术应用安全、有效。

（2）建立医疗技术管理制度，医疗技术管理符合国家相关规定与管理办法，不应用未经批准或已经废止和淘汰的技术。

（3）有医疗技术风险预警机制和医疗技术损害处置预案，并实施。对新开展医疗技术的安全、质量、疗效、经济性等情况进行全程追踪管理和评价，及时发现并降低医疗技术风险。

（4）对实施手术、介入、麻醉等高风险技术操作的卫生技术人员实行"授权"管理，定期进行技术能力与质量绩效的评价。

4. 时间的保证　时间保证是质量保证的重要内容，时间管理是医疗质量管理的内涵组成部分。医疗质量保证时间是指门诊就诊时间、住院天数、术前等待时间、会诊时间、检查时间、治疗时间等。如在我国医院看病存在了近20年的"三长一短"（挂号时间长、候诊时间长、取药时间长、就诊时间短）现象就是时间质量问题。

在医院管理中，时间的质量管理一直受到卫生行政部门和医院管理者的关注与重视，卫生行政部门对时间质量管理有硬性规定，如：平均住院日，择期手术患者术前平均住院日，院内急会诊到位时间，急诊留观时间，挂号、划价、收费、取药等服务窗口等候时间，大型设备检查项目自开具检查报告申请单到出具检查结果时间，血、尿、便常规检验、心电图、影像常规检查项目自检查开始到出具结果时间，超声自检查开始到出具结果时间，术中冰冻病理自送检到出具结果时间等。医院只有通过利用信息系统、网络、App、微信等平台优化患者就诊流程，通过科学规划，合理布局门诊功能，充分利用人力、物力资源等管理措施给予解决。

5. 设备的保证　设备设施是医疗质量保证的重要基础。设备的质量控制与质量保证对现代医院管理的建设与发展起着积极的促进作用。医院将设备购置前的市场调查、可行性论证、选型以及购置、安装、使用、维护、修理等环节纳入设备的管理之中，把住医疗设备的环节质量关。医疗设备的质量保证就是通过科学的有计划的统一管理行动提供一种保证。

医院做好医疗设备的质量保证和质量控制是确保患者进行的各类物理检查数据的真实、可靠，为医师的诊疗工作和患者的抢救提供科学的数据和信息。另外，也可避免医疗设备意外给患者和医务人员带来的伤害。

6. 信息的保证 21世纪是信息社会，在现代社会生活中，人民时时刻刻都在吸收和传播不同的信息，医院的信息也是如此。在医疗活动中，医护人员的诊疗过程就是设法获取信息并利用信息做出诊断与治疗决策的过程；医生的问诊是医患之间的信息交流，医生开出的各种检查申请单是为了进一步获得患者健康信息，这些申请单和检查报告在临床与医技科室之间的传递实质上是信息的传递；护士执行医嘱是根据医生下达的医嘱信息完成的。财务收费是根据医嘱项目信息划价计费而定。病历则是患者就医信息的记录和载体，也是患者信息的集中体现。因此，医疗工作是高度依赖信息处理的工作过程，信息管理系统是医院信息管理工作正常开展的基础。

在科学技术日新月异的今天，医院信息管理系统是医院为患者提供医疗服务的强有力的技术支撑，以患者临床信息为中心，能够优化患者就医流程，是提高医护人员和行政管理人员的工作效率，提高医疗服务水平，保证医疗质量，降低医院的运营成本，增强医院竞争优势的信息保证。

质量保证的实质在于提供信任。由于质量保证关系到医院内部质量保证和外部质量保证，建立由组织机构、职责、程序、活动、控制和医疗资源等构成的医疗质量保证体系尤为重要。因此，医院应通过完善的规章制度、操作程序、流程等将质量保证活动加以系统化、标准化和制度化，把质量控制与质量保证结合起来，从整体管理出发，有计划、有系统地开展质量保证活动，有联系地而不是孤立地去分析和改善质量问题。当医院医疗质量能满足患者的需求时，质量保证就能给患者提供充分的信任。

四、医疗质量改进

质量改进是质量管理的构成部分，也是质量管理原则之一。改进可以是一次性的或持续的，质量改进可提高对内外部的风险和机遇的预测和反应的能力，增强对存在问题的调查、确定其根本原因以及后续的预防和纠正措施的关注，加强利用学习实现改进；增强创新的驱动力，改进过程绩效、组织能力和顾客满意。

医疗质量是一个内容复杂、涉及面和影响面大的综合概念，政府和医院管理者一直高度关注和重视有关的质量改进问题。在我国《综合医院评审标准》中就有专门章节提出了近30个方面的医疗质量管理和持续改进的要求，由此可见，医疗质量改进在医院管理中的重要性。医疗质量持续改进实施如下。

（一）抓医院质量文化建设

医院文化是医疗质量改进不可缺少的基本条件。质量管理不是一项纯技术行为，它涉及医院管理者和员工的法律观念、人文精神、思维方式、道德水平、价值取向、行为准则等。医院质量文化可激发员工的动机，发挥人员的主观能动性，诱导人的行为，使其充分发挥内在潜力、聪明才智和创造性，为实现组织的目标，包括持续改进的目标而努力。抓医院质量文化建设，对提高医疗质量具有重要意义。

1. 医院最高管理者和领导层是医院质量文化的创造者和引导者，医院应围绕"为人民服务""以患者为中心""使命、责任、奉献"等开展文化活动。

2. 采取措施改变以职能管理、制度约束为主的外在管理模式，向以调动员工内在积极性为主的流程导向管理模式转变。

3. 重视员工的质量意识教育和素质教育，牢固树立起质量意识。

4. 建立健全医院医疗质量责任制的相关制度和标准。

（二）开展医疗质量管理教育培训

开展医疗质量教育培训，使医务人员牢固树立"以人为本、质量第一"的思想，增强责任和质量服务意识，是提高医疗质量和改进服务质量的重要途径。医疗质量管理培训内容包括如下三个方面。

1. 质量意识教育　增强质量意识是质量管理的前提。质量意识教育的重点是要求各级员工知晓本岗位工作质量职责，其工作结果对工作过程质量的影响以及采用何种态度、方法才能为实现与本岗位直接相关的质量目标做出贡献。

质量意识教育的内容可包括：与医院质量有关的法律法规，质量的概念，质量对社会、医院、科室、员工的意义和作用，质量责任等。

各级卫生技术人员在医疗护理工作和技术操作中都应该不断增强质量意识，强化自主管理的自觉性，认真执行质量标准，实行质量自我检查，自我管理。如医院工作制度、诊断常规、操作程序等都应严格执行。

2. 质量管理制度与流程培训　质量培训是质量管理培训内容的主体，医院应对所有临床科室和部门进行质量管理制度的培训，特别是医疗质量安全核心制度的学习与流程的培训。

3. 技能培训　技能是指为质量保证的专业技术操作和管理技能。技能培训是质量管理培训中不可缺少的重要组成部分。医务人员主要是强化"三基"知识（如临床路径）和专业技术操作培训；担任管理职务的人员主要是进行管理方法和管理工具的培训以便能掌握管理技能。

医疗质量管理教育培训要做到培训内容有针对性和实效性，不同层面的人员应采取不同培训内容，制订的培训计划或方案合理，选择的培训对象合适，培训方式多样化和培训的规范管理等以达到预期的培训效果。

（三）完善组织体系各司其职

必要的组织和人员配备是管理的根本保证，医院质量管理组织机构应健全、人员构成合理、职责明确、各司其职。

1. 质量相关管理委员会　包括医疗质量管理委员会、伦理委员会、药事管理与药物治疗学委员会、医院感染管理委员会、病案管理委员会、输血管理委员会、护理质量管理委员会等，在质量管理中，各质量管理委员会在质量管理中发挥领导决策和督导作用。各相关管理委员会要定期专题研究质量与安全工作，职责落实到位，对存在的质量问题进行分析，并提出改进措施。

2. 医院医疗质量管理部门负责医院的质量管理工作　根据医院质量方针与目标，制订并实施相应的质量管理工作计划与管理方案，履行指导、检查、监督、考核、评价和控制管理职能。

3. 科室医疗质量管理工作小组负责本科室质量与安全管理小组工作　定期对科室医疗质量进行自查，制订科室质量管理工作计划，召开工作小组会议，研究解决本科室存在的质量管理问题，对科室存在的问题和相关管理指标进行分析，对存在的问题有改进措施并落实执行。

4. 医院质量管理组织配备的管理人员能满足管理需要　质量管理人员应有较高的素质，具备一定的管理知识和掌握一定的质量管理方法与工具。

（四）医疗质量指标数据库的建立

建立科学的医疗质量评价指标是实施医院科学评价的基础。通过持续性的医疗质量评价监测，可以对医疗机构质量管理过程进行追踪评价。运用基于客观衡量数值的定量指标，对医院过程质量和结果质量进行评价是促进医疗质量持续改进的重要手段。

1. 指标分类　根据政府卫生部门有关文件要求、指标产生范围、指标可及性以及医院管理的实际情况，质量管理指标群可分为基本监测指标、患者安全管理、疾病或手术管理、药事管理监测、临床路径管理、专科质量控制指标（包括：麻醉、重症医学、急诊、临床检验专业、病理专业、医院感染管理、康复医学科、精神科、血液净化、输血科）等，此分类目的主要是便于指标的识别和实际操作。

2. 建立医疗质量管理指标数据库　医疗质量管理指标数据库包括以下几点。

（1）基本监测指标类：①非手术住院患者总例数、死亡例数、当日再住院例数、平均住院日与住院费用。②手术（或操作）患者总台次、死亡例数、术后非预期再手术例数、非计划再次手术、术前住院日与住院费用。

（2）患者安全管理类：①住院患者当天出院再住院率、患者出院2～31天内再住院率。②非手术患者并发症包括肺部感染、压疮发生、跌倒/坠床发生、人工气道意外脱出例数。③手术（或操作）患者相关术后并发症，手术患者术后并发症的总例数，择期手术后、急诊手术术后、围手术期手术后并发症总例数，包括伤口裂开、手术过程中异物遗留、医源性气胸、医源性意外穿刺伤或撕裂伤、肺部感染、肺栓塞、深静脉血栓发生例数、出血或血肿、髋关节骨折、生理与代谢紊乱、呼吸衰竭、败血症等；新生儿器械辅助阴道分娩及非器械辅助阴道分娩产伤发生例数。④信息上报，不良事件上报例数、输血反应发生例数、输液反应发生例数。

（3）疾病或手术管理：①代表性疾病（重点）的总例数、死亡例数、再住院例数、平均住院日与住院费用，肺部感染、压疮发生、跌倒/坠床发生等并发症。②代表性（重点）手术或操作的总台次、死亡例数、术后非预期再手术、术前住院日、住院日与住院费用、手术后并发症例数、非计划再次手术例数。

注：①代表性疾病（重点）指急性心肌梗死、充血性心力衰竭、脑出血和脑梗死、创伤性颅脑损伤、消化道出血（无并发症）、累及身体多个部位的损伤、成人细菌性肺炎（无并发症）、慢性阻塞性肺疾病、糖尿病伴短期与长期合并症（合并症包括酮症酸中毒、高渗透压、昏迷、肾脏、眼睛、神经、坏疽、循环或其他未特指并发症）、结节性甲状腺肿、急性阑尾炎伴弥漫性腹膜炎及脓肿、前列腺增生、肾衰竭、成人败血症、成人败血症、急性胰腺炎、恶性肿瘤化学治疗。②代表性手术及操作（重点）是指髋、膝关节置换术，椎板切除术或脊柱融合相关手术，胰腺切除手术，食管切除手术，腹腔镜下胆囊切除术，冠状动脉旁路移植术，经皮冠状动脉介入治疗，颅、脑手术，子宫切除术，剖宫产，阴道分娩，乳腺手术，肺切除术，胃切除术，直肠切除术，肾与前列腺相关手术，血管内修补术，恶性肿瘤手术。

（4）药事管理监测：抗菌药物处方数/每百张门诊处方（％）、注射剂处方数/每百张门诊处方（％）、药费收入占医疗总收入比重（％）、抗菌药物占西药出库总金额比重（％）、常用抗菌药物种类与可提供药敏试验种类比例（％）、药物不良反应例数。

（5）临床路径管理：医院临床路径总病种数、医院临床路径总入组例数、入组后完成例数、平均住院日、平均住院费用、死亡率、各病种临床路径入组例数、入组后完成例数、平均住院日、平均住院费用。

（6）专科质量控制指标（2015年版）：①麻醉专业医疗质量控制13个指标。②重症医学专业医疗质量控制15个指标。③急诊专业医疗质量控制10个指标。④临床检验专业医疗质量控制15个指标。⑤病理专业医疗质量控制13个指标。⑥医院感染管理质量控制13个指标。

（7）康复医学科：康复治疗有效率、年技术差错率、住院患者康复功能评定率、设备完好率。

（8）精神科：住院患者使用物理约束的总小时数、患者使用隔离的总小时数、出院时患者仍有两种及以上抗精神病药联合应用的比重。

（9）血液净化：年度血液透析（简称"血透"）总例数、年度血透治疗总例次（普通血透、高通量血液透析、血液透析滤过、血液滤过、单纯超滤例次）、年度维持性血透患者的死亡例数、年度维持血透患者透析 1 年内死亡率、年度血透中严重（可能严重危及患者生命）并发症发生例次、年度可复用透析器复用率与平均复用次数；年度血透患者乙肝病毒表面抗原或 E 抗原转阳病例数、年度血透患者丙型肝炎病毒抗体转阳病例数、年度血透转腹透例数、血透转肾移植例数、年度溶质清除（尿素下降率 URR > 65%）患者比例、年度维持性血透患者血红蛋白达标率、年度钙磷代谢（钙磷乘积 < 55mg^2/dl^2）例数、年度继发性甲状旁腺功能亢进［血清甲状旁腺素（iPTH）100 ~ 300ng/dl］患者比例、年度血管通路类别（动静脉内瘘、中心静脉血透导管、动静脉直接穿刺、其他血管通路例次）、年度血压控制（透析间期血压 90/60 ~ 150/90mmHg）例数、年度腹膜透析例次。

（10）输血科指标：涉及输血安全、质量的相关指标。

3. 指标的管理

（1）根据医院实际情况，加强信息系统的建设与网络技术的应用，确定获得指标数据的最佳方法与途径。

（2）对指标实行分类管理，确定监测部门与科室，再按分类由责任部门与科室实施管理。

（3）为防止填写数据失实，医院要明确基础数据源填写要求，确定指标数据来源、统计标准、统计时限和统计部门。

（4）制订工作流程和管理措施，对数据信息产生过程与数据的流向实施管理，以保证数据的及时性、真实性、正确性和一致性。杜绝不实、虚假数据的产生。

（5）将指标应用于医院和科室的管理，持续改进医疗质量。

（五）加强医院信息化建设改进质量管理手段

医院信息管理系统作为一种现代化管理手段和工具，现已在全国各医院得到了广泛的应用，各医院的信息化建设的程度已成为衡量医院管理水平的重要标志。医疗质量管理的手段也应随着计算机网络技术的发展而发生改变，目前，医院的计算机网络技术可通过提供一系列数据传输、数据检索和数据挖掘等技术支撑，为各类数据的有机融合、应用分析提供了开放性的智能化的医疗质量管理应用平台，从而为医院、科室和人员提供有价值的医疗质量管理与控制信息，改进医疗质量。

医疗质量管理应用平台的建立主要取决于医院管理者的管理思路、管理需求、信息利用的意识、系统的支撑和软件的开发能力等。医院信息化建设的建立可用于以下几个方面。

1. 患者服务管理平台 目前，为患者服务的应用平台已逐渐在医院得到采用：如信息化预约管理平台可方便患者及时获取预约诊疗信息和医师出诊时间的变动信息；实行分时段预约、预约挂号统一管理与动态调配。又如：影像自助打印服务和检验报告自助打印服务可为前来看病的患者缩短就医看病检查等待时间，同时避免了如同名同姓或装袋、翻找等流程原因造成的差错。这不仅改善了患者的就医体验，也优化了服务流程，方便患者。

2. 临床路径与单病种管理平台 临床路径与单病种管理是医疗质量持续改进的重点和规范临床诊疗行为的重要内容之一，建立相关信息化平台可提高临床路径与单病种管理质量。

3. 医疗质量实时监控 医疗质量实时监控是在计算机网络系统基础上，运用控制论和信息论的基本理论，采用决策技术、预测技术等建立的一种质量控制模式，它可用于电子病历质量、医嘱质量、信息采集质量、临床路径、单病种质量、药物使用评价、处方点评等的管理。医疗质量实时监控可及时发现问题和偏差，并及时给予改进。

4. 医疗质量管理信息应用平台　在医院 OA 办公系统建立医疗质量管理信息应用平台：①该平台可整合相关的质量管理子系统，实行单点登录。②将与质量管理有关的规章制度、技术规范、SOP、工作流程等上传到平台，以方便大家学习查阅。③各科室质量管理资料可以上传到质量管理平台，方便质量管理部门查阅、检查、监管和分析。④公示各种检查结果、数据以及质量考核评价结果。

建立和运用医疗质量管理信息应用平台，可减少管理程序和环节，加速医疗质量管理信息的交流和传递，提高工作效率和有效性，改进工作质量。由于时代的发展是永无止境的，移动医疗和互联网＋的出现与运用，无疑会给医疗质量与医疗服务质量增加更多内容，质量改进本身是一个变革和突破的过程，这就需要新的管理理念和新的改进管理手段和模式。

（六）分析问题改进质量目标

医疗质量目标管理是医院重要的管理方法之一，在医院医疗质量目标管理中，首先是确定一个时间段的医疗质量总体目标，然后对总目标进行逐级分解，制订出各科室、部门甚至单个员工的质量目标。

1. 目标考核评估　当目标进入执行期后，需结合目标值、目标进度计划、过程的实施、阶段性完成情况和结果进行监管、跟踪，以了解与掌握目标的执行情况。同时，还要了解系统内部各个环节的协作配合和存在的问题。

2. 达标情况分析　医院的医疗质量目标是医院根据政府卫生部门的要求、自身现状和管理发展趋势制订的，质量目标一般由能量化的多层次的各类指标数值构成，如：单病种质量目标、临床路径管理目标、医疗安全目标、药事管理目标、医疗费用目标、患者满意度目标以及各专科质量管理目标等。医院的质量目标必须和质量方针保持一致并得到持续改进。

达标分析可判定各分目标和总目标完成情况。判定目标制订是否具有可行性、可操作性。若目标实现，总结好的经验，继续管理。有的可不再作为年度质量目标，有的则根据行业标准要求、医院发展的需要以及潜力又提出新的目标。对没有实现的目标，分析执行过程，寻找原因及对策，并继续作为下一年度的改进目标，采取措施力争不断改进。

3. 管理意义　实际上，医疗质量目标管理是一个紧紧围绕制订、确定、实现改进目标和寻求改进机会的持续 PDCA 循环的管理活动过程。该过程使用数据分析、管理评审、管理结论等方法，其结果通常会找出纠正或预防措施，使医疗质量不断得到改进。

（七）运用质量管理技术和工具实施全程质量改进管理

在整个医疗过程中，质量改进的重点是"在管理中发现问题，而不是发现问题再管理"，是将质量安全隐患消除在萌芽阶段，而不是事后再检查和补救。所以，医疗质量改进的关键是对医疗全过程实施管理，消除、减少质量安全隐患，防止医疗差错、医疗事故和不良事件的再发生。只有事前质量控制，才能达到长久性的、根本性的质量改进。

1. 医疗全过程质量环管理　在整个医疗过程中，不同情况的患者到医院看病就医过程有差别，急诊患者就要经历的过程有分诊、诊断、检查、缴费、治疗、取药，而部分急诊患者还要经历院前急救、留观诊疗；门诊患者就诊要经历预约挂号、挂号、诊断、检查、缴费、治疗、取药的过程；住院患者诊疗经历的过程有门诊（或急诊）、等候住院、办理住院、检查诊断、治疗或手术、出院、随访等，每类患者还会有若干子过程。以上全过程构成了不同的质量环，每个质量环过程直接影响和决定医疗和服务质量。因此，对质量环的管理，首先要进行识别，对全过程细化分解，直到过程质量环的最基本单元，并对其质量问题进行研究改进。在上述质量环中，特别是手术室、麻醉科、消毒供应中和医技辅助部门等支持或医疗辅助环节质量改进的有效性和效率特别重要。

改进的前提是以现有医疗质量全过程为基础进行监管，并针对监管的结果、患者的不满意和各环节存在的问题进行分析，寻找原因，改变现状，解决问题，以提高质量完成此阶段的质量改进。

2. 质量改进组织形式与方法

（1）质量管理小组：医院临床科室和部门可根据医院要求或自身情况成立若干质量管理小组，主要进行本科室和部门范围内的质量改进；若是跨部门、跨专业质量管理改进小组，主要是进行本院某质量项目质量改进。质量管理小组根据质量改进的情况可以是长期的或临时的。

（2）PDCA 循环：PDCA 循环又称质量环是开展所有质量活动的科学方法。PDCA 是在管理活动中，为提高系统质量和效率进行的计划（plan）、执行（do）、检查（check）和处理（action）等工作的循环过程。PDCA 循环运行步骤如下。

1）P（计划）阶段：确立主题。分析现状，找出质量问题；分析各种原因，找出主要原因；提出改进计划，制订管理措施；论证计划与措施的可行性。

2）D（实施）阶段：对提出的计划与措施进行宣传和相应教育培训，再实地去实施管理措施与计划，实现和执行计划与措施中的内容。

3）C（检查）阶段：评估比较执行前后效果，注重效果，找出问题，并证实管理的有效性。

4）A（处理）阶段：总结经验，将成功的经验和存在的问题制订成相应的标准、制度或管理规定，防止再次发生过去已经发生过的问题。未解决的问题放到下一个 PDCA 循环。

（3）品管圈：品管圈（quality control circle，QCC）已被公认是一种调动职工积极性和创造性，提高质量和效益的有效方法。活动不仅可以提高医院质量、改善工作质量和提高组织的综合素质，而且也会促使员工增强质量意识，更好地发挥创造才能，达到人人参与质量管理的目的。

（4）标杆学习：这是最具有挑战性的质量改进方法。它是与本行业内在质量管理方面比自身做得更好的其他医院对比，找出自己的差距。对比包括业内声誉对比、管理理念对比、管理方法对比、管理措施对比和管理效果对比等。标杆学习包括参加会议、医院访问、现场考察和互动交流等。可以说，标杆学习是最能促进持续质量改进的动力。

3. 运用质量改进技术和管理工具 医疗质量的改进工作离不开质量改进技术和管理工具，在质量改进工作中，除前述的医院质量管理方法与工具外，还可以运用适合本行业特点和需要的以下质量改进技术和工具。

（1）4M1E 法：4M1E 指人（man）、机器（machine）、物料（material）、方法（method）、环境（environments），合称 4M1E 管理法。简称人、机、料、法、环，它告诉我们质量改进管理工作中要充分考虑这五个方面因素的管理。

在医院医疗质量改进中，人指人员比例、资质、职责、培训、准入、授权等；机器指医院的设备设施"采购、安装、运行状态、维护保养、校准、入出库、各种记录"的管理等；物料是指物资、耗材、药品类的"申购、验收、出库、保管储存、供应、使用、账务管理、效期"管理；方法是指医疗过程中所需遵循的法律法规、规章制度、技术规范的教育培训、执行、落实、流程、操作等；环境是指在医院这个特定的场所中，空间的分区，洁污的分开，人、物流分开，安全通道，特殊物品存放地等的管理都会影响医疗质量和安全。

（2）5W1H分析法：5W1H分析法是一种思考方法。是对选定的项目、工序或操作，都要从原因（why）、对象（what）、场所（where）、时间（when）、人员（who）、方法（how）等六个方面提出问题进行思考。5W1H分析法在运用时，可针对不同性质、不同类型的不同质量问题发问，可使思考的内容更深入、更科学。

（3）5why分析法：也被称作5个为什么分析，它是一种探索问题原因的诊断性技术，用于识别和说明因果关系链。通过对一个问题不断提问为什么前一个事件会发生，直到问题的根源被确定下来才停止提问。解释根本原因以防止问题重演。提问的"为什么"的语句都会定义真正的根源。通常需要至少5个"为什么"，但5个"为什么"不一定就是5个，可能是小于5个或可能是大于5个。

（4）根本原因分析法（root cause analysis，RCA）：根本原因分析法是一个系统化的问题处理过程，包括确定和分析问题原因，找出问题解决办法，并制订问题预防措施。在医院质量管理中，根本原因分析能够帮助管理者发现医院质量问题的症结，并找出根本性的解决方案和措施。在进行根本原因分析时，常常会运用到其他管理工具如：头脑风暴法、因果分析法、5个为什么分析法等。

（5）失效模式和效应分析（failure mode and effect analysis，FMEA）：失效模式和效应分析（FMEA）是一种系统性、前瞻性的定性分析方法，用来确定潜在失效模式及其原因，是事件发生之前就认清问题并预防问题发生的风险管理手段。其目的是发现、评价过程中潜在的失效及其后果，找到能够避免或减少潜在失效发生的措施并不断地完善。

在医院医疗质量管理中，主要用于个医疗环节的医疗风险管理、流程的制订与修订或在问题解决后预防再发生方面等。

（6）循证管理：循证管理就是运用循证医学的理论，寻找最科学、最合理的依据，并把这些依据应用到医院质量管理上的思维模式和运作方法。ISO已将"循证决策"列为七项质量管理原则之一，说明在医疗质量管理方面，管理者应有循证医学的理念。在进行医疗质量改进工作时，首先要做到决策是建立在数据和信息分析的基础上，一定用"数据说话"；其次要保证数据的准确性和可靠性，并使用正确的统计分析方法分析数据；再次医疗工作中要注意各种记录和有关数据的录入留下证据的痕迹，并使记录和数据有可追溯性。

（7）统计技术：统计技术是促进持续质量改进的管理工具。应用统计分析能帮助我们更好地识别管理事项的性质、程度和产生变化的原因，从而帮助决策，采取有针对性的改进和预防措施。掌握和运用统计技术是质量改进必不可少的。

医疗质量是医院生存发展之本，医疗质量管理与持续改进永无终点。医院的每位员工应做到"人人关心质量、人人重视质量、人人参与质量、人人改进质量"，只有这样，医疗质量才能得到极大提高。

案例分析

2016年11月20日晚23时20分，某市一市民拨打该市某医院120电话告知：一女性在路上行走遭遇车祸，请医院出诊派车急救（后了解呼叫者是患者家人）。接电话后，医院及时用救护车将患者护送到医院。该医院急诊科医师书写的急诊病历记录为：××女23岁，货车撞伤1小时，于2016年11月21日凌晨1时25分入急诊科。患者神志清楚，诊断：多发伤。在急诊室经抢救后病情稳定后，于2016年11月21日4时10分收入ICU继续治疗。即日，主管医师（中级职称）考虑患者有较严重的外伤，在未做细菌培养情况下，首选大剂量三线抗菌药物进行治疗。11月24日分别请了普外科、呼吸内科、妇科等多个科室会诊，而妇科会诊的医嘱 26 日才得到执行。2016 年 12 月 5 日，检验科危急值报告：血细菌培养有多重耐药菌生长。2016 年 12 月 7 日医院按省卫健委工作安排，接受医院评审复评。

当日，医院评审员通过资料查阅、现场访谈以及追踪检查的方法发现该案例有以下问题：①出诊的医生 120 出诊记录资料记录不全，未记录患者的生命体征、患者当时病情，只口头向患者家属交代了病情，未做记录，也无患者家属签字。②查医院制度汇编，分析交接班制度中对 120 出诊交接无明确的要求。③患者入急诊科后，120 出诊医生与急诊科接诊无交接资料，只有口头交接，在现场抽问医务人员交接班的内容，但知晓度低。④急诊医师未在急诊病历上记录患者在急诊科的抢救与治疗经过，只有护士的抢救记录。⑤患者收入 ICU 医护均无交接班的记录。⑥给患者下达病危通知后，无与患者家属谈话记录。⑦患者病情较复杂，未进行多学科会诊。⑧妇科会诊意见未及时处理。⑨病程记录中，无危急值的记录和相关分析。⑩抗菌药物使用不合理，管理不规范，无质控分析。经归类整理后，该患者在这个诊疗过程中，存在多环节交接班缺陷（③④⑤条）、患者处理缺陷（⑦⑧条）、病历书写缺陷（①③④⑥条）、制度管理缺陷（②条）、危急值管理缺陷（⑨条）、抗菌药物应用缺陷（⑩条）等多方面医疗质量缺陷。

此后，医院管理层和科室十分重视，多次召开质量分析会进行讨论分析，寻找根本原因和改进措施，最后认为：上述质量缺陷是由于规章制度不全、全员培训教育不到位、院科两级缺乏对医疗质量管理核心制度落实情况的监管和检查所致。采取的改进措施是：①完善相关的医疗质量管理规章制度，并及时更新，切实保证医疗质量。②开展全员培训教育，提高员工执行规章制度及履行本岗位职责的自觉性。③改变院级管理层监管的方式，科室内的质量控制用制度给予保证，明确病房治疗小组组长的职责，责任落实到人。医院和科室经过一系列整改以及有关措施落实半年后，上述医疗质量缺陷逐步得到了纠正和改进。

（杨　梅）

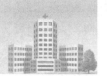

第三章 医疗安全管理

第一节 医疗安全概述

在医疗服务提供过程中，医院或医务人员总会出于种种原因出现某种过错，而这种过错可能会导致患者的损害，并严重影响医疗服务质量。因此，认识这种过错的发生，分析这种过错发生的原因，并采取措施来减少或避免这种过错的发生，对于加强医院质量管理来讲是非常重要的。

一、患者安全概述

（一）患者安全问题的历史发展

一直以来，人们对于医疗机构中发生的导致患者伤残甚或死亡的医疗事故都有所耳闻，但一般以为这是个体偶然事件，医院总体上应该是很安全的地方。对于医院服务中差错的发生频率和严重程度以及可能导致的损失等的系统研究报告于 1991 年在美国首次公布。这份名为《哈佛医疗实践研究》的报告，分析了纽约州 30 000 个出院患者中发生的医疗差错类型和严重程度。该研究发现住院患者在住院过程中曾经出于医疗管理方面的原因而遭受伤害的比例为 2.9%。后来在美国不同的几个州都开展了类似的较大规模研究，也都得到了类似的结果，其中犹他州研究报告的比例为 3.7%。更令人震惊的是，研究发现这些伤害中有一半以上是可以预防的，即是由于医疗方面的差错而引起的。纽约州研究报告的可预防比例是 59%，而犹他州研究报告的可预防比例是 53%。

1994 年，美国波士顿环球报社的一位健康专栏作者 Betsy Lehman 因服用过量化疗药物而死于 Daria Farber 癌症研究所。在其后两年内，美国国内又发生了多起类似的悲剧性事件，包括一位 7 岁小男孩在接受扁桃体手术时死于过量注射肾上腺素，一位男性本来健康的腿被错误地截取而有问题的腿则被保留了。这些事件都在第一时间内登上了全美主要媒体的头版头条，引起了大众的广泛关注，并开始讨论医疗服务机构是否足够安全这个问题；美国的各有关机构也都开始了它们各自在这个问题方面的努力。1996 年美国健康保健促进研究所启动了一个"减少药物不良作用项目"。这个项目表明大多数错误是可以通过解决"系统性问题"来得到解决的，而仅仅谴责个人或质疑医务人员的个人能力则于事无补。1997 年美国卫生保健机构联合认证委员会启动了一项自愿报告政策。

患者安全（patient safety）真正被国际社会广泛认识和重视是 20 世纪 90 年代中后期。1999 年美国医学研究所发布了一份里程碑式的报告《是人就会犯错：创建一个更安全的卫生系统》。该报告估计美国医院中每年死于可预防的医疗差错的患者在 4.4 万 ~9.8 万人之间，而许多专家认为死于可预防的医疗差错的病人数远远高于此估计，因为死于护理院、门诊机构或家庭病房的患者都没有被统计进去。这份报告在世界上广为流传，引起了各国和世界卫生组织对患者在医院中的安全性问题的高度关注。

2002 年 1 月，世界卫生组织执行委员会对患者安全问题进行了广泛而深入的讨论。2002 年 5 月，在第 55 届世界卫生大会上通过了 WHA55.18 决议；号召会员国对患者安全问题给予最密切的关注，并呼吁各成员国采取适当的行动来改善患者安全，提高医疗质量。自此，全球许多国家已经开始重视患者安全问题了。2004 年 9 月，世界卫生组织在中国上海召开了全球患者安全联盟日活动。同年 11 月，世界卫生组织在美国纽约正式启动了全球患者安全联盟。

我国对于患者安全问题尚没有进行广泛而深入的研究，但考虑到我国的总体医疗水平以及地区之间的不平衡，应该说患者安全也是一个很大的潜在问题，需要我们及时采取措施，以保障人民群众的健康和生命，促进我国有限的医疗卫生资源能得到更有效的利用。

（二）患者安全与医疗差错

如前所述，患者安全问题有一半以上是由可预防的医疗差错（medical error）引起的。因此，解决患者安全问题的重点应该放在对医疗差错的预防。而要预防医疗差错，首先要认识医疗差错。

医疗差错可以定义为："没有达到应该达到的效果的一项行动或一系列行动组合。"在这个定义下，医疗差错可以进一步分为以下几种情况。

1. 产品方面　主要指医用产品本身存在的、可能引起患者安全问题的缺陷。

（1）药品：药物和各种医用生物生化制剂本身存在的质量问题，如消毒溶液没有达到应有的消毒浓度、使用了假药或劣药、药品中有毒物质含量超标等。

（2）医疗器械：医疗器械本身的质量和安全性问题，如放射性设备对人体的影响、陈旧设备。

2. 服务方面

（1）诊断方面：如诊断错误或诊断延迟，没有进行针对性的实验室检查，使用了过时的检查或诊断标准等。

（2）治疗方面：如在一项医学程序（如手术）的执行过程中出现错误，在治疗方案管理过程中存在过错，药物剂量或使用方法错误，检查结果出来后治疗措施的无故延迟，无针对性的治疗措施等。

（3）预防方面：如没有提供预防性的治疗措施，没有做好随访。

（4）其他方面：沟通问题引起的不良后果，其他系统性过错，如火灾、食物中毒、废弃物污染等。

在界定医疗差错的时候，必须与医学科学的局限性所引起的一些问题相区分。例如，青霉素皮试阴性但注射时为阳性反应的现象不属于医疗差错，因为医学上无法完全避免这种现象；但如果医院在给患者注射完青霉素之后就放任不管，没有对这种情况采取针对性的措施导致严重后果，则属于医疗差错。前者是不可预防的，而后者是可以控制和预防的，这也是改善患者安全工作的重点。

二、风险与医院风险概述

（一）风险与医院风险概念

1. 风险和医院风险的定义　对于风险的定义由来已久，我国《现代汉语词典》把风险定义为"可能发生的危险"，美国《韦伯字典》将风险定义为"遭受伤害或损失的可能性"。两者的意思基本统一，都指"可能带来损失的不确定性事件"。

根据上述风险的定义，如果单纯从医院管理角度出发，那么可以把医院风险理解为"可能给医院带来额外资源消耗的不确定性事件"。必须注意的是，这里的"额外资源消耗"除了医院的经济赔偿支出之外，还包括处理医疗纠纷和投诉所消耗的人力、物力和时间，以及医务人员的情感冲击和伤害、医院和医务人员声誉的下降等无形资源消耗。后者对整个卫生服务提供体系的伤害可能远远大于前者。

但是，由于医院服务的对象是特殊的健康和生命，因此从凸显人的生命的神圣性的角度，医院风险的定义必须反映"对患者健康和生命的不应有的损害"的内容。也就是说，医院风险管理中应该重点关注的是"患者安全"，应重点预防和控制的也是对患者安全造成威胁的那些医疗风险。

结合以上两点，我们可以将医院风险定义为："医院风险是指那些可能会给患者安全造成威胁的，或者可能会给医院带来额外资源消耗的事件。"在这个定义中，前者实际上包含在后者之中，突出前者是为了强调医院风险管理中以患者为中心的理念。但是，认为医院风险仅仅是指前者的观点是不正确的，因为很多医疗纠纷中医院实际上并没有对患者造成不应有的损害，但纠纷还是给医院带来了经济、人力、时间、情感等方面的额外资源消耗。从实际的角度，对医院而言，医院风险的最终表现形式是医患关系的破裂。美国一项为期15年的研究也发现，医疗诉讼的最根本原因之一是医方没有能力与患方建立和谐的关系，而不是医院的技术能力和病情的复杂程度。因此，从实际管理的角度来看，后者才是医院风险的真正内涵。

2. 医院风险与不良事件、医疗质量、医疗纠纷和医疗事故的区别　医院风险需要与医院管理中其他一些重要概念相鉴别。

（1）医院风险与不良事件（adverse event）：不良事件是医院风险的外显，是已经确实产生了不良后果的事件。不良事件显然属于风险，但是更多的风险没有表现为不良事件。例如，手术患者术后院内感染是不良事件，但是消毒溶液使用期限过长则是一个风险事件，因为这个事件不一定百分之百引起伤口感染，只是一个高度风险的事件。不良事件一般由医院自行界定，主要包括较大的医疗差错、患者投诉等。

（2）医院风险与医疗质量：医院风险与医疗质量是一体两面，避免风险是保证医疗质量的前提。但是，风险的控制并不一定意味着高质量，因为质量与风险有着不同的内涵。例如，假设有一个患者到两家不同的医院，都没有发生不良事件，但是在甲医院的治疗结果好于乙医院，则我们说甲医院质量比乙医院好。质量强调好结果的出现，风险强调坏结果的避免。

另外，医院风险管理虽然也强调真实质量，即客观诊疗质量的提升，但风险管理的另外一个重要理念是"认知质量"，并认为医院如果能够提升"认知质量"，那么真实质量也会自然而然得到显著改善。所谓"认知质量"，是指患者及家属心目中医院的服务质量如何，而不是从客观的角度来描述医疗质量。之所以强调这一点有两个理由。首先，患者与医院医生的信息是不对称的；患者一般并不知道自己的病能被治成什么样，他们很多时候是通过医务人员的一些语言、态度、行为等方面来做间接观察的，如果医务人员的言行等给了患者及家属很不负责任、很冷漠、很不专业等消极感受，那么他们就会觉得这个医院质量不怎么样；如果治疗结果不太理想，可能就会引起纠纷。其次，从医院的角度来看，快速提升医疗水平是很困难的，但通过改善态度等方式改变"认知"质量是比较容易的，而且事实也已经证明医务人员如果更加关注患者，那么很多错误都是可以避免的，也就是说整体医疗质量是可以得到改进的。

（3）医院风险与医疗纠纷和医疗事故：医疗纠纷和医疗事故是医院风险的极端外显形式，是"浮出水面的冰山"，而整个冰山则是医院风险。单纯在发生医疗纠纷和医疗事故之后进行处理属于"事后处理"，并没有减少医院的额外资源消耗，也不能预防未来纠纷和事故的再次发生；而风险的管理则是试图减少整个冰山的体积，从而减少额外资源消耗。此外，医院风险管理中的医院风险一般不包括其他一些也很重要的风险领域，如医院财务风险等。医院风险管理中的医院风险一般是指直接与医患关系有关的风险。

（二）医院风险分类

符合上述定义的医院风险种类还是非常多的。医院风险可以按不同的分类方式进行分类。

1. 按科室分类　按科室分类，医院风险可以分成麻醉科风险、外科风险、手术室风险、药房风险、妇产科风险等。各个科室的风险有各自不同的特点，但也有共性。在进行风险分析和控制的时候，应该根据各个科室的情况有针对性地采取措施。

2. 按医院责任分类　按医院是否承担责任，医院风险可以分为可容许风险和不可容许风险。如无过错输血感染属可容许风险，但是在法律上要证明是可容许风险则要求医院必须能提供无过错证据；而手术刀留在腹腔内、去左肾变成了去右肾属不可容许风险，这种事件不管医院提出何种理由都是不可容许的。

3. 按可预防的程度分类　按可预防程度分类，医院风险可以分为可预防风险、一般可预防风险、可管理风险、非预防性风险和不可预防性风险。

（1）可预防风险：这一类风险在花费必要成本时就可以防止，其发生成本远远大于管理成本，如对错误的患者进行手术、将大块外界物体遗留在手术患者的体内、陈旧设备导致患者健康受损等。这种风险一般属于不可容许风险，其发生是不可接受的，将让人们对医院的服务质量和管理水平产生严重质疑。这种风险发生之后，无论如何不得隐瞒，应尽早报告、尽早处理，否则一旦隐瞒之后再被发现，将导致非常严重的后果。

（2）一般可预防风险：这类风险尽管不能完全预防，但在适当努力之后，风险频率或严重性可极大减轻，如患者从病床上跌落、院内感染等。一般可预防风险往往是大部分医疗纠纷的基础，这是因为任何一般可预防风险的发生都可能是医务人员疏忽的结果。对于这一类风险，首先医院应做好适当的预防措施，如消毒技术的正确应用等；其次应做好详细记录，以便未来发生纠纷时可以作为医院无过错的证据，如输血前检查的记录等。

（3）可管理风险：与一般可预防风险类似，但需要花费更大成本去控制，其发生往往也不是医院员工的疏忽所引起的。最典型的例子如给医院职工接种乙肝疫苗以预防员工感染乙肝。是否对这种风险进行控制取决于医院决策层的价值取向和其他方面的考虑。

（4）非预防性风险：医院和医务人员不是有意允许这种风险发生，而只是没有采取任何行动来防止其发生。如一个患严重疾病但外表并不显得生病的人到医院急诊看病，由于症状不明显且不能支付费用，因此遭到急诊分检护士的拒绝，患者在未得到及时诊疗后死亡；再如医院由于医保使用总额已经超限而不收医保患者、只收自费患者引起的纠纷。如果说前者的焦点可能是护士能否做出正确判断与决定；那后者实际是医院的一种无奈做法。对这种风险的性质认定取决于国家有关法律的规定和行业内的通行做法，与医院是否采取措施来预防无关。

（5）不可预防性风险：它是指地震、洪水、战争等超出医院能力范围之外的事件。只要医院采取了合理的防范措施减轻后果，就不必对此类风险负责。如医院已经按要求建立了发生洪水时的紧急预案，但还是有患者来不及转移被淹死，则医院不应承担责任。

4. 按基本特征分类　按基本特征分类，医院风险可以基本分为医疗差错（medical error）、沟通类风险、安全性风险和程序性风险四类。

（1）医疗差错：医务人员没有完成计划中的行动，使患者遭受不应有的痛苦和伤害的事件。医疗差错一般可分为诊断类差错、治疗类差错、预防类差错和其他差错。诊断类差错如诊断错误、延迟诊断、做了不恰当的诊断试验等；治疗类差错如药物使用中的错误（剂量、配伍、用法、针对性等）、手术错误、没有及时根据诊断试验的结果采取行动、麻醉过错、使用消毒不彻底的手术器械等；预防类差错指没有进行及时的随访和监控，没有提供适当的预防服务等；其他差错主要指医疗设备故障引起的伤害事件，如手推车散架引起患者跌落骨折等。医疗差错是损害患者安全的主要事件，是医院风险的主要来源之一。

（2）沟通类风险：由于医患双方没有进行有效而及时的沟通所引起的风险。如药物剂量改变、用药方式改变而没有与患者沟通；不同的医生给患者不同的解答；医院员工态度恶劣；对患者及家属的问题不理不睬等。沟通类风险也是医院风险的主要来源之一，在某种意义上甚至可以理解为是决定性的风险。如果医务人员对患者有足够的爱心和关怀、足够负责的话，一些差错往往是可以避免的；其次，患者并不一定知道一些医疗差错是否发生了，但是由于态度和沟通上的问题，他们可能会"觉得"医院犯了错，并提起了医疗诉讼，最终可能发现确实存在医疗差错。因此，对于医院风险管理来说，沟通类风险的界定和控制是最重要的内容之一。这种风险会严重影响患者对于医院的"认知质量"，应该得到高度重视。

（3）安全性风险：如危险废弃物和有毒药物、消防火警管理、意外伤害事件、实验室安全事件、危机应急事件、工作场合暴力、医院食物中毒等。这一类风险与医疗服务没有直接关系，发生的频率一般也很低，但是一旦发生，后果可能会非常严重。

（4）程序性风险：程序性风险往往不是指医院或医生犯了什么医学上的错误，而是在整个服务提供过程中的程序上存在一些问题，如红包事件、病史记录不全、拒绝医保患者、大处方等。这些事件往往也会成为医疗纠纷的诱因。

（三）医院风险特点

1. 医院风险的多样性　在医院服务过程中，可能涉及上千种药物、数百种技术程序、数以百计的设备和材料，每个患者的病情和身体特征不一样，不同医生由于不同的背景对同样疾病的判断和治疗措施也可能不一样。因此，医院风险的种类是非常多样的，要一一列举是一项长期的、艰苦的、近乎不可能的任务。这一点也决定了医院风险管理工作应该是阶段式的和成长式的，首先从本医院发生最频繁、导致损失最严重的风险抓起，然后一步步地完善整个风险管理体系。

2. 医院风险的累积性　除了少数严重的医疗差错如做错手术等之外，患方提起医疗争议或纠纷或诉讼的原因往往是多方面的，是多种风险事件累积的结果。例如，一个住院患者，在接受检查的时候可能就对工作人员的态度不满意，但是他可能选择了忍受；然后在治疗过程中，医务人员在解答患者的疑问时态度很差，他也忍受了；医务人员可能还收红包，他也忍受了；但如果最后医疗结局低于期望值，所有这些不满累加在一起就可能促使患方提起纠纷。如果治疗过程中的这些不满都尽可能地消除了，那么即使最后医疗结局低于期望，医患纠纷的可能性也会大大降低。

3. 医院风险的情感性　医院风险与其他风险的很大不同在于医院风险往往包含情感冲击性。现代医院和医务人员可能过分重视了技术的作用，但忽视了医患关系本身是一种人文关怀的关系，而不仅仅是机械修理工与机器之间的关系。因此，如果患者及家属觉得自己没有得到应该得到的关怀，那么不管医疗处理有没有问题，他们在情感上的不满仍然可能会导致他们提起医疗诉讼。医院管理者和医务人员必须充分重视医患关系的人文特征。

4. 医院风险的难以归因性　由于医疗服务的特殊性，医疗后果与医学措施之间的因果关系往往是很难建立的。因此，在我国的文化传统和司法环境下，更要求医院应该遵守医疗指南，按照逻辑顺序详细地撰写病史，并按法律要求在必要的条件下获得患者的知情同意。

（练滔阳）

第二节　医院风险管理

传统上，世界各国医院医疗安全管理的实践主要集中在医疗纠纷和医疗事故的处理上，对如何防范风险没有进行深入、系统的探讨。目前我国有些医院则似乎认为医院风险管理的中心内容就是为医院或医务人员购买医疗责任险（medical liability insurance）。这里其实存在一个误区，因为两者都只属于"事后处理"，只解决了发生纠纷和事故后的处理和赔偿责任问题，却并没有避免或者说消除不良后果的发生。因此在患者安全方面、在减少社会资源消耗方面几乎没有任何改进作用。美国医院风险管理的发展历史表明，单纯购买医疗责任险远不是处理医疗风险的最佳途径。

一、医院风险管理的历史发展

在 20 世纪 70 年代中期以前，美国几乎没有一个医院有"风险经理"这样的职位，医院和医生防范风险的主要措施就是购买医疗责任险，发生医疗事故争议后由保险公司来处理赔偿事宜。当时的医院并没有建立系统的事前风险预防和管理机制。进入 70 年代中期之后，随着医疗诉讼数量和法院判决赔偿数量的大量增加以及医疗责任险保费计算方式的转变，医院和医生购买责任保险的成本大大上升，形成了所谓的"责任保险危机"。这时，医院的经营者认识到只有开展全面的风险管理项目和质量保证项目才能避免医院风险、减少事故的发生，从而更好地保障患者的安全，减少医院购买责任保险的保费支出，维护医院的声誉。时至今日，美国医院在向保险公司购买医疗责任险时，保险公司都会到医院检查该医院是否有全面的医院质量改进和医院风险管理项目，并从而确定是否签订保险合同以及保险费率的核定。美国卫生保健组织认证联合委员会（joint commission on accreditation of healthcare organizations, JCAHO）在对医院进行认证的时候，很重要的一部分内容也是考察医院是否建立了医院质量控制和风险管理体系。

二、医院风险管理组织

从国际的经验来看，要真正建设一个全面的医院风险管理项目，医院应至少在以下方面进行努力。

1. 医院领导层要给予真正的重视和支持，提供风险管理所需的人、财、物等资源。医院领导层应真正认识到风险管理工作在提高质量、促进患者安全、维护医院资源和声誉方面的作用，并从而提供坚实的支持。要从医院领导层出发来发动全院职工，让职工都认识到医院风险管理工作的重要性，打消职工的顾虑。

2. 医院应制定风险管理活动的各种相应规章制度，如不良事件（adverse event）报告制度、信息共享和保密制度、基于各科室的教育制度和奖惩制度等。没有相应的规章制度，风险管理体系就无法顺利运行。

3. 由于医院风险管理工作涉及医院各部门，风险事件每天都可能发生，风险事件的处理和信息分析需要相应专业知识，以及风险信息涉及保密性等，医院应任命专人具体负责风险管理工作的开展和协调，构建医院风险管理工作的组织体系。同时，各个科室应该有风险协调员（一般可由高年资护士担任），负责与风险管理专员沟通协调。

4. 医院应该积极提高妥善处理内外部关系的能力，这种关系主要包括与保险公司或医疗保险局的关系、与律师的关系、与法院的关系等。

5. 医院应该建立一套完整的风险识别系统，做好不良事件的报告和分析、医疗纠纷和医疗事故的处理和原因分析、患者及家属不良情绪的报告和原因分析、科室医疗分析自评等工作；并认真研判第三方认证组织的评价报告和建议。医院风险识别应该是一个动态的、连续的过程。

6. 医院应该建立完整的风险评价体系，评价被识别出来的风险是否高发、是否容易导致不良后果、能否控制、控制的成本是多少等，为进一步采取风险控制措施做准备。

7. 医院应建立完善的风险控制体系，这种控制体系包括基于科室的教育项目、部门间风险信息的共享、定期自查病史记录和进行患者满意度调查、定期进行医院绩效改进研究、制定风险控制的规章制度和具体程序、对风险控制活动进行监督评价等。

8. 医院应加强对医疗保险患者的医疗服务的监管，以避免遭受医疗保险公司拒付等损失。

9. 医院应该定期对已开展的风险管理工作进行评价，分析工作的效果和效率，以决定工作重心的转移，对项目进行修正。

10. 医院应该购买适当的医疗责任险，并定期对医疗责任保险合同进行评价。

医院在发展医院风险管理项目的时候，一般可以先从一个或几个重点科室做起，然后慢慢延伸至全院。建立医院风险管理项目的步骤是：项目的描述和范围界定；配套发布有关政策；组织架构建设；建设风险管理职能部门；风险信息委员会和信息交流渠道建设；风险管理相关的政策；风险筹资；索赔管理；工伤补偿项目管理；安保管理项目。

从风险管理的组织架构上来看，目前发达国家中开展风险管理的医院一般都设有风险管理经理一职。风险管理经理直接由医院的主管领导负责，而下面所有科室和工作人员以及风险管理协调员则直接向风险管理经理报告医院风险及其管理状况。风险管理经理应该具有跨学科的知识，如对医学、法律、护理、理学、社会学、沟通技巧、公共关系、保险、流行病学、统计学等应该有所了解。

三、医院风险识别、分析评价和控制

1. 医院风险识别的原则

（1）第一个发现风险的医院员工应该在第一时间向风险管理人员报告。当发现医院风险事件后，及时地报告有助于及时采取应对措施，避免事态恶化；不是所有的风险事件都会产生不良后果，但是如果患者及家属知道了存在的风险事件之后，会增加未来纠纷的可能性，因此应该进行秘密报告。

（2）风险识别只为风险管理服务：风险识别的主要目的是改进医院内部工作，一般不对外公开、不用作公共科研、不作为人员考核和奖惩的直接依据。不恰当地对外公开这些信息可能会引起患者不必要的怀疑或担忧；而如果把风险的报告作为对员工的考核依据，则可能会使当事员工不愿意报告一些风险事件。因此，除了严重违反规章制度的事件，对报告风险的员工不应据此做出惩罚。

2. 识别医院风险的途径

（1）不良事件报告、跟踪和变化趋势分析：不良事件（adverse event）指计划外的、未曾预料到的，已经引起或可能引起对患者的伤害、导致医院需要消耗额外资源的事件。对不良事件的报告、跟踪和分析可以帮助医院识别一些可能会重复发生的风险行为或风险因素，从而在很大程度上避免或者减少这些因素对医疗保健质量和结局的影响；也能帮助医院更好地对所涉及的患者及其家属进行安排，以免事态恶化、升级，导致更大的损失；也有助于医院更好地评价自身的总体风险状况，在购买医疗责任险的时候，能做到心中有数。

国外发达国家大多数医院都有一套完整的不良事件报告、跟踪和分析体系。

（2）患者及家属的不良情绪报告和满意度调查：不管医务人员如何努力，不是所有患者都能恢复得很好，也不是所有患者及家属都对医务人员的服务感到满意，更何况有时服务上可能确实存在问题。患者及家属的不良情绪，包括埋怨、哀伤、愤怒、绝望等情绪，可能会对医疗结局产生不良影响，是引发医疗争议和纠纷的主要原因之一，特别是在医疗结局不是很理想的情况下。因此，患者及家属的不良情绪本身就属于风险事件，对不良情绪的及早发现、及早处理能够在很大程度上减少医疗争议和纠纷的发生；而对患者及家属产生不良情绪原因的分析和研究，能有助于医院发现服务中存在的风险因素（主要指医务人员的行为模式等），如是否存在医务人员对患者及家属不够关注、不够温暖、不愿意倾听患者及家属的讲述、不愿意和患者及家属详细交谈、不愿意回答问题等情况，医院的服务程序是否存在不合理性等。医务人员在与患者及家属的日常接触中可以发现他们的不良情绪；此外，定期进行患者满意度调查也是很好地发现医务人员行为问题的工具。

（3）绩效改进研究：医院绩效评价一般可以分成综合性绩效评价和病种绩效评价，是对医院工作的各个方面进行的评价，包括医院在临床效果方面、以患者为中心方面、员工发展方面、安全性方面、反应性方面、费用/效率方面等的表现。医院绩效评价指标与参照标准指标的比较、自身历史比较或者与其他同类医院的比较，有助于让医院认识到自身工作中存在的不足，这种不足可能就是医院工作中潜在的风险，如临床流程设计上的不合理、医院安全管理工作的疏漏等。

（4）对医疗纠纷和医疗事故的分析：医疗纠纷或医疗事故的发生就意味着医院额外的资源支出，是医院风险的具体化。因此，对医疗纠纷和医疗事故的原因分析，能帮助医院认识到自己工作中存在的很多风险因素。值得指出的是，既有文献中对医疗纠纷原因的分析很多是从医院的角度出发的，常见的表述方式如把"患者不理解"作为医疗纠纷的很重要的原因。但是，实际上大多数"患者不理解"可能是由于医务人员没有与患者或家属进行足够的、良好的沟通所引起的。因此，对医疗纠纷和医疗事故的原因分析应注意从患者一方的角度来进行，只有这样才能找到那些容易引起纠纷的医院工作中的风险因素。

（5）安全性报告：医院工作中存在很多安全性因素，这些因素可能和医疗服务没有直接关系。但是，一旦安全性因素出现了问题，可能会引发极大的损害。因此，医院有必要定期进行安全检查，排除安全风险因素。医院的安全性检查内容一般包括：危险废弃物管理；火警管理；意外伤害事件报告和调查；实验室安全；应急反应；危险物资管理；生物医学工程项目；安全措施；工作场合暴力预防。在进行安全性检查的时候，必须注意方法的有效性。例如，如果要进行医院工作人员消防知识的检查，不能仅仅询问医务人员是否接受过相关培训，而应该设计一些最重要的问题让医务人员来回答。对消防通道和指示标记的检查也不能停留在询问负责人员上，而应该进行实地检查。

（6）科室报告：由于医院各个科室所面临的风险因素有所不同，因此可以要求各个科室自查工作中存在的风险因素。一般在自查中，以有关标准、程序、规章制度为依据，检查本科室的工作是否存在不符合规定的情况。例如，药房应定期检查冷冻柜的温度，外科应定期检查外科护士的基本操作技能和知识等。

（7）口头报告：已有的医院风险识别体系不可能已经识别出了所有的风险，新的风险也会不断出现。因此，如果医院员工在日常工作中感觉某种行为或情况可能在风险，也应该向风险管理人员报告。这种口头报告的风险可能是患者的某种异常情况，也可能是后勤工作中临时碰到的一些新问题，或者是新技术应用后的新问题等。

（8）第三方认证报告：医院的科室自查能发现很多潜在的风险行为和因素，但是由于医务人员长期处于同样的环境下，对很多因素和行为已经从心理上和行为上习惯了，因此自查有时会忽略一些问题。例如，在对某医院的药房进行随机检查的时候，发现储藏药品的冷柜里放了一些药房工作人员早上刚买的猪肉；又如一些医院消毒完毕的器具直接就放在敞开式的手推车里，通过露天环境运送至临床科室。类似这种风险行为，由于在个别医院已习以为常，因此医院自查可能查不出这些问题。而第三方认证报告则从局外人的角度，或者从标准的角度，对医院进行更客观的检查，如国内有些医院通过 ISO 认证，检查出医院更多的安全风险问题。

（9）对保险合同的回顾：一般来说，医疗保险公司和医疗保险局都会定期对住院病史进行检查，发现是否存在不合理服务的地方，如大处方、检查过多等。如果发现医疗有问题的，可能就会部分拒绝或者全部拒绝支付医疗费用。那么，对这些被拒绝支付的病史的回顾和检查，能够发现医院在病史书写规范和质量方面的问题，能够找到哪些科室或者哪些疾病的医疗服务程序上存在问题等，从而可以有针对性地进行改善，有助于将来降低医院被拒付的风险。

需要指出的是，医院风险识别不是一个一劳永逸的过程。由于新技术、新设备、新药物等的不断应用、医院人员的更替及患者病情的变化发展，新的风险事件会不断出现，医院管理者需要设计一个较好的、全面的风险识别机制，来应对这种风险的变化。

（一）医院风险分析评价

在找出医院风险之后，接下来的一个重要环节就是对风险进行分析和评价。医院风险分析和评价工作的核心内容是要回答以下问题：哪些风险应该进行调查、采取针对措施？在明确了上述一点后，要回答：发生了什么风险事件？这个事件是怎么发生的？为什么会发生这种事件？我们从这个风险事件中应该吸取什么教训？我们应该据此采取什么行动？

1. 风险原因分析的原则

（1）查找根本原因：不良事件的发生可能是偶然的，但是导致不良事件发生的背后却可能存在必然性。因此，识别医院风险时不能简单地找到表面风险就结束了，而应继续查找引起该不良事件的根本原因是什么（root cause analysis）。如果单单把冰山露出水面的部分削掉，水面下的冰山又会浮出，这样做并不能消除风险。当发生不良事件之后，简单地谴责或处罚直接当事人当然是最容易的做法，但是这种做法已经被证明并不是最好的办法。美国医学研究所的研究报告《是人就会犯错：创造一个更安全的卫生服务系统》表明，虽然医疗服务机构中发生的错误大多数与人的错误有关（少部分是机器、设备等发生故障），但真正完全由于个人所致的比例很小，大多数错误存在系统性原因。只有找到这种系统性原因并采取针对措施，才有可能在未来避免这种风险的再度发生。

（2）医院风险原因的多重性：研究表明，不良事件的发生往往不是单一因素的结果，而是多重原因协同作用的结果。在深圳妇儿医院感染事件中，医生不及时报告固然是事件恶化的重要原因，但是让不合格的消毒溶液进入医院，并且这种溶液还能长期被使用也是更重要的原因。患者挑起医院纠纷固然可能有对医疗结局不满的原因，但绝大多数情况下也有对医务人员和医院的服务态度等不满意的原因。

（3）医院风险原因分析应是"链条式"层层深入的：由于医疗服务工作的高度复杂性，因此发生医疗错误的根本原因往往不是一步就能找到，而需层层深入分析。以我国 1998 年深圳市妇儿医院的重大院内感染事故为例，查找"根本原因"的链条是从主刀医生，到被污染的手术刀，到浓度远远不够的消毒溶液，到消毒溶液消毒前为何没有进行检查，到浓度不够的溶液如何能进入医院。最后的根本原因可以归结为医院在制度上的设计不合理：消毒溶液采购的把关和监督制度，消毒溶液使用中的检测登记制度，发生感染后的报告分析制度等。

2. 分析不良事件原因的框架　目前，在医院风险管理中所应用的风险分析和评价的理论和方法基础来自其他领域，如航空、石油和核工业等（这些领域中的风险管理理论和方法已经相当完善）。由于医疗卫生服务行业的高度复杂性，医院风险管理的理论和框架则还没有完全建立。下面介绍两个被广泛讨论并在改进后用于医院风险分析和评价的框架。

（1）DEPOSE 框架：在探索不良事件原因的方法上，Perrow 提出了一种非常有效的 DEPOSE 指导框架，即通过设计（design）、设备（equipment）、程序（procedures）、操作人员（operators）、物资（supplies and materials）和环境（environment）这 6 个方面来寻找不良事件发生的可能原因。

1）设计：主要考虑在医疗服务的某个过程的设计上是否存在缺陷。例如，手术器具的清点核对制度是否设计合理，消毒程序设计是否合理等。

2）设备：主要考虑在医疗服务的某个过程中所用到的设备是否存在缺陷。例如，病房手推车是否工作正常，X 射线设备是否工作正常等。

3）程序：主要考虑在医疗服务的某个过程的操作程序上是否发生了错误。例如，伤口消毒时是否顺序颠倒等。

4）操作人员：主要考虑在执行医疗服务的某个过程的人员是否存在缺陷。例如，该人员的技术水平和经验，该人员当天的情绪状况等。

5）物资：主要考虑在医疗服务的某个过程所涉及的物资是否存在缺陷。例如，消毒溶液浓度是否符合规定，使用时间是否符合规定等。

6）环境：主要考虑在医疗服务的某个过程所处的大环境是否存在缺陷（包括整个机构的因素）。例如，工作人员的服务量是否太大了，患者转院模式，医院对某具体服务的管理支持等。

当然，DEPOSE 只是提供了一个分析的思路，发生不良事件不一定是上述所有的 6 个环节都发生了错误。

（2）Reason 模型（Reason's Model）：这个模型被扩展后成为分析不良事件各种原因的一个框架。

1）患者因素：医疗服务行业区别于其他行业的一个本质区别之一，每个患者都是不一样的。因此，患者的身体情况对医疗服务的结果有最直接的影响，而其他患者因素如性格、语言和残疾等也很重要，因为这些因素都会影响患者与医务人员的沟通，从而影响不良事件的发生概率。

2）员工个人因素和团队因素：个人因素包括医务人员的知识、技术、经验及身体和精神方面的健康程度等。由于医务服务的提供是一种团队行为，因此团队中的每个人都对服务过程和服务结果能否令患者满意产生影响。一个医生的水平再高，如果护士水平很差，也很难想象出现好的结果。团队因素包括工作人员间的语言沟通、书面沟通、督察和寻求帮助、团队的结构等。

3）工作任务因素：包括一项任务的设计和权责结构的清晰程度，是否有相应的规范，是否采用了这种规范等。

4）工作环境因素：包括医院员工构成（水平、种类等），工作量，设备的设计和维护，管理和行政支持等。

5）组织和管理因素：财政资源和限制，组织结构，政策目标，安全性文化等。

6）宏观背景因素：经济和立法背景，国家卫生服务管理，医疗事故处理体系，医疗保险体系等。

3. 医院风险分析评价的步骤　医院风险分析评价可以分为两个层面：一个是个体不良事件分析评价层面，一个是整体层面。前者是指在发生一件具体的医疗差错之后，进行分析和评价的步骤；后者则指医院管理层回顾医院在过去一段时间内的总体状况，以及确定优先干预领域。

（1）个体不良事件分析评价：个体不良事件分析评价一般按照回顾事件记录、确定调查内容、开展访谈、形成分析报告和建议4个步骤进行。

1）回顾事件记录：主要是对病史、患者投诉记录、保险公司或保险局拒付记录等进行回顾。这个步骤的主要目的是对问题有一个概括的了解，界定本次服务提供中最可能存在的问题；形成事件序列表（按时间顺序记录一些重要节点的事件）。

2）确定调查内容：主要根据"问题最早出现在哪里"这一条来确定对该次服务提供全过程中的哪一个环节进行调查。

3）开展访谈：书面中的记录经常并不能完全反映事件的发生和发展情况以及背后的原因，因此对患者和医务人员的访谈是非常重要的。访谈一般要了解以下内容。

发生了什么事情：建立事件序列表和结局。

怎么会发生的：界定服务提供过程中存在的问题。

为什么会发生：找出影响因素。

区分特殊的和共性的影响因素。

4）形成分析报告和建议：包括对事件的描述、定性、相应建议。

（2）医院整体风险分析评价：医院整体风险分析评价的主要目的是确定优先干预领域，并可以作为阶段性地评价前一段风险控制工作的工具。整体风险分析评价一般包括以下内容。

1）各类风险发生的频率：有些风险的发生频率很高，例如医务人员的态度问题；有些风险的发生频率很低，例如患者跳楼自杀。

2）各类风险后果的严重程度：后果包括对患者健康的损害程度，医院的赔偿程度等。

3）各类风险控制的难易程度：有的风险很容易控制，有的风险很难控制。例如，在药房的冷柜里放猪肉这个风险事件是很容易得到控制的，只要进行教育、不定期检查和建立惩罚制度就可以了。而有的风险，比如与技术水平有关的风险，则很难在较短时间内降低或消除，只能循序渐进。

4）各类风险控制的成本如何：对于医院来说，如果控制风险的成本大于风险避免后所减少的额外支出，那么这种风险控制可能从经济学角度看是没有必要的。例如，有一个院长决定对医院所有员工进行乙肝疫苗接种以避免员工感染乙肝，这种做法的成本很大，但避免的风险损失则很小，因此从经济学的角度并不可取。而上述冷柜猪肉事件的风险控制成本则很低。

5）医院目前是否具备控制某些风险的条件和能力：例如，医务人员的技术能力决定是否能够避免某些技术风险，医院感染控制人员的能力决定医院是否能够合理控制院内感染风险，医院的信息系统完善程度决定医院是否能够在何种层面上对风险进行识别、分析和评价等。

简言之，医院风险管理中必须强调不良事件的根本原因和多重原因，要认识到对事件原因的分析往往是层层深入而不是一步到位的。风险分析和评价一方面有助于医院确定优先的干预领域，另外一方面也有助于医院根据特定的风险类型制定有针对性的控制措施。

（二）医院风险控制

医院风险管理循环中的最后一步是对风险进行控制，即在风险识别及风险分析和评价的基础上，采取相应的措施来降低风险，减少医院损失，增进患者安全。风险控制既是最后一环，同时也涵盖了前面环节的内容。

医院风险控制一般包括：制定风险管理政策、规章制度和操作程序，强调部门间风险信息共享，对一些不良事件的即时处理，在风险识别和分析的基础上开展基于科室的教育项目，采取有效的措施对医生和其他工作人员的行为方式进行监督和控制，定期评阅病史、进行满意度调查、进行绩效改进研究，对风险控制措施效果的监督和反馈。

1. 制定风险管理政策、规章制度和操作程序 实施良好风险控制的前提是制定完善的、有执行力的政策、制度和程序。这包括建立医院风险管理的组织架构，风险报告、分析评价和控制制度，风险信息流动和保密制度，奖惩制度，教育制度，监控制度，临床指南和操作程序等。风险管理的各个环节都应建立相应的制度来保障实施。

随着各种风险事件的出现，医院必须随时制定相应的具体风险管理制度。例如，一个患者在医院里可能会不仅仅询问主治医生的意见，而非主治医生提供的意见有可能与主治医生相左，这有可能在最后引发纠纷。基于此，医院可以制定一项制度，严禁非主治医生向患者私下提供诊断和治疗意见，即使他确实觉得其他医生的诊断和治疗有错误，也应该向上级医生汇报或者直接与患者的主治医生沟通。

2. 部门间风险信息共享 在医院风险控制工作中，部门间和人员间信息共享是非常重要的。例如，CT室的CT发生故障，那么CT室应立即把有关信息传送到各病房或科室，不然如果等患者来到CT室吃了闭门羹，容易引发不满情绪。又如一个实际的案例，南京一位老太太到医院做手术，家属事先跟负责医生打过招呼，声明患者胆子特别小，要求医院隐瞒情况，只说是一个很小的手术，医生同意了。结果麻醉师来术前检查的时候，告诉患者这是个大手术，有相当的危险，结果患者当即心脏病突发死亡。虽然这个结果不一定完全是由这番话引起的，但由此引起了医患双方长期的激烈纠纷。这就是风险信息没有及时沟通的结果。

医疗服务是一种高度集合化的团队行为，其最终结果受到团队中各个因素的影响。因此，医院各部门和各有关人员必须及时共享信息，以避免不必要的风险。这种信息涵盖患者病情、当前的情绪状况、特殊的要求、某部门的工作负荷、设备运行状况等各种可能影响服务提供的信息。

3. 一些不良事件的即时处理 风险事件的处理一般包括对不良事件的即时处理和对风险进行分析评价并采取措施预防未来再次发生。不良事件是风险因素的显性表露，发生后应该进行即时的处理。例如，在发生了新生儿死亡、患者死在手术台上、患者投诉、患者情绪极度抑郁或激动等各种情况时，当事工作人员都应该立即向风险管理负责人报告，并立即采取行动来进行处理。对这些情况的延迟或拖延处理可能会引起更严重的后果或医患矛盾。

4. 基于科室的教育项目 基于科室（department - based）的教育项目和下面将要讨论的医务人员行为方式监督控制是医院风险控制中最重要的技术性内容。

之所以要强调基于科室的教育项目而不是全院性的教育项目是因为不同科室在所面临的风险上存在

很大差异。例如，麻醉科、手术科、妇产科、内科、药房、挂号等所面临的具体风险有各自特点，所以需要基于各个科室的自身情况进行有针对性的教育。

教育项目主要目的：首先，让各个科室的员工理解本科室、本工作岗位和本人在工作中所存在的不足之处和潜在风险；其次，通过临床指南、操作程序、行为规范等的制定和培训，让员工能够尽量采取风险避让行为。教育项目的形式可以是科室内部培训（技术层面）、考试（如"三基"考试、培训后考试等）、外请培训（患者心理、职业礼仪、沟通技巧、医事法律常识等）及同行评议等。

要强调的是，"知识－态度－行为"（KAP）的转变不是通过一次教育项目就可以完成的。教育项目不是一次性的，而是应该持续、定期地进行，但每次的重点可以根据风险控制的进展情况而有所不同。教育项目进行之后必须进行考核和监控，并有相应的奖惩措施来保障。

5. 医务人员行为方式监督和控制　行为方式监督和控制主要不是针对医务人员的技术水平，而是关注于他们的言行、态度等是否职业化，是否体现出了医务人员应该具备的素质，是否让患者及家属满意。

对行为方式的监督和控制很难通过自评、科室检查等方式来实行。医院可向驾驶员的记分制度学习，在医院实施"医务人员道德记分卡"制度。其做法是在医院中设立 24 小时热线，采取措施让每个患者及家属都了解这个热线，并接受患者及家属的投诉。投诉的主要内容不是医务人员的技术水平（事实上这方面患者也很难判断），而是医务人员和医院的行为、态度等"软服务"。例如，患者或家属是否能够很快地找到医生和护士、医生护士回答问题的态度、药房工作人员的态度、医生在看病时有没有接电话等，都可能成为投诉的内容。医院在接到投诉后，应立即核实、采取纠正行动，并根据事先设定的评分表，在医生的道德记分卡上记分，达到一定分数之后，医院应采取相应的惩罚措施和教育行动等。

6. 风险控制措施的监督评价和反馈　风险控制措施实施之后必须进行定期的评价，了解所采取的措施是否产生了效果，实施中还存在哪些问题，制度上是否还存在缺陷，未来进一步应该采取什么措施等。

风险控制的监督评价主要采取前后对照的办法，对于各个科室在采取风险控制措施前后潜在风险的减少情况、不良事件的发生情况、员工的满意度、患者的满意度等进行评价。具体的办法可以是定期评阅病史（病史是否完整、规范，质量情况等）、进行员工和患者满意度调查、开展绩效改进研究、召开焦点组访谈（科室负责人、各个科室的质量控制和风险管理协调人等）等。

必须强调的是，风险控制不是一步到位的，而是一个不断完善的过程。医院的人员更替在不断发生，新的技术、新的药物、新的设备和新的程序在不断出现，疾病谱和社会文化特征也在不断演变，法律环境等大环境也在不断变化，因此新的风险总是会出现。在这个过程中，从医院的长期发展来看，制度和标准的建设是最为重要的。完善的制度和标准，可保证医院的新老员工了解风险知识，约束他们采取符合风险控制要求的行为。

（练滔阳）

第三节　医疗纠纷与医疗事故

如上文所述，如果不对医疗风险进行适当防范和处理，那么就可能引发不良事件，并最终可能导致医疗纠纷和医疗事故。此外，不是所有风险都是可以防范的，而且医学上客观存在意外，医务人员也有犯错的时候，因此医疗纠纷和医疗事故就可能会发生。在发生医疗纠纷和医疗事故之后，需要医院及时做出反应和适当的处理，从而使医疗纠纷和医疗事故所带来的损失最小化。

一、医疗纠纷

自20世纪90年代以来，我国医疗纠纷的例数持续快速上升，成为许多医疗机构和医务人员的一大困扰，消耗了医疗机构和医务人员大量的时间、精力、财力和情感。一些恶性医疗纠纷事件对医疗机构的正常工作秩序带来了很大的破坏，并造成恶劣的社会影响。因此，如何尽量减少医疗纠纷是医院所必须面临的课题。

（一）医疗纠纷的概念

传统上，我国把医疗纠纷（medical dispute or medical entanglement）定义为发生在医患双方之间因患者方对医务人员或医疗机构的不满意而与医方发生的争执。

医疗纠纷根据原因可以分成很多种，其中冲突最大、最难处理的一类是那些医患双方对医疗后果认定有分歧，而分歧焦点在于双方对医疗后果（主要指不良后果）产生的原因、性质和危害性的认识差距的医疗纠纷。对于这一类纠纷，患者及其家属往往要追究发生不良后果的责任，并要求对造成的损害进行经济赔偿。其他不涉及医疗后果判断的医纠纷相对较易处理。

（二）医疗纠纷的原因

对于医疗纠纷原因的研究非常多，以往研究大多数集中在从医院方面的角度来进行分析，从患者及家属方面去研究为何患者会发起医疗纠纷的不多。事实上，绝大多数（如果不是全部）医疗纠纷是由患者发起的，因此，我们必须从管理学的角度，调查患者发起医疗纠纷的原因，并进一步分析深层次的原因，找出可能的解决方案。

综合患者发起医疗纠纷的原因，不外乎以下4类。

1. 医疗结局与期望不符　这包括：医疗结果正常，但患者期望过高或医务人员给予过高期望；结果不正常，且存在医疗差错、患者不配合、病情意外变化或医疗意外。

2. 对求医过程不满意　患者可能对医护人员态度、医疗环境、医疗过程中难找到医生、医疗费用高、入院难、红包事件等不满意。

3. 对医疗处理存疑　患者对医疗过程不信任、存在疑问，如：蓝色药品怎么换成白色的了？手术怎么又不做了？不同的医生怎么不同说法呀？诊断怎么又换了？两天让我做3次CT？

4. 其他诉求　患者期望得到经济赔偿、需要得到同情、需要亲人的关心等，也可能导致医患纠纷。

对于上述第二和第三类原因，其中所包含的内容繁多，无法一一列举。实际上，患者及家属挑起医疗纠纷的原因往往是上述多种原因的综合。首先有求医过程中的一些不满意和不痛快，但出于种种原因没有向院方提起；然后在诊疗过程中可能也有一些疑问，或者医务人员没有很好地解答，患者及家属也会积蓄一些不满；如果最后结果不如预期，那么所有累积的不满将会有一个大的爆发，从而引发医疗纠纷。

中国地域广大，文化传统千差万别，引起医疗纠纷的原因也有很多。在浙江省的某一个县，家属挑起医疗纠纷的一个重要原因居然是显示他们有身份、有能力，因为如果不闹一闹，就显得家属没有能力。因此，医院管理者还需要根据实际情况，对原因进行深入分析，研究是否有缓解或解决医疗纠纷的方案。

根据世界卫生组织所推荐的诊断树（diagnosis tree）方法，对每一个列出的事件原因，应该继续深入分析"导致原因的原因"，直到所找出的原因可以通过制度化的措施来加以解决为止。

二、医疗事故及医疗事故处理

在众多医疗纠纷中，真正属于医疗事故的只占极少数。但是，一旦被判定为医疗事故，也往往意味着医院大量的经济支出和声誉受损。

医疗事故（medical malpractice）是一个法律专用名词。一些医疗结果不良，医院也存在过错的事件，实质上可能都属于医疗事故，但由于患者及家属没有"发现"，因此，也就被免于追究，也没有被认定为医疗事故。实际上，根据哈佛大学医学院的一项研究，在医院及医务人员存在过错的不良医疗事件中，真正被患者发现并最后赔偿的案例只占 10% 左右。根据有关研究，我国的情况也大致如此。医疗纠纷越多，医院的过错被发现的可能性就越高，如果医院和医务人员能够改善服务态度，增强责任心，在患者及家属心目中的"认知质量"提高，也会使医疗纠纷减少，很多差错就可以避免。

（一）医疗事故的界定

不同国家的司法体系或有不同，但在认定医疗事故方面，一般强调 3 个要件，即过错、伤害以及过错和伤害之间的因果关系。其他还有一些围绕 3 个要件的要求。

根据我国 2002 年 9 月 1 日生效、目前实行的《医疗事故处理条例》（下简称为《条例》），医疗事故被定义为：医疗机构及其医务人员在医疗活动中，违反医疗卫生管理法律、行政法规、部门规章和诊疗护理规范、常规，过失造成患者人身损害的事故。

这个定义界定了我国确定医疗事故的基本要素：在取得资格的医疗场所内；拥有资质的医务人员；医疗行为存在违反规定（医疗卫生管理法律、行政法规、部门规章和诊疗护理规范、常规）的情况；存在过失，但不是故意；存在人身损害，并与过失有因果关系。

违反前两项的案件，属于我国《刑法》下的非法行医罪范畴（《刑法》第三百三十六条，未取得医生执业资格的人非法行医，情节严重的，处三年以下有期徒刑、拘役或者管制，并处或者单处罚金；严重损害就诊人身体健康的，处三年以上十年以下有期徒刑，并处罚金；造成就诊人死亡的，处十年以上有期徒刑，并处罚金）。如果是医务人员严重不负责任，虽非故意，则纳入《刑法》下的医疗事故罪范畴（《刑法》第三百三十五条：医务人员由于严重不负责任，造成就诊人死亡或者严重损害就诊人身体健康的，处三年以下有期徒刑或者拘役）。这两者皆不纳入医疗事故处理范畴。

此外，根据医学的特殊情况和"紧急避险"的原则，《条例》还规定了一些例外情况，即尽管符合上述要件，但不认定为医疗事故。这些例外情况包括：在紧急情况下为抢救垂危患者生命而采取紧急医学措施造成不良后果的；在医疗活动中由于患者病情异常或者患者体质特殊而发生医疗意外的；在现有医学科学技术条件下，发生无法预料或者不能防范的不良后果的；无过错输血感染造成不良后果的；患方原因延误诊疗导致不良后果的；因不可抗力造成不良后果的。

（二）医疗事故的分级分类

被判定为医疗事故的，需要根据伤害情况确定医疗事故等级。按照《医疗事故处理条例》及其附件，医疗事故被分为四级十等。其中一级乙等至三级戊等对应伤残等级一至十级。具体请参看《条例》。

（三）医疗事故的处理程序

按照《条例》，发生医疗争议之后，应根据步骤进行处理。具体卫生行政部门是否受理、医学会是否受理的条件，首次鉴定和再次鉴定的情况，专家库的建立，鉴定程序、技术鉴定书等内容，请参看《条例》。

在事故鉴定中，涉及的一个重要环节是确定赔偿。在确定事故赔偿中，主要参考 3 个方面的影响因素，即事故等级、医疗过失行为在损害后果中的责任程度，以及损害后果与患者原有疾病之间的关系。在具体赔偿项目及其标准计算方面，也请参考《条例》及其附件。与《条例》实施前的有关法规相比，一个明显的变化是增加了精神赔偿。

（张妮妮）

第四章

医院服务管理

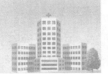

随着服务经济时代的来临，服务业扮演着越来越重要的角色，服务管理理论的研究也迅速发展。医院服务管理作为服务管理在医疗行业的重要分支，其将现代服务理念、先进的管理技术和方法引入到医院管理体系中，激励医院管理层改善其管理方式，以适应不断变换的医院卫生服务新环境。本章借鉴现代服务管理理论和方法，阐述了医院服务管理内涵、特点、分类等基本知识点，并梳理了现代医院服务管理研究现状，在此基础上重点探讨了从医疗服务需求出发的医疗服务营销策略、医疗服务创新和医院服务管理方法，最后给出华西医院服务流程优化的案例。

第一节　医院服务管理概述

医院服务作为现代医院管理不可或缺的一部分，与一般性的服务相比，具有其独特性，因此，本节试图从医疗服务相关概念的界定，透视医疗服务的特征、构成及其分类，阐明现代医院服务管理在医院管理的作用，并梳理现代医院服务管理的研究进展。

一、医院服务的内涵及特征

本节将结合医疗服务行业的特殊性来介绍医院服务的内涵和特有特征。

（一）医院服务的内涵

医院服务通常包括医疗产出（服务产出）和非物质形态的服务。医疗产出主要包括医疗服务实体及其质量，它们能够满足人们对医疗服务使用价值的需要。非物质形态的服务主要包括服务态度、承诺、医院精神、医院形象等，可以为患者带来附加利益和心理上的满足感及信任感，能满足人们精神及心理上的需要。

医院服务由三个层次构成：核心服务、便利服务（形式服务）和附加服务。核心服务是医院服务的最基本的层次，是医院服务的实质，为患者提供最基本的效用和利益，也是患者最为关心的问题。对于医院服务来讲，核心服务一般指医疗技术服务。形式服务是医院服务的第二层次，医院核心服务的外在质量，是患者需求的医疗服务实体，能满足同类患者的不同需求，比如医院医疗服务的项目、设备新旧、技术水平等。附加服务是医疗服务各种附加值利益的总和，也是患者需求的医疗服务延伸部分与更广泛的医疗服务，是医院对核心医疗服务另外附加上去的内容，能给患者带来更多的利益和更大的满意度，比如医学知识的介绍、病情的咨询、服务态度、就医环境等（图4－1）。

医院服务应该区别于医疗（技术）服务。医院服务的核心服务、形式服务和附加服务这三个层次就构成了医院服务的内涵。很显然前者包括了后者。核心服务在一定程度上等同于我们所说的医疗服务。但医院服务不仅包括医疗技术服务，还应该包括非技术服务，为患者提供除了疾病治疗之外的其他价值，比如关照患者精神和心理的人文关怀服务，服务的态度、语言、行为、规范等。非技术服务能向患者传递信任感、满足感等。综合上述，本节将医院服务的结构整理成图4-1。

综上，医院服务本质是有形服务和无形服务的结合。而在某种环境下提供的一系列产品和服务的组合则组成了一个服务包。以服务体验为核心的医院服务包由以下5大要素构成。

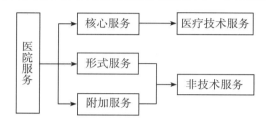

图4-1 医院服务的构成

1. **支持性设施** 在提供服务前必须到位的物质资源。包括支持性设备、建筑的适当性以及设施布局等，如医院的基础设施，候诊区等。

2. **辅助物品** 顾客购买和消费的物质产品。主要是指物品的一致性，数量以及可供选择的物品。医院服务中的辅助物品可以是可供选择的功效类似的药品等。

3. **显性服务** 那些可以用感官察觉到的和构成服务基本或本质特性的利益。

4. **隐性服务** 顾客能模糊感到服务带来的精神上的收获，或服务的非本质特征。

5. **信息** 由享受高效服务和按其具体要求定制服务的顾客提供的运营数据或信息。

以一所大型公立医院为例：支持性设施是若干栋混凝土大楼或停车场；辅助物品是一系列配套的医疗设备和可供选择的药品；显性服务是医疗技术服务，如医生为患者补牙后疼痛感消失了；隐性服务可能是一位和蔼可亲的前台咨询服务人员或便利的预约服务等；信息则是医院HIS系统里面存储的数据。

在现代医院经营中，医院所开展的服务绝不仅仅是特定的使用价值，而必须反映医院结构的一个系统。我们需要从系统和动态的视角来理解医院服务。系统性是指医院作为一个庞大的服务系统，其又可以划分为不同子系统。每一位患者在接受服务的过程中，很可能会涉及不同部门的配合，从患者入院、接受诊疗、手术、术后治疗及出院这一服务流程中，门诊、急诊、住院、手术、出院检查等子系统的工作人员都会协同工作，共同为患者提供对应的服务。动态性体现在医院服务是永无止境的持续改进过程。社会的发展、时代的变迁已不容许现代医院管理者再把服务停留在传统的医疗行为的层面上来认识，而必须要把服务提升到战略的高度来把握，从服务理念、服务技巧、服务规范、服务流程等各方面层层推进，持续改进。

因此，综合医院服务和医院服务包的构成，本书认为医院服务应该是以一定的社会群体为主要服务对象，以医疗服务为核心，以非技术服务为辅，并强调系统和动态的，包含医疗投入、服务过程及医疗产出等阶段的有形服务和无形服务的有机结合体。

（二）医院服务的特征

医院服务也是服务的其中一类，因此医院服务本身也具有一般服务的特征。

1. **无形性** 患者接受治疗前，无法预知治疗效果。治疗后，也很难准确把握服务质量的评价，很大程度上取决于患者的心理感受和主观评价。医院的社会声誉及患者的经验影响患者对医院的选择，医务人员的介绍和承诺影响患者对医院的选择。无形性是服务最显著的特征。

2. 同步性　服务的制造过程与消费过程同步进行，医疗服务产生于医务人员、医疗设备以及医用物品等与顾客之间互动的有机联系，并由此形成一定的活动过程，最终体现整个服务。

3. 差别性　服务的同步性和无形性的融合，决定了服务制造的本质，也就是服务的制造者是人。所以，服务有较大的变化性，服务会伴随单位、时间、个体的不同而出现差异。

4. 不可存储性　区别于有形产品，医疗服务无法保存。只有面临真正的需求时，医疗服务的提供者（医务人员、医院设施和医疗设备）才会提供其服务，否则就会产生闲置。

5. 所有权不可转移性　服务和所有权没有关系，这是由于服务是没有形状的，无法储存，交易结束后便消失了。所以，服务的无形性决定了服务不具有实物商品买卖后的所有权转移特点。患者的利益只能体现在接受医疗服务的过程中，具有一定的天然风险。即如果发生不良后果是无法改变的，有些错误甚至是无法纠正和补救的。

6. 质量控制与评价的困难性　由于医疗服务提供和接受的同时性，有些错误可能是无法纠正和补救的，如失误造成被手术者的健康损害甚至生命的丧失。对于患者来说，所选择的医疗服务究竟具有什么样的质量，只有在接受之后才知道，甚至因为医疗知识的缺乏，对有些最终结果究竟是否存在人为错误无法做出恰当的评价。正是由于这种无法确认性而有可能引发对服务提供技术质量的怀疑，这也正是许多医疗纠纷的发生原因。

医院服务业是一个特殊的服务行业，它除了上述服务的一般特征外，由于疾病本身的复杂、服务提供者能力的有限性以及人们对其认识的局限性等都导致了医疗服务具有以下独有特征。

1. 生命的至高无上性　人们在追求医疗服务时具有优先选择、压制其他需求的倾向，甚至不计代价。任何医疗行为都关系到人的生命安全，务必严肃认真执行技术操作规程与要求。要防范诱导需求，提供患者真正需要的服务。

2. 公益性与伦理性　一般服务可以根据目标市场和目标顾客的确定，选择那些他们所"喜欢"的顾客，但是医院服务则是以"救死扶伤"为宗旨，致力于满足人群的健康。这种不同，反映了医疗服务业的公益性要求。伦理性则要求医务人员发扬救死扶伤、人道主义精神，树立对医疗事业无私奉献的价值观念。医疗服务的伦理性、公益性共同决定了医疗服务的社会效益。

3. 广泛性与复杂性　首先，医院服务要面向不同的患者，患者各式各样且病种繁多，他们对健康的理解与需求也千差万别，这充分说明了医疗服务的广泛性。也正是这种广泛性，导致了医疗服务的复杂性。

4. 衡量产出的困难性　医院作为一个复杂系统，加上其本身兼具公益性，对单个医疗服务组织的产出进行衡量是相当复杂的。我们无法用单一的指标如最大化利润来评估医疗服务组织的业绩，而多指标评估则存在诸多指标难以量化。

5. 医患关系的特殊性　不同于一般服务业中，顾客与服务人员的关系。医院服务中大部分岗位的入职门槛较高，一位医生的成长需要投入大量的精力学习医学知识，并通过实践积累大量的经验。因此，医务人员与患者在对疾病的认识程度上极度地不对称。又由于现实生活中医院服务供需矛盾突出，形成了独特的医患关系。

二、医院服务的分类

简单来看，美国哈佛大学的托马斯认为服务可以划分为设备提供的服务和人工提供的服务。很明显，医院服务应该属于人工提供的服务，虽然医院也有医疗机械设备，但是设备的使用离不开医务人员的选择和控制，其结果的分析和解答也离不开医务工作人员的专业知识储备，机械只是起到了辅助的功能。

瑞士洛桑国际管理发展学院的洛夫洛克认为应根据服务行动的性质、服务性企业与顾客的关系、服务定制化程度和服务人员主观判断程度、服务需求性质、服务传递方式对服务进行分类。这种从不同的切入点对服务进行分类的方法，对于我们深入了解服务的特殊性、了解如何通过把握服务特性提高服务管理水平具有积极意义，其中有两种分类方法值得关注。

一是根据服务行动的性质和对象，可将服务划分为四种类型：①为顾客人身服务的有形活动。②为顾客的物品或其他有形财产服务的有形活动。③针对顾客思想的无形活动。④为顾客的无形财产服务的无形活动。医院服务很明显是为顾客服务的有形活动，在这种类型的服务中，患者必须到各服务的现场，即医院，顾客与服务人员之间的相互交往，服务设施或其他顾客的特点都会影响顾客的感知质量，顾客所接受的服务时间和服务设施的地点同样也会影响顾客的感知。

二是根据服务组织同顾客的关系，将服务分为会员制持续传递型服务、持续传递但没有正式关系的服务、会员制间断交易型服务和间断的非正式关系的交易型服务。医院服务应该属于会员制持续传递型服务。因为医院为患者提供的是一种连续型的服务，而且可以和患者建立会员制或类似会员制的关系。医院可以实行"一对一服务"，利用以往患者就诊数据更好地为患者服务，医院也能更好地掌握患者的生命状态，提供专业化的个性服务。虽然目前医院没有达到这种理想的持续型的会员服务，但这是医院所努力的方向。

美国亚利桑那大学的蔡斯教授根据顾客和服务体系接触程度划分服务体系为纯服务体系、混合服务体系和准制造体系。接触程度是指服务体系为顾客服务的时间与顾客必须留在服务现场的时间之比。这个比率越高，在服务过程中，顾客与服务体系之间的接触程度也越高。医院服务明显属于纯服务体系。在这种高接触度的服务行为中，顾客参与服务过程，影响服务需要的时间、服务的性质和服务质量。因为这类服务行为较难控制，较难提高生产效率。

美国印第安纳大学商学院的施曼纳认为，应根据服务性企业劳动密集程度、顾客与服务人员相互交往程度和服务定制化程度，对服务进行分类。劳动密集程度是指服务过程中发生的人工成本与固定资产之比。劳动密集程度高的企业会使用较少固定资产，员工需花费大量时间和精力才能完成工作，人工成本很高。交往程度是指顾客是否积极地参与服务的过程、经常要求服务人员增减服务工作。定制化程度是指服务人员是否尽量满足顾客的特殊需求。医院服务显而易见是属于劳动密集程度、相互交往和定制化程度都非常高的服务。这对医院控制成本、保持服务质量、根据顾客要求提供服务、员工时间安排、服务网点安排都提出了挑战。

三、医院服务管理在现代医院管理的作用

医院服务管理，尤其是卓越服务是现代医院管理的一个崭新课题，它是在汲取医院优质服务经验的基础上提出的全新服务理念，旨在将医院服务标准化、科学化、流程化、规范化，这在现代医院管理中是一种创新。而现代医院的卓越服务管理就是要将现代人的服务理念引入医院现代管理体系中，激励医

院管理层改善其管理方式，以适应不断变换的医院卫生服务新环境。随着医院卫生体制改革不断深化，医疗市场的竞争日趋激烈。而市场竞争不仅仅在于医疗技术、设备等硬件设施的竞争，更重要的是服务和管理等软文化的竞争。而医院服务管理在现代医院管理中的作用也越来越凸显。

（一）医院服务管理有助于发挥品牌效应，是医院竞争的新要素

通过优化医院服务，能使医院的整体优势得以集聚，发挥出更大的效力，从而形成医院品牌效应。现代医院管理者日益认识到，技术与服务是医院发展的翅膀，医院要加快发展就必须使这两个翅膀都要硬。同时随着医疗市场的竞争日趋激烈，在医院管理者优化资源配置过程中，提升医院服务能力和水平能更好地满足患者的需求，可以吸引更多的患者，增强医院的竞争力。所以医院服务已经成为医院竞争的新要素，也是医院赢得医疗市场竞争的关键之所在。

（二）医院服务管理有利于构建和谐的医患关系

卓越医院服务的背后离不开一支良好职业素质的员工队伍。当员工把"以患者为中心"作为所有工作的出发点和落脚点时，患者在体验医疗服务的同时，可以更好地了解医院职工的精神面貌、技术水平、服务理念和医德风范，从而更加理解医院、支持医院的各项制度和决策，在一定程度上缓解紧张的医患关系。

（三）医院服务是医院适应现代化发展的新内涵

在患者需求瞬间变化、感觉化、个性化的变化中，要想提高医院的竞争优势，医院管理者要尽快树立卓越医院服务观念。高效快速的医疗、细致入微的护理、深入浅出的解释、合理有效的检查、舒适安全的病房条件、温馨舒适的绿色环境、周密完整的生活保障以及和蔼可亲的服务态度体现在医院活动的方方面面。确立有形服务与无形服务相结合的全方位服务理念，是医院适应现代化发展的必然要求。

四、现代医院服务管理研究现状

（一）医院服务管理的产生

1. 服务管理理论的产生　服务管理理论经历了长达30多年的研究过程，虽然至今尚未形成完整的学科体系，但在一些理论探讨方面取得了众多的研究成果。服务管理理论是伴随着西方管理学界对服务特征和服务管理的认识、理解而逐步形成和发展起来的，经历了一个从早期概念性的争论到如今对一些具体问题进行深入细致的研究的过程。

20世纪70年代西方国家对服务业开始放松管制，服务业的竞争日益激烈。此时，产生了越来越多的基于服务特性的新的理论和方法。20世纪70年代的北欧诺丁服务学派对如何管理服务组织提出了全新的方法，这就是Normann所称的"服务管理的开端"。Johnson 1969年在其论文中首次提出"产品和服务真的不同吗？"的疑问后，营销学者开始致力于服务同有形产品的比较以及服务特征的识别和界定。其中由Bateson、Shostack、Berry等人归纳出的服务的四大特征，即无形性、同时性、差异性、易逝性，作为研究服务问题的理论基础被沿用至今。服务营销作为服务管理的一个研究领域，对服务管理理论体系的形成起到了重要的开创作用。这一时期服务管理研究主要集中在以制造业管理模式为基础的服务研究领域，学者们关注的是服务业的某些生产运作环节与制造业生产的相似之处，而没有从根本上意识到服务业与制造业在管理方法上的差异。因此，当时的理论研究成果在服务业缺乏普遍的适用性，只是对于一些技术密集型、标准化的服务类型企业才有意义。此外，这个时期的服务业运作管理研究与营销研究是互不牵涉的，跨学科研究也很少，但这两方面的研究都为服务管理理论的发展奠定了基石。

进入 80 年代之后，服务与产品是有区别的观点已得到普遍的认可，研究者也不再停留在一般性的描述上，而是通过提出一些概念模型使人们更好地理解服务和服务管理的特征。80 年代服务管理理论的发展呈现出了两个明显的特点：其一，关于服务运作的研究开始摆脱制造业管理理论的框架，不同学科分支，如营销、人力资源管理、运营管理等，相互渗透和融合。其二，大量研究从服务的特征入手，展开了一系列的专题探讨，其中服务质量、服务接触与服务设计成为主要的研究主题。80 年代末期，服务运作管理作为研究各种服务业企业管理的一个专门分支开始被承认，如 1987 年美国的决策科学学会（Decision Science Institute）将服务运作管理正式列为一个学术分支；1990 年，世界第一个关于服务运作管理的国际学术会议召开，这次会议为了突出服务管理的多学科整合性，避免与制造业"运作"概念相混淆，大会决定将"运作"二字从"服务运作管理"中删除。至此，"服务管理"这门新兴的学科作为一个整体初步形成。

2. 医院服务管理理念的产生　20 世纪 90 年代至今这一时期，服务管理研究工作转向以行业为基础的调查、案例研究，大量研究者更倾向于采用实证、定量的研究方法。在原有理论深入发展的同时，服务管理理论的范畴被逐渐拓宽，各个学科领域的结合也更加密切。医疗行业作为一种特殊的服务业，也引起了许多学者的关注。很多学者利用制造业中积累的服务管理的理论和方法，进一步对医疗服务业中的具体问题进行了理论探索，研究的主题也越来越丰富。医院服务管理作为一般服务管理理论在其他服务行业的衍生和分支，其研究问题几乎涉及了服务管理问题的方方面面，如医院服务营销、医院服务设计和医疗服务质量等。

（二）医院服务管理的研究现状

正如上文所描述，医院服务管理是服务管理理论在医疗服务行业的分支或扩展，因此医院服务管理所涉及的研究问题基本上涵盖了服务管理的各方面（如医院需求管理、医院服务营销、医院服务设计、医院服务生产能力、医疗服务质量和医疗服务修复等）。本书根据医院服务的构成，将医院服务管理的研究内容划分为两大类：医疗技术服务管理和非技术服务管理。

医疗技术服务是患者最为关心的问题，为患者提供最基本的效用和利益。医院服务管理本质是提高医院服务质量，尤其是医疗市场的竞争日趋激烈的今天，现代医院服务管理的核心是医院的服务质量管理。因此第一类医疗技术服务管理主要涉及医院服务质量评价，服务质量的评价对于医院而言，既是责任又是激励，没有评价等于没有质量。因此在医院服务质量管理中，对服务质量的评价是一个重要领域。完整的医院服务质量的评价考虑三方面，即从服务的接受方（患者）、服务提供方（医院或医护人员）以及第三方的角度（第三方机构）。国内外大部分研究主要是集中在前两个方面，尤其是考虑顾客感知的服务质量评价。1988 年 A. Parasuramn、Valarie A. Zeithaml 和 LeonardL. Berry（简称 PZB）三人合作的题为 SERVQUAL 的论文中第一次提出了一种多变量的顾客感知服务质量度量的服务质量评价方法，在此基础上很多学者开始将 SERVQUAL 量表运用到医院服务质量的评价中。

非医疗技术服务是指为患者提供疾病治疗之外的其他服务，如医疗设备的新旧、就医环境、医疗项目流程等方面。非技术服务管理研究可以包括医院服务营销，医院服务设计、医院服务流程改进，医院服务修复等研究问题。其中医院服务流程再造属于非技术服务的核心，研究较为丰富。

自 20 世纪 90 年代开始，国外医院接触了流程管理的理论，并根据患者和市场竞争的需求来制订不同的流程再造方案，建立了以患者为中心的流程型组织，以达到改善管理模式、提高管理绩效的目的。如瑞典的 Stockholm 医院对原有的门诊作业系统通过运用工业企业管理技术围绕患者流进行了重组，这一措施解决了手术室遇到的瓶颈问题。近年来，国外的医院运用多种方法改进和优化门诊流程，比如通过分析影响患者满意度的因素、决策树方法论、过程管理和患者爽约的原因分析及解决办法等研究来寻找门诊问题的突破方法。英国伦敦的 Hillingdon 医院为了缩短血液检查的等待时间，对医院的部分流程进行重组，在患者所在的临床科室进行血液检查来替代在中心化验室检验。为了保证医院流程重组的效果还建立了高质量的应急队伍来监控对卫生服务流程中的各个环节。

相比于国外，我国绝大多数医疗机构都是公立医院的属性，导致了其医疗流程再造启动晚，再造力度也不大，大多数医院的流程再造都停留在局部变动或者是单个环节的改变。目前，我国对于流程再造的研究大多以门急诊流程再造为主，集中讨论了以下几个方面：一是在流程再造中充分利用信息化。如史苏静在《医院门诊一卡通使用初探》一文中阐明"一卡通系统"是医院门诊流程再造的一项重要的举措，通过一卡通系统完成预约、就诊、缴费等传统诊疗模式下的复杂就诊流程，通过减少患者等候时间来提高就诊满意度。二是设立功能齐备的一站式门诊服务中心。如夏燕静等的《门诊"一站式服务中心"的实践与体会》介绍了其医院自 2007 年来实施"一站式服务"的具体服务项目的体会，并分析现阶段存在的不足，提出针对性的改进措施。三是门诊就医过程中导医服务和标识的作用。如邹艳辉的《从新医疗改革谈优化门诊流程》综合分析了如何充分利用医院标识使患者就医更加方便快捷。四是利用工业工程的理论方法来对医院服务流程进行改进。如林珊和强瑞以实现顾客满意作为医院改进的一个目标，通过流程程序分析法、价值流图、ECRS（取消、合并、调整顺序、简化）等改善手法，以福建省人民医院门诊就诊流程为例，提出对该院门诊流程的改善方案，以期提高该院门诊的运作效率。

医疗服务业在服务行业有其特殊性，医院的服务质量管理是现代医院服务管理的精髓，加强医院服务质量管理，提高医院的服务质量，才能在医疗市场竞争中处于不败之地，它同时也是各个医疗机构研究的重要课题。现代医院服务管理的发展是一个不断渐进的过程，医院服务管理经历了由"以医疗为中心"到"以患者为中心"的不同阶段。

（胥清榕）

第二节　医院服务管理方法

随着医疗服务需求与供给不平衡的矛盾日益突出，越来越多的医院管理人员注重医院服务管理水平和技术提升，以求达到提升医疗资源利用率、缩短患者等待时间等目标。而要提高医院服务管理的水平和技术，需要借助相关的管理方法，基于此，本节主要针对医院服务管理方法展开论述。

一、医疗服务需求预测

需求预测是根据当前和历史数据，考虑需求影响因素，对特定产品和服务在未来一定时间内的需求量进行预测，从而根据需求预测结果制订合理的需求计划，减小资源的浪费或闲置。

医疗服务需求相对于一般的服务需求具有较大的特殊性，主要体现在专业性强、患者信息不完全、需求多样化、需求波动性大等方面，这为医疗服务需求的预测带来了诸多的挑战。但对于整体患者群体而言，疾病的发生又存在一定的规律性，如可以通过对患者的患病率或就诊率来寻找医疗服务需求的特性，进而可以根据医疗服务需求的特性探索其规律性，并对未来的医疗服务需求进行预测。因此，针对医疗行业的服务需求预测需要根据医疗行业的特点进行分析，进而为医疗实践提供一定的指导和建议。

医疗服务需求的预测需要采用合理的预测方法，接下来我们主要从定性预测和定量预测两个方面介绍服务需求预测的方法及其在医疗领域的应用。

（一）定性预测方法

定性预测方法就是依靠熟悉业务知识、具有丰富经验和综合分析能力的人员或专家，根据已经掌握的历史资料和直观材料，运用人的知识、经验和分析判断能力，对事物的未来发展趋势做出性质和程度上的判断；然后再通过一定的形式综合各方面的判断，得出统一的预测结论。医疗服务过程中会产生大量的数据，但当缺少足够或合适的数据时，就需要采用主观的定性预测方法，主要有德尔菲法、头脑风暴法和交互影响法。

1. 德尔菲法　德尔菲法，是采用背对背的通信方式征询专家小组成员的预测意见，经过几轮征询，使专家小组的预测意见趋于集中，最后做出符合市场未来发展趋势的预测结论。德尔菲法又名专家意见法或专家函询调查法，是依据系统的程序，采用匿名发表意见的方式，即团队成员之间不得互相讨论，不发生横向联系，只能与调查人员发生关系，以反复的填写问卷，以集结问卷填写人的共识及搜集各方意见，可用来构造团队沟通流程，应对复杂任务难题的管理技术。

由此可见，德尔菲法是一种利用函询形式进行的集体匿名思想交流过程。它有三个明显区别于其他专家预测方法的特点，即匿名性、多次反馈、小组的统计回答。德尔菲法的具体实施步骤如图4-2所示。

采用德尔菲法可以避免群体决策的一些可能缺点，声音最大或地位最高的人没有机会控制群体意志，因为每个人的观点都会被收集，另外，管理者可以保证在征集意见以便做出决策时，没有忽视重要观点。

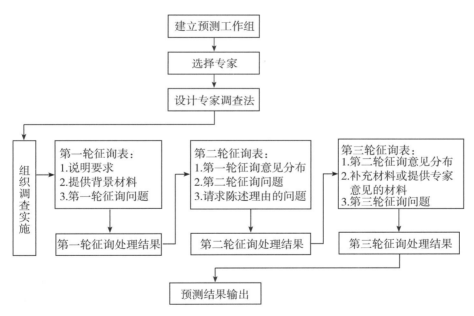

图4-2　德尔菲法实施步骤

2. 头脑风暴法　头脑风暴法出自"头脑风暴"一词。所谓头脑风暴，最早是精神病理学上的用语，针对精神病患者的精神错乱状态而言的。而现在则成为无限制的自由联想和讨论的代名词，其目的在于产生新观念或激发创新设想。该方法是由美国创造学家 A. F. 奥斯本于1939年首次提出、1953年正式发表的一种激发性思维的方法。此法经各国创造学研究者的实践和发展，至今已经形成了一个发明技法群，如奥斯本智力激励法、默写式智力激励法、卡片式智力激励法等。

在群体决策中，由于群体成员心理相互作用影响，易屈于权威或大多数人意见，形成所谓的"群体思维"。群体思维削弱了群体的批判精神和创造力，损害了决策的质量。为了保证群体决策的创造性，提高决策质量，管理上发展了一系列改善群体决策的方法，头脑风暴法是较为典型的一个。

采用头脑风暴法组织群体决策时，要集中有关专家召开专题会议，主持者以明确的方式向所有参与者阐明问题，说明会议的规则，尽力创造融洽轻松的会议气氛。一般不发表意见，以免影响会议的自由气氛。由专家们"自由"提出尽可能多的方案。采用头脑风暴何以能激发创新思维？根据 A. F. 奥斯本本人及其他研究者的看法，主要有以下几点。

第一，联想反应。联想是产生新观念的基本过程。在集体讨论问题的过程中，每提出一个新的观念，都能引发他人的联想。相继产生一连串的新观念，产生连锁反应，形成新观念堆，为创造性地解决问题提供了更多的可能性。

第二，热情感染。在不受任何限制的情况下，集体讨论问题能激发人的热情。人人自由发言、相互影响、相互感染，能形成热潮，突破固有观念的束缚，最大限度地发挥创造性的思维能力。

第三，竞争意识。在有竞争意识情况下，人人争先恐后，竞相发言，不断地开动思维机器，力求有独到见解，新奇观念。心理学的原理告诉我们，人类有争强好胜心理，在有竞争意识的情况下，人的心理活动效率可增加 50% 或更多。

第四，个人欲望。在集体讨论解决问题过程中，个人的欲望自由，不受任何干扰和控制，是非常重要的。头脑风暴法有一条原则，不得批评仓促的发言，甚至不许有任何怀疑的表情、动作、神色。这就能使每个人畅所欲言，提出大量的新观念。

对于头脑风暴法的组织形式，为便提供一个良好的创造性思维环境，应该确定专家会议的最佳人数和会议进行的时间。经验证明，专家小组规模以 10～15 人为宜，会议时间一般以 20～60 分钟效果最佳。专家的人选应严格限制，便于参加者把注意力集中于所涉及的问题。

具体应按照下述三个原则选取：

（1）如果参加者相互认识，要从同一职位（职称或级别）的人员中选取。领导人员不应参加，否则可能对参加者造成某种压力。

（2）如果参加者互不认识，可从不同职位（职称或级别）的人员中选取。这时不应宣布参加人员职称，不论成员的职称或级别的高低，都应同等对待。

（3）参加者的专业应力求与所论及的决策问题一致，这并不是专家组成员的必要条件。但是，专家中最好包括一些学识渊博，对所论及问题有较深理解的其他领域的专家。

实践经验表明，头脑风暴法可以排除折中方案，对所讨论问题通过客观、连续的分析，找到一组切实可行的方案，因而头脑风暴法也得到了较广泛的应用。

当然，头脑风暴法实施的成本（时间、费用等）是很高的，另外，头脑风暴法要求参与者有较好的素质。这些因素是否满足会影响头脑风暴法实施的效果。

3. 交互影响法　交互影响法是在德尔菲法和主观概率法基础上发展起来的一种新的预测方法。这种方法是主观估计每种新事物在未来出现的概率，以及新事物之间相互影响的概率，对事物发展前景进行预测的方法。

交互影响法用于预测一系列事件 D_j（D_1，$D_2\cdots$，D_n）及其概率 P_j（P_1，$P_2\cdots$，P_n）之间相互关系的方法，其方法步骤如下：

（1）确定其他事件对某一事件的影响关系。

（2）专家调查，评定影响程度。

（3）计算变化概率并得出分析结果。

（4）用变化概率代替 P_n 进行风险决策。

交叉影响法主要应用于风险决策的效果分析：

（1）交叉影响法抓住了风险决策中最关键的问题，即自然状态出现的概率问题。

（2）由于概率的变化可以充分辨明影响方向，给决策者指明了明确的决策方向，使决策目标更为清楚。

（3）自然状态变化的概率趋于准确，虽然变化后的状态概率仍属不完全信息，但大大地减少了不确定性。因为计算出来的变化后的自然状态出现的概率是多数专家的意见，加之取各位专家推断的平均值，使之变化后的自然状态概率更趋于准确。在某种意义上说平均值趋于真值，尤其是样本个数无穷多的时候，平均值可认为是真值。

（4）交叉影响法应用于风险决策，对决策问题的影响事件做了全面的考虑。既考虑了正面影响，又考虑了负面影响，是一种综合分析问题的思想方法，避免了片面性，减少了决策失误。

由此可以看出，交叉影响法完全可以用于风险决策，可降低决策风险，可为决策者参考应用。

而交叉影响分析法也有其自身的优缺点，优点有：①能考虑事件之间的相互影响及其程度和方向。②能把有大量可能结果的数据，有系统地整理成易于分析的形式。缺点有：①根据主观判断的数据，利用公式将初始概率转变成校正概率，有相当的主观任意性。②交叉影响因素的定义还需更加明确、具体、更加严格地确定。

（二）定量预测方法

定量预测法是基于已有的数据对未来的需求进行预测，主要有因果模型和时间序列模型，其中因果模型包括了回归模型和计量经济模型，时间序列模型包括了移动平均法和指数平滑法。而因果模型适用于中长期预测，时间序列模型适用于短期预测。下面分别对这两类预测模型进行介绍。

1. 因果模型

（1）回归模型：回归分析预测法，是在分析自变量和因变量之间相关关系的基础上，建立变量之间的回归方程，并将回归方程作为预测模型，根据自变量在预测期的数量变化来预测因变量关系大多表现为相关关系，因此，回归分析预测法是一种重要的预测方法，当我们医疗服务在未来发展状况和水平进行预测时，如果能将预测对象的主要因素找到，并且能够取得其数量资料，就可以采用回归分析预测法进行预测。它是一种具体的、行之有效的、实用价值很高的常用预测方法。

回归分析预测法有多种类型。依据相关关系中自变量的个数不同分类，可分为一元回归分析预测法和多元回归分析预测法。在一元回归分析预测法中，自变量只有一个，而在多元回归分析预测法中，自变量有两个以上。依据自变量和因变量之间的相关关系不同，可分为线性回归预测和非线性回归预测。

回归分析预测法的主要步骤如下：

1）根据预测目标，确定自变量和因变量。

2）建立回归预测模型。

3）进行相关分析。

4）检验回归预测模型，计算预测误差。

5）计算并确定预测值。

（2）计量经济模型：计量经济模型包括一个或一个以上的随机方程式，它是回归模型的变形。它简洁有效地描述、概括某个真实经济系统的数量特征，更深刻地揭示出该经济系统的数量变化规律，由一组联立方程组成，方程由变量和系数组成。计量经济模型需要大量的数据并要运用复杂的分析方法。因此，一般适用于长期预测。

对于计量经济模型的建立，需要对所要研究的经济现象进行深入的分析，根据研究的目的，选择模型中将包含的因素，根据数据的可得性选择适当的变量来表征这些因素，并根据经济行为理论和样本数据显示出的变量间的关系，设定描述这些变量之间关系的数学表达式，即理论模型。理论模型的设计主要包含三部分工作，即选择变量、确定变量之间的数学关系、拟定模型中待估计参数的数值范围。

如计量经济学模型可用于医疗政策评价。所谓政策评价是指从许多不同的经济政策中选择较好的政策予以实行，或者说是研究不同的经济政策对经济目标所产生的影响的差异。主要有以下三种方法。

1）工具－目标法：给定目标变量的预期值，即我们希望达到的目标，通过求解模型，得到政策变量值。

2）政策模拟：将不同的政策代入模型，计算各自的目标值，然后比较，决定政策的取舍。

3）最优控制方法：将计量经济学模型与最优化方法结合起来，选择使得目标最优的政策或政策组合。

2. 时间序列模型　时间序列预测法是一种历史资料延伸预测的方法，也称历史引申预测法。是以时间数列所能反映的社会经济现象的发展过程和规律性，进行引申外推，预测其发展趋势的方法。在医疗服务管理当中，较常用的方法有移动平均法、指数平滑法、季节性趋势预测法，下面针对这几种方法进行介绍。

（1）移动平均法：移动平均法是根据时间序列，逐项推移，依次计算包含一定项数的序时平均数，以此进行预测的方法。移动平均法根据预测时使用的各元素的权重不同，可以分为简单移动平均和加权移动平均。

1）简单移动平均：简单移动平均是预测将来某一时期的平均预测值的一种方法。该方法按对过去若干历史数据求算术平均数，并把该数据作为以后时期的预测值。简单移动平均的各元素的权重都相等，其计算公式可以表述为式4－1：

$$F_t = （A_{t-1} + A_{t-2} + A_{t-3} + \cdots + A_{t-n}）/n \qquad （式4-1）$$

其中，F_t——对下一期的预测值；

$\qquad$ n——在计算移动平均值时所使用的历史数据的数目，即移动时间的长度；

$\qquad A_{t-1}$——前期实际值；

$\qquad A_{t-2}$，A_{t-3}和A_{t-n}分别表示前两期、前三期直至前n期的实际值。

2）加权移动平均：加权移动平均给固定跨越期限内的每个变量值以不同的权重。其原理是：历史各期产品需求的数据信息对预测未来期内的需求量的作用是不一样的。除了以n为周期的周期性变化外，远离目标期的变量值的影响力相对较低，故应给予较低的权重。加权移动平均法的计算公式如式4－2：

$$F_t = w_1 A_{t-1} + w_2 A_{t-2} + w_3 A_{t-3} + \cdots + w_n A_{t-n} \qquad （式4-2）$$

式中，w_1——第 t－1 期实际销售额的权重；

$\qquad w_2$——第 t－2 期实际销售额的权重；

$\qquad w_n$——第 t－n 期实际销售额的权重；

n——预测的时期数；$w_1 + w_2 + \cdots + w_n = 1$。

在运用加权平均法时，权重的选择是一个应该注意的问题，经验法和试算法是选择权重的最简单的方法。一般而言，最近期的数据最能预示未来的情况，因而权重应大些。但是，如果数据是季节性的，则权重也应是季节性的。

（2）指数平滑法：指数平滑法（exponential smoothing，ES）是布朗（Robert G. Brown）所提出的，布朗认为时间序列的态势具有稳定性或规则性，所以时间序列可被合理地顺势推延；他认为最近的过去态势，在某种程度上会持续到未来，所以将较大的权数放在最近的资料。指数平滑法是在移动平均法基础上发展起来的一种时间序列分析预测法，它是通过计算指数平滑值，配合一定的时间序列预测模型对现象的未来进行预测。其原理是任一期的指数平滑值都是本期实际观察值与前一期指数平滑值的加权平均。

1）指数平滑法的基本公式：指数平滑法的基本公式是式 4 - 3。

$$S_t = a \times y_t + (1 - a) \times S_{t-1} \qquad\qquad (式 4 - 3)$$

式中，S_t——时间 t（本期）的平滑值；

$\quad$ y_t——时间 t 的实际值；

$\quad$ S_{t-1}——时间 t - 1 的平滑值；

$\quad$ a——平滑常数，其取值范围为 [0，1]。

2）指数平滑法的预测公式：据平滑次数不同，指数平滑法分为一次指数平滑法、二次指数平滑法和三次指数平滑法等。

A. 一次指数平滑预测：当时间数列无明显的趋势变化，可用一次指数平滑预测。其预测公式为式 4 - 4。

$$y'_{t+1} = a \times y_t + (1 - a) \times y_t' \qquad\qquad (式 4 - 4)$$

式中，y'_{t+1}——t + 1 期的预测值，即本期（t 期）的平滑值 S_t；

$\quad$ y_t——t 期的实际值；

$\quad$ y_t'——t 期的预测值，即上期的平滑值 S_{t-1}。

该公式又可以写作：$y'_{t+1} = y_t' + a (y_t - y_t')$。可见，下期预测值又是本期预测值与以 a 为折扣的本期实际值与预测值误差之和。

B. 二次指数平滑预测：二次指数平滑是对一次指数平滑的再平滑。它适用于具线性趋势的时间数列。其计算公式为式 4 - 5。

$$S_t^{(2)} = a S_t^{(1)} + (1 - a) S_{t-1}^{(2)} \qquad\qquad (式 4 - 5)$$

式中，$S_t^{(2)}$——第 t 周期的二次指数平滑值；

$\quad$ $S_t^{(1)}$ 第 t 周期的一次指数平滑值；

$\quad$ $S_{t-1}^{(2)}$——第 t - 1 周期的二次指数平滑值；

$\quad$ a——加权系数（也称为平滑系数）。

二次指数平滑法不能单独地进行预测，必须与一次指数平滑法配合，建立预测的数学模型，然后运用数学模型确定预测值。

二次指数平滑数学模型为式 4 - 6。

$$\hat{Y}_{t+T} = a_t + b_t \cdot T$$

$$S_t^{(2)} = aS_t^{(1)} + (1-a)S_{t-1}^{(2)}$$

$$a_t = 2S_t^{(1)} - S_t^{(2)}$$

$$b_t = \frac{a}{1-a}[S_t^{(1)} - S_t^{(2)}] \tag{式4-6}$$

C. 三次指数平滑预测：若时间序列的变动呈现出二次曲线趋势，则需要采用三次指数平滑法进行预测。三次指数平滑预测是二次平滑基础上的再平滑，其计算公式是式4-7。

$$S_t^{(3)} = aS_t^{(2)} + (1-a)S_{t-1}^{(3)} \tag{式4-7}$$

三次指数平滑的预测模型为式4-8。

$$\hat{y}_{t+T} = a_t + b_t T + c_t T^2$$

$$a_t = 3S_t^{(1)} - 3S_t^{(2)} + S_t^{(3)}$$

$$b_t = \frac{a}{2(1-a)^2}[(4-5a)S_t^{(1)} - 2(5-4a)S_t^{(2)} + (4-3a)S_t^{(3)}]$$

$$c_t = \frac{a}{2(1-a)^2}[S_t^{(1)} - 2S_t^{(2)} + S_t^{(3)}] \tag{式4-8}$$

（3）季节性趋势预测法：季节变动是指价格由于自然条件、生产条件和生活习惯等因素的影响，随着季节的转变而呈现的周期性变动。这种周期通常为1年。季节变动的特点是有规律性的，每年重复出现，其表现为逐年同月（或季）有相同的变化方向和大致相同的变化幅度。

进行季节变动的分析和预测，要注意其要点：首先，利用统计方法计算出预测目标的季节指数，以测定季节变动的规律性。季节指数的计算公式为：（历年同季平均数/趋势值）×100%。然后，在已知季节的平均值的条件下，预测未来某个月（季）的预测值。

季节变动预测操作的一般步骤如下：

1）收集历年（通常至少有三年）各月或各季的统计资料（观察值）。

2）求出各年同月或同季观察值的平均数（用A表示）。

3）求出历年间所有月份或季度的平均值（用B表示）。

4）计算各月或各季度的季节指数，即S = A/B。

5）根据未来年度的全年趋势预测值，求出各月或各季度的平均趋势预测值，然后乘以相应季节指数，即得出未来年度内各月和各季度包含季节变动的预测值。

二、医疗服务能力和需求管理

医疗服务能力管理即医疗服务供给侧管理，从我国整体情况看，我国医疗服务供给和需求严重不平衡，需求远大于供给，导致"看病难，看病贵"的现象严重，使得患者等待时间较长，同时也带给医院很大的压力和挑战，因此有必要对医疗服务能力和需求进行合理有效的管理。

（一）医疗服务能力管理

服务能力是指一个服务系统提供服务的能力程度，通常被定义为系统的最大产出率。医疗服务的两个基本特点是：第一，产品是无形的。第二，服务难以标准化，存在较大的差异性。这是导致衡量服务产出难度的两大难点。第三个难点在于服务组织很少提供单一的、统一的服务。那么，如何衡量医院的产出能力呢？如门诊通常用就诊量衡量，医技检查用检查量衡量，病床管理用住院量和出院量来衡量等。但是，一般情况下，工作日的医院患者量比周末要多，尤其是周一和周二，且在一天的不同时段患者的数量也不同。因此，为了使医疗服务能力尽可能地满足需求，需要通过调节服务供给使其与需求尽量匹配。我们可以通过以下几种方法实现这一目标。

1. 需求分析 要对医疗服务能力进行管理，对需求的分析是至关重要的。大量的研究证明患者的就诊呈现了一定的规律性，如工作日和周末的需求变化、季节性变化等。因此，可以基于医院信息管理系统的大量数据，通过上一节的需求预测方法，可以对患者就诊的规律性进行详细的分析，进而根据预测结果采取相应的措施。

2. 合理的工作班次计划 医疗服务作为特殊的服务类型，必须每天24小时提供服务，因此对医疗工作人员的班次进行合理安排，对患者需求的变化做出灵活的反应是至关重要的。整数线性规划是解决排班问题的一个数学方法，能够对班次的科学合理安排进行准确的表述，得出多个可行方案，进而从中选择较好的方案。

（二）医疗服务需求管理

医疗服务的最基本的功能就是满足人民群众的医疗、保健、预防和康复等需求，就医者到医院求治，最基本的目的就是希望能够治好病，确保身体和心理康复。但由于医疗供给能力的有限性，医院拥挤、患者等待时间长等问题严重，为缓解这些状况，需要对医疗服务需求进行有效管理。预约制是当前医疗服务中常用的策略，通过预约制可对医疗服务需求进行有效的管理，可通过以下方法对预约机制进行合理的设置。

1. 预约调度策略 预约患者是可以控制的，非预约患者随机到达，是不可以控制的。为了使医疗服务供给能力与需求相匹配，需要对可控制的预约患者进行有效的管理。如何设计预约策略是进行预约管理的核心，如华西医院放射科医技部门的预约策略是下午三点之前预约门诊患者，三点之后预约住院患者，避免了两类患者交叉预约带来的拥堵，同时为急诊患者预留一些产能以满足这类患者的随机需求。

2. 预约提前期 预约提前期的设置对预约效果有很大的影响，预约提前期过长会导致患者爽约或取消的概率较大，预约提前期过短会导致患者预约困难，因此合理的预约提前期对于预约是至关重要的。如医院门诊，较长的预约提前期导致服务当天患者爽约或取消的较多，从而造成医生资源的浪费等问题。

三、收益管理

收益管理是一种谋求收入最大化的新经营管理技术。它诞生于20世纪80年代，最早由民航开发。收益管理，又称产出管理、价格弹性管理，亦称"效益管理"或"实时定价"，它主要通过建立实时预测模型和对以市场细分为基础的需求行为分析，确定最佳的销售或服务价格。收益管理把科学的预测技术和优化技术与现代计算机技术完美地结合在一起，将市场细分、定价等营销理论深入应用到了非常细致的水平，形成了一套系统的管理理念和方法，使营销达到很高的精确化程度。它在航空、酒店、汽车租赁等行业均得到了广泛的应用。

收益管理的方法主要包括超订、存量控制、动态定价和拍卖等。随着医疗服务的不断发展和供需矛盾的突出，收益管理也广泛应用于医疗行业，在医疗服务中，常用的方法主要是超订理论和存量控制理论。

（一）超订理论

对于顾客的爽约，超订是非常重要的一种应对策略，且已在航空业和酒店业得到了广泛的应用。为了弥补爽约，服务提供商通常采用收益管理中应用很成熟的一种工具——超订策略。超订作为易逝商品的一种收益管理方式，Talluri 和 VanRyzin 对收益管理的内容进行了广泛的探讨。

超订在航空业已实施了许多年，其目标在于保留预定的乘客使得航班的利益最大化。一般来说，航线的定位问题由一个具有固定成本、容量及乘客限制条件下的单一航段规划所组成，而预约订位的要求则在起飞前根据乘客需求的随机过程而出现。预约订位的乘客有可能会要求取消或在登机时未出现，航空公司则给予其不定数量的退费。超订被广泛运用是由于在航段中因顾客未出现而产生的空座位将直接导致收益减少，但若有乘客因超额预定而在登机时因该航班超过运载量以致被拒绝登机，航空公司也将受到一定的损失。在航空业，超订模型从一个静态的模型发展成了动态模型，这是由于动态模型能够较好地捕捉到航空业的预约流程。

最近收益管理领域的研究重点逐渐从航空业转向了医院管理领域。虽然超订理论在航空业和酒店业得到了广泛的应用，但是直接将航空业和酒店业的超订模型套用至医疗服务系统不可行，主要的原因是规划环境的差异。医疗服务业有其独一无二的特点：①航空、酒店和油轮航线的能力通常是固定的，而医疗诊所却可以很轻松地通过医生和工作人员的加班来增加能力。②运输业如航空、油轮航线的超订研究几乎不考虑现场达到顾客（walk - in）的影响，而现场挂号（walk - in）在医疗行业中却非常常见，并且影响也较大。③大多数航空公司将其运输能力划分成不同的部分，针对这些部分虽然给予相同的服务但是却收取不同的费用（如打折机票）。但是，由于强烈的社会道德和公益性，使得医疗服务业不能这样做。④医疗服务业的成本构成也与航空业和酒店业不同。在医疗服务业主要的成本是人工费，而在运输业主要的成本是物资（如航班的油费）。由于在医院中经常出现患者爽约或取消的情况，为了避免资源浪费，医院会采取超订的策略来填补有可能出现的空缺。

在国外，Muthuraman 和 Lawley 从 3 个方面总结了两类问题的不同：目标函数、决策变量和系统的动态。他们模型的目标函数由患者的等待时间、医生的加班时间和患者的收益组成。Laganga 和 Lawrence 建立了一个超订模型，在模型中患者的爽约率、超订率均为随机变量。基于丰富的数值算例，他们成功地将超订模型应用于门诊调度中。Zeng 等通过建立超订模型来减少患者爽约对预约系统的影响。他们根据爽约率的不同将患者进行分类，并且得到超订模型有益于开放式预约系统的结论。

在国内，阎崇均等在 Muthuraman 和 Lawley 的基础上，加入了患者的公平性约束条件，以提高医疗系统的服务效率和患者满意度为目标，确定了门诊每天最优预约患者的数量以及每位患者的预约时段。数值算例验证了模型具有单峰性，并分析了预约系统的性能指标。

（二）存量控制

存量是指供应商保有产品或服务的数量。根据短期内供应商的供给能力是否具有可调节性可分为固定容量和不固定容量两种情况。

存量控制是指为不同的价格水平分配合适的产品数量，是一个基于预订请求的时间和特征来决定其收到的预订请求是该接受还是拒绝的过程。那么，医疗服务中的存量控制就应该是针对不同类型患者的需求，并考虑急诊患者的随机性，进行产能分配的过程。

为了实现对医疗服务产能有效地分配，大致分为两种机制：一是为不同优先级的服务产能分别设置限制，称为独立分配，也称为非嵌套控制机制；二是允许具有较高优先级的需求类型可以使用较低优先级服务产能的预订控制，称为嵌套控制机制。嵌套控制机制可以有效避免高优先级服务需求得不到满足，而低优先级服务的存量有剩余的情况发生。

1. 非嵌套控制机制　非嵌套存量控制是指在开始产品开始销售或服务开始预定之前就严格确定准备销售给每种类型顾客的产品或服务的预订限制和保留水平。在这里，保留水平与预订限制是等同的。根据这种控制机制，存量被划分为不同的部分，每一部分对应一个需求类型，每一部分存量只能销售给对应的需求类型。显然这种控制机制在市场环境中是不科学的。

2. 嵌套控制机制　嵌套控制机制就是把需求类型按照优先级从高到低的顺序排列，先为最低优先级类型设定一个预订上限，依次确定，直到最高优先级类型。这样具有较高优先级的需求类型就可以使用较低优先级类型的预订限制。该机制可以有效地保证高优先级需求的供应，减少因预定过多低优先级而造成的损失。多等级的嵌套控制是服务管理形式中较为常见的一种方式，其关键是如何将服务产能分配到各个等级当中，即确定可以预定的各个优先级的产能上限。

医疗服务中面临着不同类型的患者需求，且不同类型的患者具有不同的优先级，如急诊患者，这类患者具有最高优先级，因此在医疗服务需求调度过程中使用嵌套策略有利于服务水平的提升，缩短患者的等待时间，且也有很多的学者针对此问题进行了研究。Gupta 和 Denton 论述了预约在门诊、手术室等医院资源中应用的机遇与挑战，指出了门诊预约计划管理中的两大特点：第一，由于急诊患者需尽快接受看诊服务，在门诊服务中享有更高的优先级，因此，门诊预约计划管理要为急诊需求预留医疗产能；第二，门诊预约管理要实现专家门诊这种紧俏资源的高利用率。同时，Gupta 和 Denton 提出将医生的服务时间划分为一个个时间段，预约人员可根据患者需求大小来确定这些时间段的数量，并通过存量控制给急诊患者预留一定量的时间段。在国内，陈超和林琦在经典两阶段容量控制模型的基础上，结合社区医院的特点，分别建立了病床管理中的两阶段和多阶段容量控制模型。罗太波等综合考虑医院收益与患者成本，运用马尔科夫决策过程理论和动态规划方法，建立了包含普通医生与专家两种医生类型的门诊预约挂号的存量控制优化模型。Zhuang 等人采用嵌套机制研究了 CT 设备的急诊预留策略，并运用医院的实际数据进行仿真，发现本文提出的嵌套策略优于医院现行的策略。

由此可见，超订和存量控制策略在医疗服务中有助于降低由于患者需求的不确定性而引起的医疗资源的浪费，从而提高医疗资源的利用效率。

四、医疗服务供应链管理

供应链管理（Supply Chain Management，SCM）就是指在满足一定的客户服务水平的条件下，为了使整个供应链系统成本达到最小而把供应商、制造商、仓库、配送中心和渠道商等有效地组织在一起来进行的产品制造、转运、分销及销售的管理方法。我们一般所说的供应链管理是产品供应链管理，而对服务供应链管理则关注较少。服务产品与制造业产品相比存在无形性、不可分割性、异质性、易逝性、顾客影响、劳动密集性六大主要区别，因此，其运营管理模式和方法也存在较大的差异，加强对服务供应链运营的基础理论研究将成为今后的发展趋势。由于服务供应链涉及较多的服务行业，而不同服务行业的实际特征又有所区别，因此，开展对不同行业的服务供应链的共性研究以及针对不同服务行业的个性研究已逐步成为研究潮流。

医疗服务作为一类特殊的服务行业，其供应链管理应结合自身的特殊性展开。随着科技的发展，新技术不断应用于医疗服务行业患者的治愈率不断提高，为进一步提升医疗管理的效率和服务质量，需要构建系统的医疗服务供应链，从而改进医疗服务面临的问题，提升患者的认可度。

医疗服务供应链是由最终顾客的需求开始，医院通过对从采购医疗设备、器械及药品到提供医疗服务这一过程的信息流、物流和资金流的控制从而将供应商、医院和最终顾客连成一个整体的功能网链结构模型，如图 4 – 3 所示。

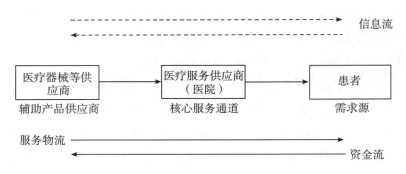

图 4 – 3　医疗服务供应链结构

供应链的建立或者重构应该以患者需求为根本出发点，以核心组织（即医院）为供应链管理中心，选择优秀的辅助服务的供应商，并优化整体的医疗服务供应过程。对于国内医院而言可以通过医疗服务供应链管理来提升医疗服务质量管理的有效性和顾客满意度，实现健康良性的发展。

五、排队管理

排队论又称为随机服务系统理论，其研究的内容主要有 3 个方面：①系统的性态，即与排队有关的数量指标的概率规律性。②系统的优化问题。③统计推断，根据资料合理建立模型，其目的是正确设计和有效运行各个服务系统，使之发挥最佳效益。

排队也可以被定义为等待被服务，而等待是令顾客不满意的。因此，研究者们需要建立排队模型帮助管理者深入地理解排队形成的原因以便更好地决策。顾客到达和服务的随机性是产生排队的主要原因，因此对于队列的管理和决策要以顾客的到达率和服务台的服务速率为基础。排队论在解决单台服务器的预约调度问题方面取得了非常多的成果，如工厂生产线、运输和医疗卫生系统的调度。

排队在我们的日常生活中无处不在，由于服务的生产和消费是同时进行的，当有顾客到达时，所有的服务能力均被占用，那么顾客就需要等待。在医疗服务中，排队现象尤为严重，且患者等待时间越来越长，该现象在全球普遍存在；加上医疗资源的有限性及不同医疗机构之间医疗服务质量和水平的差异，致使大医院排队过长，拥堵现象严重，为缓解这样的情况，需要对医疗服务排队系统进行有效的管理。Blendon 等在 5 个国家做了问卷调查，发现加拿大、英国和美国的患者的平均等待时间超过 2 小时。在中国香港特别行政区公立医院，Aharonson 等发现患者在诊所的最长等待时间是等待看病的时间，该时间占患者在医院逗留时间的 82%。Heckerling 在伊利诺伊州发现 84% 的患者等待时间超过 1 个小时。

排队系统包括需求群体、到达过程、排队结构、排队规则和服务过程 5 个基本特征，下面主要针对医疗服务排队系统中的 5 个特征进行分析。

（一）需求群体

医院的需求群体是患者，但由于患者的疾病类型不同，每一类患者的疾病紧急程度也不同。如到达门诊的患者可能是未预约的患者、已预约的患者和急诊患者；到达医技检查部门的患者有已预约的门诊患者和住院患者，及未预约的急诊患者；手术类型有紧急手术和非紧急手术，其中非紧急手术包括分为择期手术和日间手术等。不同类型的患者对接受医疗服务的需求不同，且对等待时间的预期也有显著的差异。

（二）到达过程

要对医疗服务排队系统进行分析，必须了解服务需求时间分布和空间分布。医疗服务的时间分布和空间分布可以基于患者到达的实际数据，采用数据统计的方法进行模拟。研究证明，患者的到达过程一般服从泊松分布，到达的时间间隔服从指数分布，这与实际情况是吻合的，因为患者是随机到达的。

指数分布是连续型的概率密度函数（式4-9）：

$$f(t) = \lambda_t e^{-\lambda t} \quad (t \geq 0) \qquad （式4-9）$$

其中，λ是一定间隔时间内的平均到达率（如分钟、小时、天）；t是到达时间间隔；e是自然对数的底数（2.718…）。

累加的分布函数（式4-10）：

$$F(t) = 1 - e^{-\lambda t} \quad (t \geq 0) \qquad （式4-10）$$

泊松分布与指数分布有着密切的关系，它是一种离散型的概率函数（式4-11）：

$$f(n) = \frac{(\lambda t)^n e^{-\lambda t}}{n!} \quad n = 0, 1, 2, 3, \cdots \qquad （式4-11）$$

其中，λ是一定间隔时间内的平均到达率（如分钟、小时、天）；t是观测的时间段的个数；n是到达次数（0，1，2…），e是自然对数的底数（2.718…）。

泊松分布和指数分布存在着密切的关系，它们代表了同一过程的两个方面，到达的时间间隔服从均值为$1/\lambda$的指数分布，相当于每个时段到达数服从均值为λ的泊松分布。

（三）排队结构

排队结构是指排队的数量、位置、空间要求及其对顾客行为的影响。一般包含多队列、单队列和领号三种排队结构。但医疗服务的排队结构与一般的排队结构如银行、机场、餐馆等是有一定差异的，由于医疗服务的特殊性和医疗资源的有限性，医疗服务的排队结构需要结合这些特点。医疗服务排队结构主要有单队列、多队列和队列转移几种情况。

针对单队列，患者在等待序列上等待，当有可用资源时，则通知等待序列上的患者接受服务。如入院服务中心等待入院的患者序列，患者在入院服务中心登记之后，等待入院，登记服务中心采取一定的策略（如患者等待时间长度）来决定患者的入院次序。

多队列在医院服务系统中是常见的，由于患者的病情严重程度不同，需要不同的医疗人员进行处理。如门诊部门有专家医生和普通医生，一些患者在挂号时选择专家医生，另一些患者选择普通医生，这样就形成了专家医生的队列和普通医生的队列。

队列转移是指当一个队列上的患者被服务完成时，另一个队列上的患者可以转移到该队列，从而减少患者的等待时间，提高服务效率。如医技部门CT检查，患者的检查分为平扫和增强，做平扫的设备只能检查平扫患者，增强设备既可以检查平扫患者，也可以检查增强患者，因此，当增强设备出现空闲时，可以将平扫患者转移到增强设备上。

（四）排队规则

排队规则由管理者制订，是从排队的客户中挑选下一个接受服务的政策。一般排队规则有先到先服务（FCFS）、最短运行时间（SPT）、最高优先权法则三种。在医疗服务过程中，常用的规则是先到先服务和最高优先权法则，因为最短运行时间会使运行时间较长的患者无限地搁置下去，会导致需要较长时间服务的患者过多等待，患者满意度降低，不利于医患关系的和谐发展。

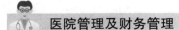

先到先服务（FCFS）是一种静态规则，这种规则对所有患者一视同仁，对于排队等待服务的患者是公平的，而公平性也是医院需要考虑的重要一点，这一方面只根据患者在队伍中的位置来确定下一位接受服务的患者，除此以外不需要其他信息。

最高优先权法则也是一种动态排队法则，它的特征是一项正在进行的服务会被中断，先为刚刚到达的具有最高优先权的患者提供服务。在医疗服务过程中，急诊患者是随机到达的，而急诊患者危急性非常高，因此急诊患者在患者类型中具有最高优先权。

（五）服务过程

影响服务行为的因素有：服务时间的分布、服务台的设置、管理政策和提供服务人员的行为。在医院服务过程中，医生给患者的诊断时间或医技设备的检查时间均服从指数分布；医院中服务台的安排既有纵式也有平行式的，不同的患者可能使用不同的形式，纵式即患者需要多个诊疗环节，平行式即多个服务台为患者服务；提供服务者对待顾客的行为方式对于组织的成功至关重要，当等待的队伍较长时，会使患者接受服务的时间减少，同时也有可能使服务者有失常态，这在医疗服务中非常普遍，因此需要有效控制患者到达量，使需求和供给达到平衡状态。

（颜　宝）

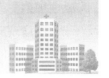

第五章 医院感染管理

第一节　医院感染管理概述

（一）医院感染的定义

1. 医院感染定义

（1）广义定义：任何人员在医院活动期间遭受病原体侵袭而引起的任何诊断明确的感染或疾病，均称为医院感染。

（2）狭义定义：凡是住院患者在入院时不存在、也非已处于潜伏期的，而在住院期间遭受病原体侵袭而新引起的任何诊断明确的感染或疾病，不论受感染者在医院期间或是出院以后出现症状，均称为医院感染。

2. 医院感染定义的内涵

（1）医院感染的对象：从广义上讲，应当是指在医院范围内所获得的任何感染和疾病，其对象涵盖医院这一特定范围内和在医院时这一特定时间内的所有人员，包括住院患者、门诊患者、探视者、陪护家属、医院各类工作人员等等。但是，由于门诊患者、探视者、陪护家属及其他流动人员，在医院内停留时间短暂，院外感染因素较多，其感染常常难于确定来自医院。因此医院感染的对象主要指住院患者和医院工作人员。实际上，医院工作人员与医院外的接触也较为频繁，很难排除医院外感染，因此通常在医院感染统计时，对象往往只限于住院患者。而且，住院患者也只限于有临床和亚临床症状的感染类型，至于病原携带状态和感染后遗症均不包括在医院感染中。目前，出于管理和技术等方面的原因，在应用广义定义时尚不能做到统计全面，因此在实际操作时，只使用狭义定义，即只针对住院患者进行医院感染发生率的统计。

（2）医院感染的时间界限：医院感染的"感染"是指患者在住院期间和出院后不久发生的感染，不包括患者在入院前已开始或在入院时已处于潜伏期的感染。虽然规定了"不论受感染者在医院期间或是出院以后出现症状"，均为医院感染，而实际上当患者出院后（48小时内）才发病的医院感染，在统计时一般都没有计入。对潜伏期不明的感染，凡发生于入院后皆可列为医院感染。若患者这次住院前和入院后的感染是在前次住院期间所得，亦列为医院感染。

3. 几种不同的医院感染定义

（1）名词演变："医院感染"这个名词，在国外先后有各种表述，hospital associated infection，hospital acquired infection，hospital infection，nosocomial infection 等，目前常用的是后二者；国内称之为"医源性感染""医院获得性感染""医院内感染"（亦简称"院内感染"），近年来逐渐统一称为"医院感染"，体现出其准确性和简洁性。

（2）几种不同的医院感染定义。①世界卫生组织在哥本哈根会议上的医院感染定义：凡住院患者、陪护或医院工作人员因医疗、护理工作而被感染所引起的任何临床显示症状的微生物性疾病，不管受害对象在医院期间是否出现症状，均视为医院感染。②《流行病学词典》中的医院感染定义：在医疗机构中获得的感染，如某患者进入某个医院或其他卫生保健机构时未患某病也不处于该病的潜伏期，但却在该院或机构中新感染了这种疾病，即为医源性感染。医院感染既包括在医院内获得的但出院后才显示的感染，也包括医务人员中的这种感染。③美国疾病控制中心（CDC）1980 年的医院感染定义：医院感染是指住院患者发生的感染，而在其入院时尚未发生此感染也未处于此感染的潜伏期。对潜伏期不明的感染，凡发生于入院后皆可列为医院感染。若患者入院时已发生的感染直接与上次住院有关，亦列为医院感染。④我国卫健委 2000 年的定义：医院感染是指住院患者在医院内获得的感染，包括在住院期间发生的感染和在医院内获得出院后发生的感染；但不包括入院前已开始或入院时已处于潜伏期的感染。医院工作人员在医院内获得的感染也属医院感染。⑤医院感染的定义从另一个侧面有了新的诠释，如美国医疗机构评审国际联合委员会编著的《医院评审标准（第 3 版）》将"医疗相关的"（health care - associated）替换了"院内的"（nosocomial），引入了"医疗相关感染"［health care - associated infection（s），HAI］：指个人在医疗机构接受治疗或服务时获得的任何感染。常见的医疗相关感染有泌尿系感染、手术伤口感染、肺炎和血液感染。包括一切与医院或医疗活动相关的感染，不局限于医院内感染，也包括社区感染，不再强调"医院获得"。又如"医疗护理相关感染"除医院外，还包括各种提供医疗护理服务的机构，如老年护理院、救护车等。

4. 医院感染与医源性感染　医院感染是指住院患者在医院内获得的感染，包括在住院期间发生的感染和在医院内获得出院后发生的感染，但不包括入院前已开始或者入院时已处于潜伏期的感染。医院工作人员在医院内获得的感染也属医院感染。广义地讲，医院感染的对象包括住院患者、医院工作人员、门急诊就诊患者、探视者和患者家属等，这些人在医院的区域里获得感染性疾病均可以称为医院感染，但由于就诊患者、探视者和患者家属在医院的时间短暂，获得感染的因素多而复杂，常难以确定感染是否来自医院，故实际上医院感染的对象主要是住院患者和医院工作人员。

医源性感染是指在医学服务中，因病原体传播引起的感染。

医院感染和医源性感染既有相同点，也有不同点，前者强调的是在医院这个场所发生的感染，后者所强调的是患者接受医疗服务过程中由病原体所致的感染。在医院感染中，感染发生的场所局限于有住院患者的医院，而在医源性感染中，场所包括了所有从事医学诊疗活动的医疗机构，如：门诊部（所）、社区卫生服务机构等等。在对医院感染管理内涵的界定中，已包含了医院感染和医源性感染。

（二）医院感染学的概念

随着对医院感染这种特殊感染形式研究的深入，医院感染学成为一门新兴的交叉学科，并首先由中国的有关专家提出学科概念。医院感染学是研究在医院发生的一切感染的发生、发展和控制管理的一门学科。其专业范围是，研究医院感染病原体特征、研究医院感染流行病学特征、研究和评价医院感染各种控制措施、研究医院感染的临床特点和诊断方法、研究建立医院感染管理制度等。其相关学科包括基础医学、临床医学、预防医学、流行病学等。

（三）医院感染管理的概念

医院感染管理就是针对在医疗、护理活动过程中不断出现的感染情况，运用有关的理论和方法，总结医院感染发生规律，并为减少医院感染而进行的有组织、有计划的控制活动。医院感染管理是医院管理中的重要组成部分。

二、医院感染管理发展简史

作为一种相对特殊状态的感染和疾病发生形式，医院感染是伴随着医院的产生和发展而产生和发展的。而从科学的角度来全面认识医院感染，认识预防医院感染重要性，对医院感染进行监控、管理以及进行与之相关的研究实践活动，则是随着医学科学的发展逐步开展起来的。以抗生素的发现和应用为标志，可将其分为抗生素前时代和抗生素（现代医学）时代。

（一）抗生素前时代

最初作为医疗场所的医院出现时，条件很差，传染病在其间暴发、流行，医院感染非常严重。在我国，对传染性疾病可以相互传染很早就有论述。《本草纲目》中有对患者穿过的衣服进行消毒的记载，但只是根据实践经验。近代医院开始于"文艺复兴"之后，医院成为社会医疗的主要形式，在医院发展的过程中，医院感染问题逐渐被认识。当时，交叉感染在医院里横行肆虐，患者遭受着巨大痛苦，造成了大量的死亡，而医务工作者最多只能看到一些现象，却不知所措。

19世纪早期英国成立了"发热患者专科医院"（即传染病院），对发热患者进行隔离治疗，效果很明显。对于医院感染的研究开始于产褥热。霍尔慕士（Oliver Wendell Holmes）根据大量观察，采取了一些预防措施降低了产褥热的发生率，并于1843年在英国首先提出了自己的看法。之后，奥地利的IF Semmelweiss（1818—1865）对产褥热进行了系统研究，为控制产褥热做出了很大贡献。1847年他提出一项规定：所有做完尸检的医生或医学生，要在漂白粉溶液中刷洗手，直到手上的尸体味消失为止。这项措施收到了显著效果。Semmelweiss的研究成果《产褥热的病原学观点和预防》于1861年发表。但他尚未认识到疾病的发生是由于微生物在患者之间传播的结果。

在预防外科术后感染方面，Lister做出了划时代的贡献。Lister在寻找防止术后感染方法的探索中，指出术后切口化脓是微生物作用的结果，杀死微生物，感染可以得到控制和预防，其著名的外科无菌操作制度的论文于1867年发表。Halstead首先在手术中使用了橡胶手套。外科无菌操作制度和橡胶手套一直沿用至今。之后，无菌术和消毒开始在医院中大量应用，卓有成效地降低了术后感染的发生率。

近代护理学创始人英国的南丁格尔（Florence Nightingale，1820—1910）强调医院卫生条件在减少患者死亡中的作用，建立了医院管理制度，加强护理，做好清洁卫生，采取隔离传染患者、病房通风等措施。她还建议建立病房护士应负责记录医院死亡病例和进行上报的制度。南丁格尔所做的工作开创了护士负责医院感染监测工作的先河。

在造成不同医院感染的各种危险因素的调查研究中，有两项工作值得一提。Simpson证明了医院规模越大，截肢患者感染死亡率越高，医院感染发生的机会也越多。Cuthbert Dukes提出了根据尿中白细胞数来判定尿路感染的诊断方法和标准。

（二）抗生素时代（现代医学时代）

1928 年英国弗莱明在实验中发现了青霉素。1940 年青霉素在英国应用于第一个患者，肯定了其疗效。之后投入市场大量使用，从此开始抗生素时代。其后一系列抗菌药物的发现，为预防和治疗各种感染症提供了有力的武器，一度缓解了医院感染问题，也一度削弱了对无菌技术的重视。抗生素长期使用的结果，是细菌产生了耐药性，疗效降低，用药后仍继续发生感染。在寻找和使用新的抗生素的过程中，人们发现每种抗生素，无论开始应用时多么强有力，不久总有耐药菌株产生；实际上，几乎没有一种细菌对常用的抗生素不产生耐药性。在此期间，医院感染的菌株也发生显著变化。20 世纪 40 年代前的医院感染几乎都是革兰阳性球菌；进入 50 年代，人们发现革兰阳性球菌已对许多抗生素（如青霉素、链霉素等）具有耐药性；从 60 年代起革兰阳性球菌作为医院感染的主要病原地位逐渐下降，并被革兰阴性杆菌、肠球菌及其他菌所代替。人们还从耐药问题研究中发现，细菌的耐药质粒具有传递耐药性的功能，并因此形成特殊的医院耐药性菌株。

在现代阶段，对医院感染起到很大促进作用的就是 20 世纪 50 年代在欧美首先发生的耐甲氧西林金黄色葡萄球菌（MRSA）感染。这种感染很快席卷了全球，形成世界大流行。1958 年在美国疾病控制中心（CDC）召开了关于 MRSA 感染的学术会议。这次会议从微生物学和流行病学监测、控制措施到医院感染管理都建立了雏形，从此揭开了现代医院感染管理研究的序幕。广大医务人员再次把注意力转向无菌技术和其他各种措施上来，并且和抗生素治疗相结合来解决医院感染问题。

在 MRSA 医院感染得到控制后，免疫抑制剂应用和插入性操作等危险因素在医院感染中产生的巨大影响，也引起了人们的关注。在 20 世纪 70 年代后期免疫抑制剂出现后，器官移植有了长足进展，但同时由于机体免疫功能受到严重抑制，条件致病菌引起各种感染，成为十分棘手的问题。为诊断和治疗目的而采用的各种插入性操作，如各种插管和内镜等，损伤了机体防御系统，增加了病原体的侵入途径，也就大大增加了医院感染的机会。此外，其他各种危险因素不同程度地影响着医院感染的变化特点。

为了全面地控制医院感染的发生，世界各国，首先是在西方发达国家开始有组织地开展医院感染监测活动。美国于 1963 年召开医院感染学术会议，建议用流行病学方法建立医院感染监测系统，并强调了对医护人员教育的重要性。20 世纪 60 年代末，CDC 组织了 8 所医院参加的医院感染监测试点，雇用了专职的医院感染控制护士。取得基本经验后，于 1970 年召开了第一次医院感染国际会议，重点探讨医院感染监测的重要性。1974 年，美国疾病控制预防中心（CDC）主持开发了国家医院感染监测（NNIS）系统，以监测医院感染的发生及相关的危险因素和病原体。NNIS 系统一直致力于应用统一的医院感染病例的收集方法和感染率的计算方法，建立全国医院感染发生率的数据库，用于衡量医院内各专业科室及不同医院之间医院感染水平。2005 年，美国 CDC 将 NNIS 系统与透析监测网（DSN）、国家医务人员监测网（NaSH）3 个监测系统进行整合，形成了国家医疗安全网（NHSN），参与医院感染监测的医疗机构也从 20 世纪 70 年代的 10 余所医院增加到 2007 年的 923 所。20 世纪 90 年代，法国、英国、德国、加拿大、澳大利亚等发达国家分别在美国之后建立了各自的医院感染监测系统，在医院感染的预防与控制工作中发挥了积极、有效的作用。

为了评价医院感染监测及干预措施对医院感染控制的效果，美国 1974 年开始"医院感染控制效果的研究（SENIC）"，该研究结果证实了医院感染监测本身就是一个有效的干预过程，不仅是降低医院感染发生率的过程，也是对临床及相关工作人员医院感染知识进行持续培训的过程。

全院医院感染监测在占用大量的时间和资源的同时，却无法对所有影响因素进行危险度分层或调整，不能实现医院、区域或国家间医院感染水平的比较。鉴于此，在已经了解全国医院感染发生率和危险因素的前提下，部分专家于 20 世纪 80 年代提出了选择性地进行全院综合性医院感染监测，部分医疗机构由于自身资源限制和监测重点等问题，不再进行全院综合性医院感染监测。1999 年，NNIS 系统取消了全院医院感染监测模块，将监测的重点转移到 ICU 和抗菌药物应用与耐药性监测等目标监测上。

成立于 2000 年的 ICNet 公司组织研发的医院感染案例管理与监控软件，受到英国国民保健署（NHS）推荐，英国已有 80 多个医疗机构参与其中。该监控软件包括了患者基本信息、感染控制过程、感染病原体、疫情、感染控制医师信息、感染场所历史记录和手术切口部位监控，共 7 个模块。1995 年，德国在 NNIS 的基础上建立了第一个国家医院感染监测系统（KISS），包括 ICU、新生儿 ICU、手术患者及骨髓/造血干细胞移植患者 4 个监测内容，医疗机构自愿参与该系统。澳大利亚医院感染标准化监测（HISS）系统与医院信息系统建立了良好的连接，直接通过网络收集医院感染的资料，在实现实时监控的同时节省了大量人力资源。

近些年来，医院感染已成为全球医学界的研究课题，医院感染管理研究工作发展很快，管理研究队伍不断扩大。很多国家成立了相应的学会，如英国、日本的"医院感染学会"，美国的"医院感染工作者协会"，我国的"中国医院协会医院感染管理专业委员会"等。1958 年美国的医院感染协会就建议每所医院均应设立感染管理委员会，并提出了其职能和成员职责等要求。不少国家成立有专门的管理研究机构，国际上有"国际医院感染联合会"，美国有"疾病控制中心"及"医院评审联合委员会（JCAH）"。它们制定了分析医院感染的各项原则，还拟定了医务人员操作规范和医疗保健机构的各种管理条例，采取有效措施来监测管理医院感染。很多国家在医学院校都开设了医院感染课，美国 JCAH 在 1985 年制定了"医院感染控制标准"，并把它列为评价医院的标准之一。不少国家出版了专著及杂志，如美国的《医院感染管理》《综合医院隔离技术的应用》《美国感染控制杂志》《感染控制》，英国的《医院感染杂志》，我国的《医院感染学》《现代医院感染学》《医院感染管理学》《中华医院感染学杂志》等。世界卫生组织非常关注医院感染问题，编印了有关预防医院感染的书籍，制定了《医院感染预防和监测指南》《医院感染检验方法指南》等，还推荐美国 CDC 的《医院感染的制定和分类标准》供各国参考，举办了许多培训班。世界患者安全联盟 2005—2006 年的安全目标：清洁的医疗是更安全的医疗（clean care is safer care）。其目的在于加强会员国对处理卫生保健相关感染问题的承诺。为实现这一目标，该行动在开展血液安全、注射和免疫接种安全、临床操作安全、安全饮水、卫生设施和废弃物处理行动的同时，推出新制定的《WHO 卫生保健中手部卫生准则（最新草案）》。

我国卫健委于 2001 年颁布了新的《医院感染诊断标准》和《医院感染管理规范（试行）》。我国 2003 年突如其来的 SARS 疫情，众多医务人员在医疗活动中受到感染，甚至牺牲了生命，血的教训使人们对现代社会的传染病防治和医院感染预防与控制有了新的认识，国家加大了疾病预防与控制的投入，各级医院也增加了传染病的医疗救治力量投入，医院感染管理工作得到了应有的重视和新的发展机遇。相继出台了一系列法律、法规、规范、指南和标准，如：重新修订《中华人民共和国传染病防治法》，制定了《医疗废物管理条例》及其配套文件，发布了《内镜清洗消毒技术操作规范（2004 年版）》《抗菌药物临床应用指导原则》《公共卫生突发事件应急处理条例》《病原微生物实验室生物安全管理条例》。特别是 2006 年卫健委发布施行《医院感染管理办法》，这是我国医院感染管理的一个纲领性文件。2009 年发布实施了《医院消毒供应中心管理规范》等 3 个规范、《医院隔离技术规范》《医院感染监测规范》《医务人员手卫生规范》等 6 项卫生行业标准和《医院感染暴发报告及处置管理规范》。

2010 年又发布了《医疗机构血液透析室管理规范》。卫健委还成立了医院感染管理标准委员会。各地相继成立了医院感染管理质量控制中心，在当地卫生行政部门的直接领导下，进行行业内部的管理与督导、检查工作；中国医院感染管理网站等多个网站、论坛的建立，信息技术在医院感染监测、预防、控制方面的应用，极大地提高了医院感染管理专兼职人员的相互沟通和交流；卫健委"医院管理年"活动中，医院感染管理专家参与其中，提高了医院感染在医院管理中的重要地位，同时，加强对医院感染暴发事件的问责，2008 年的《医院管理评价指南》以及目前正在开展的医院等级评审内容中，医院感染管理均为其重要内容之一，促使医院管理者提高了对医院感染管理工作的重视和支持；各地根据国家法规、指南和标准等制定了本地的医院感染管理质量考核评价实施细则，给医院感染管理者及医务人员明晰的责任和检查标准，促进了医院感染管理知识的普及和防控措施的实施。我国医院感染管理事业的发展迎来了快速发展的大好时机，也使我国医院感染管理水平得到了很大的提升。

现代医学模式已由单纯生物医学模式转变为生物-心理-社会医学模式，从而使医院的医疗服务由个体扩大到群体，由生理扩大到心理，由单纯医疗服务扩大到预防、医疗、保健、康复等有机结合的综合医疗服务。医疗模式从医疗救治向预防转变，也促进了医院感染预防与控制的发展，但我们也要看到，医院感染管理具有复杂性和艰巨性，可以说有医院，就会有医院感染。在现代医学时代，在同医院感染做不懈斗争的过程中，必将能找到更新的方法，采用更有效的措施，控制医院感染，并使医院感染管理研究不断向前发展。

三、医院感染管理的意义

医院感染的发生可引起如下不良后果。

1. 医院感染会给患者增加痛苦　严重的医院感染常使患者原发疾病的治疗不能达到预期的疗效或完全失效，甚至产生难以治愈的后遗症或死亡，严重影响医疗质量。

2. 医院感染会延长住院时间，加重医疗护理工作的负担，影响床位周转使用，降低医疗工作效率。

3. 医院感染会增加个人及国家的经济负担，造成卫生资源的浪费。

4. 医院感染也是妨碍许多现代先进技术的应用和进一步发展的重要原因　有一个显而易见的现象是，医院感染易发生在施行多种现代先进技术检查和治疗的患者中。目前，心、肺、肝等大脏器的移植手术不能广泛应用发展，不是由于手术的技术水平不高，重要的是因为医院感染的困扰，往往因为并发医院感染而使移植手术失败。

5. 医院感染会造成医院经济损失和影响医院的社会形象和信誉　医院感染监测、控制、管理水平是衡量一个医院管理水平、技术水平和整体形象的标志，医院感染的发生，特别是医院感染暴发事件的发生会给医院带来严重的后果，影响医院在社会的形象和信誉，会造成大量患者流失，甚至造成医院领导的问责。2009 年以来，卫健委公布的医院感染暴发事件均进行了问责，发生医院感染暴发的医院领导均被撤职、处分。

6. 医院感染会使医院蒙受巨大的经济损失　美国联邦医疗保险与医疗救助服务中心自 2008 年 10 月开始，拒绝支付部分医院感染造成的费用支出，即在出院的患者中，如果出现插管相关尿路感染、血管插管相关感染、手术部位感染、冠状动脉搭桥术后的纵隔炎等所造成的费用被拒绝支付。这是迄今最具有冲击力的政策改变，也是医院感染与经济效益最直接的关联事例。医院不能收回为患者感染进行治疗的费用，就意味着医院自己来支付患者这方面的费用。我国卫健委正在大力推行临床路径和单病种付费，未来我国医院也将面临患者部分感染治疗费用收不回来的问题。

因此，加强医院感染管理，提高医务人员预防医院感染的意识，在医疗实践中通过一系列制度和措施的落实和执行，降低医院感染发生率，对于提高医疗质量，减少不必要的医疗护理负担，节约卫生经费，确保医疗安全，促进医学的发展都有着极为重要的作用。

四、医院感染的分类

医院感染可按病原体来源、感染部位、感染的病原体种类等方法进行分类。

（一）按病原体来源分类

医院感染按其病原体来源分类，可分为内源性医院感染和外源性医院感染两大类。

1. 内源性医院感染 内源性医院感染也称自身医院感染，是指在医院内出于各种原因，患者遭受其本身固有细菌侵袭而发生的感染。

病原体来自患者自身的体内或体表，大多数为在人体定植、寄生的正常菌群，在正常情况下对人体无感染力，并不致病；当它们与人体之间的平衡在一定条件下被打破时，就成为条件致病菌，而造成各种内源性感染。一般有下列几种情况：①寄居部位的改变，例如大肠杆菌离开肠道进入泌尿道，或手术时通过切口进入腹腔、血流等。②宿主的局部或全身免疫功能下降，局部者如行扁桃体摘除术后，寄居的甲型链球菌可经血流使原有心瓣膜畸形者引起亚急性细菌性心内膜炎。全身者如应用大量肾上腺皮质激素、抗肿瘤药物、放射治疗等，可造成全身性免疫功能降低，一些正常菌群可引起自身感染而出现各种疾病，有的甚至导致败血症而死亡。③菌群失调，是机体某个部位正常菌群中各菌种间的比例发生较大幅度变化超出正常范围的现象。由此导致的一系列临床表现，称为菌群失调症或菌群交替症。④二重感染，即在抗菌药物治疗原有感染性疾病过程中产生的一种新感染。长期应用广谱抗生素后，体内正常菌群因受到不同抑菌作用而发生平衡上的变化，未被抑制者或外来耐药菌乘机大量繁殖而致病。引起二重感染的细菌以金黄色葡萄球菌、革兰阴性杆菌和白色念珠菌等为多见。临床表现为消化道感染（鹅口疮、肠炎等）、肺炎、尿路感染或败血症等。若发生二重感染，除停用原来抗生素外，对检材培养过程中过多繁殖的菌类须进行药敏试验，以选用合适药物。同时要采取扶植正常菌群的措施。

2. 外源性医院感染 外源性医院感染也称交叉感染，是指患者遭受医院内非本人自身存在的各种病原体侵袭而发生的感染。

这种感染包括从患者到患者、从患者到医院职工和从医院职工到患者的直接感染，或通过物品对人体的间接感染。病原体来自患者身体以外的地方，如其他患者、外环境等。因此，所谓医院内的环境感染，亦应属于外源性感染。①患者：大部分感染是通过人与人之间的传播。患者在疾病的潜伏期一直到病后一段恢复期内，都有可能将病原体传播给周围他人。若能对患者及早做出诊断并采取治疗措施，是控制和消灭传染源的一项根本措施。②带菌者：有些健康人可携带某病原菌但不产生临床症状，也有些传染病患者恢复后，在一定时间内仍可继续排菌。这些健康带菌者和恢复期带菌者是很重要的传染源，因其不出现临床症状，不易被人们察觉，故危害性有时甚于患者。脑膜炎球菌、白喉杆菌等可有健康带菌者，伤寒杆菌、痢疾杆菌等可有恢复期带菌者。

（二）按感染部位分类

根据医院感染发生的部位，可分为以下各类：呼吸系统感染、心血管系统感染、血液系统感染、腹部和消化系统感染、中枢神经系统感染、泌尿系统感染、手术部位感染、皮肤和软组织感染、骨、关节感染、生殖道感染、口腔感染、其他部位感染。

（三）按感染的病原体种类分类

病原体包括细菌（革兰阴性杆菌、革兰阳性球菌等）、真菌、病毒、支原体、衣原体、立克次体、放线菌、螺旋体等8类医学微生物，还包括寄生虫、藻类等。根据感染的病原体不同，而将医院感染分为不同的类别。

五、医院感染的诊断与防治

（一）医院感染诊断

1. 医院感染诊断步骤

（1）由医护人员依靠临床资料、实验室检查结果及各种专业诊断指标来判断为感染：临床资料包括直接观察感染部位及患者的体征和症状或通过检查病案而得出结论；实验室检查包括病原体的直接检查、分离培养及抗原抗体的检测；其他还包括 X 线、B 超、CT 扫描、MRI、内镜、组织活检和针刺抽吸物检查等。

（2）按医院感染的诊断标准判定是否属于医院感染。

2. 诊断原则　医院感染按临床诊断报告，力求做出病原学诊断。下列情况属于医院感染。

（1）无明确潜伏期的感染，规定入院 48 小时后发生的感染为医院感染；有明确潜伏期的感染，自入院时起超过平均潜伏期后发生的感染为医院感染。

（2）本次感染直接与上次住院有关。

（3）在原有感染基础上出现其他部位新的感染（排除脓毒血症迁徙灶），或在原感染已知病原体基础上又分离出新的病原体（排除污染和原来的混合感染）的感染。

（4）新生儿在分娩过程中和产后获得的感染。

（5）由于诊疗措施激活的潜在性感染，如疱疹病毒、结核杆菌等的感染。

（6）医务人员在医院工作期间获得的感染。

注：在免疫力低下的患者中可先后发生多部位或多系统的医院感染，在计算感染次数时，应分别计算。例如：肺部感染或尿路感染同时或先后发生时，应算作两次。

下列情况不属于医院感染：

（1）皮肤黏膜开放性伤口只有细菌定植而无炎症表现。

（2）由于创伤或非生物性因子刺激而产生的炎症表现。

（3）新生儿经胎盘获得（出生后 48 小时内发病）的感染，如单纯疱疹、弓形虫病、水痘等。

（4）患者原有的慢性感染在医院内急性发作。

（二）引起医院感染的因素

经过大量临床调查与分析证实，引起医院感染的主要因素有三个方面，即易感人群自身因素、病原体因素和媒介因素。三方面的因素相互作用，而使医院感染呈现出不同的情况。

1. 易感人群因素　包括年龄、基础疾病、皮肤黏膜防御功能破坏、免疫功能低下、正常菌群防御功能破坏等因素。

2. 病原体因素　包括病原体种类（细菌、真菌、病毒、支原体、衣原体、立克次体、放线菌、螺旋体等）、病原体耐药性、特殊致病因子等。

3. 媒介因素　包括介入性器械污染程度、无菌操作制度执行情况、清洗消毒灭菌质量控制程度、抗菌药物使用情况等。

（三）医院感染的防治系统

1. 医院感染的预防系统 医院感染的预防系统主要有三个子系统：医院感染监测、管理、控制子系统。三者互相联系，互相制约，缺一不可。通过对医院感染诸环节的监测，了解掌握情况；只有情况清楚，才能做出正确的决策，制定有效的管理措施；决策正确，控制才会有的放矢，收到成效。控制措施实行后，其效果又通过监测来进行评价，为管理提供依据，以便采取有效的控制，持续改进。如此循环，组成一个封闭的回路，形成自律性的规律，从而使感染监控工作水平逐步提高。

医院感染监测、管理、控制三个子系统又有其要素和环节。这些要素和环节已有其所依据的理论基础和技术手段，并有不同实施方法。

2. 医院感染治疗系统 医院感染治疗系统包括病原微生物、抗感染药物和机体三个子系统，治疗过程中这三者及其各环节的相关性要全面考虑。病原微生物是引起医院感染的根本因素，不同种类微生物对人体的致病性和对抗感染药物敏感性不同；机体抵抗力不同对不同病原微生物防御性和对抗感染药物耐受性不同；抗感染药物的种类、用药剂量等的不同，使其对病原微生物和机体均有不同作用。在治疗医院感染过程中，三者形成一个封闭的系统，并形成自律性的规律，使感染治疗水平不断提高。

六、医院感染管理组织与工作内容

（一）医院感染管理体系的建立与运行

1. 医院感染管理体系的建立 医院感染管理不仅贯穿于医疗、护理活动的全过程，而且涉及医院管理的诸多方面，并且与全体医护人员、科研技术及后勤人员密切相关，也涉及临床医学、微生物学、流行病学、卫生学、护理学、建筑学等多学科，任务十分艰巨，因此建立健全完整的医院感染管理体系是做好医院感染管理工作首要的组织措施。

2. 医院感染管理体系的运行 借鉴管理学的理论和医院质量管理的实践经验，将医院感染管理纳入医院管理大体系之中，其体系运行必然也符合质量管理的过程，采取相似的流程和方法，工作流程也必须在 PDCA 循环中进行。医院感染管理职能同样体现在计划、组织与协调、控制、指导和教育、学习和提高等方面。①进行全院医院感染管理的规划，明确组织机构与领导作用、制定详细的管理计划。②利用各种手段，加大预防医院感染宣传力度，努力做到人人皆知，全员参与。③各负其责，分工合作。医院感染管理工作涉及全院各个部门，要求各部门明确职责，针对存在问题，要在调查研究的基础上，相关部门共同研究，避免关键环节的推诿现象。④建立完善的监测系统，必须有专职人员负责定期的监测工作，对存在问题提出改进意见，并进行信息反馈。⑤医院应根据实际情况，每年有计划地解决1～2项关键性的医院感染问题，专业人员应发挥骨干作用。⑥实施奖惩制度。

（二）医院感染管理委员会

1. 住院床位总数 住院床位总数在 100 张以上的医院应当设立医院感染管理委员会和独立的医院感染管理部门。住院床位总数在 100 张以下的医院应当指定分管医院感染管理工作的部门。

医院感染管理委员会由医院感染管理部门、医务部门、护理部门、临床科室、消毒供应室、手术室、临床检验部门、药事管理部门、设备管理部门、后勤管理部门及其他有关部门的主要负责人组成，主任委员由医院院长或者主管医疗工作的副院长担任。

2. 医院感染管理委员会的职责

（1）认真贯彻医院感染管理方面的法律法规及技术规范、标准，制定本医院预防和控制医院感染的规章制度、医院感染诊断标准并监督实施。

（2）根据预防医院感染和卫生学要求，对本医院的建筑设计、重点科室建设的基本标准、基本设施和工作流程进行审查并提出意见。

（3）研究并确定本医院的医院感染管理工作计划，并对计划的实施进行考核和评价。

（4）研究并确定本医院的医院感染重点部门、重点环节、重点流程、危险因素以及采取的干预措施，明确各有关部门、人员在预防和控制医院感染工作中的责任。

（5）研究并制定本医院发生医院感染暴发及出现不明原因传染性疾病或者特殊病原体感染病例等事件时的控制预案。

（6）建立会议制度，定期研究、协调和解决有关医院感染管理方面的问题。

（7）根据本医院病原体特点和耐药现状，配合药事管理委员会提出合理使用抗菌药物的指导意见。

（8）其他有关医院感染管理的重要事宜。

（三）医院感染管理科

1. 医院感染管理科及专职人员的设置　医院感染管理部门、分管部门及医院感染管理专（兼）职人员具体负责医院感染预防与控制方面的管理和业务工作。医院感染管理科在医院领导或医务部（处）领导下开展工作，是具有管理和业务的职能科室，承担全院医院感染控制的技术指导、管理与监督工作。医院应按每200～250张实际使用病床，配备1名医院感染管理专职人员。

2. 医院感染管理部门的主要职责

（1）对有关预防和控制医院感染管理规章制度的落实情况进行检查和指导。

（2）对医院感染及其相关危险因素进行监测、分析和反馈，针对问题提出控制措施并指导实施。

（3）对医院感染发生状况进行调查、统计分析，并向医院感染管理委员会或者医疗机构负责人报告。

（4）对医院的清洁、消毒灭菌与隔离、无菌操作技术、医疗废物管理等工作提供指导。

（5）对传染病的医院感染控制工作提供指导。

（6）对医务人员有关预防医院感染的职业卫生安全防护工作提供指导。

（7）对医院感染暴发事件进行报告和调查分析，提出控制措施并协调、组织有关部门进行处理。

（8）对医务人员进行预防和控制医院感染的培训工作。

（9）参与抗菌药物临床应用的管理工作。

（10）对消毒器械和一次性使用医疗器械、器具的相关证明进行审核。

（11）组织开展医院感染预防与控制方面的科研工作。

（12）完成医院感染管理委员会或者医疗机构负责人交办的其他工作。

（四）科室医院感染管理小组

1. 科室医院感染管理小组的组成　由科室主任、护士长及兼职监控医师（或有关科室的药师、技师）和护士组成。

2. 科室医院感染管理小组的工作内容

（1）根据医院感染管理规章制度，制定本科室相关的医院感染管理措施，并组织实施。

（2）对医院感染病例和法定传染病按有关要求登记、报告；发现医院感染流行、暴发趋势时应立即向医院感染管理科报告。

（3）按要求对疑似或确诊医院感染病例留取临床标本，及时送病原学检查和药敏试验。

（4）制定本科室抗感染药物使用方案，组织开展个体化治疗，监督检查本科室抗感染药物使用情况。

（5）组织和参加预防医院感染知识的培训。

（6）严格监督执行无菌操作技术、消毒隔离制度。

（7）开展预防医院感染健康教育，做好对卫生员、配膳员、患者、陪住、探视者的管理工作。

（五）医院各部门医院感染管理工作内容

1. 医务部门的工作内容

（1）协助组织医师和医技部门的人员进行预防医院感染知识的培训。

（2）贯彻医院感染管理制度，督促医师和有关人员严格执行无菌技术操作规程、抗感染药物应用的管理制度等。

（3）发生医院感染流行或暴发趋势时，负责协调各科的关系，组织和处理有关问题。

2. 护理部门的工作内容

（1）协助组织对全院护理人员进行预防医院感染知识的培训。

（2）贯彻执行医院感染管理的有关规章制度，监督检查有关人员对无菌操作、消毒、灭菌、隔离、一次性使用无菌医疗用品管理等制度的执行情况。

（3）发生医院感染流行或暴发趋势时，协助医院感染管理科调查和整顿。

3. 药剂部门的工作内容

（1）贯彻和督促医师和有关人员严格执行抗感染药物应用的管理制度和应用原则。

（2）对本院抗感染药物的应用定期总结、分析和通报。

（3）及时为临床医师提供抗感染药物信息。

4. 检验部门的工作内容

（1）负责医院感染控制的病原体检验工作。

（2）开展医院感染病原微生物耐药性监测，定期总结、分析有关情况，并向有关部门通报。

（3）发生医院感染流行或暴发时，承担相关检测工作。

（4）发现特殊病原体感染，或同一医疗护理单元某种病原体感染突然增多，应及时向医院感染管理科报告。

5. 医务人员在医院感染管理中的工作内容

（1）严格执行无菌技术操作规程等各项医院感染管理规章制度。

（2）掌握抗感染药物临床合理应用原则，合理应用抗感染药物。

（3）掌握医院感染诊断标准，熟练处理本专科医院感染性疾病。

（4）发现医院感染病例，及时送病原学检验及药敏试验，并向科室医院感染管理小组报告；发生医院感染流行趋势时，及时报告感染管理科，并协助调查和处理。

（5）参加预防医院感染知识的培训。

（6）掌握自我防护知识，正确进行各项技术操作，工作中预防锐器刺伤。

（7）对患者进行医院感染知识教育和指导。

七、医院感染管理的教育培训

随着现代医学科学的发展，引起医院感染发生的因素越来越多。首先，抗生素的滥用造成了大量的耐药菌株，直接导致了感染的发生。其次，近年来大量新技术、新疗法引进医院，各种监护仪、导管、插管、内镜等侵入性操作大大增加了患者感染的机会。再次，器官移植、免疫失衡性疾病治疗、肿瘤的化疗放疗等，都使患者机体抵抗微生物的能力减弱，使感染的发生率大大增加。最后，也是最主要的原因，就是医院管理者、医院各级各类医务工作者，对医院感染的认识水平、知识能力不能适应控制和降低医院感染的要求。因此，加强医院感染管理知识和技术的培训，特别是医院感染专业人员的培训，显得尤为重要，更是搞好医院感染管理的重要前提和保证。

（一）基本要求

医院感染专业教育培训应作为医学教育和继续医学教育工作的内容，制定切实可行的培训目标和计划，健全制度，完善考核措施，建立培训档案。采用举办各类学习班、讲座、知识问答、医院感染管理简讯等不同形式，对各类人员采取有针对性的培训，及时总结经验和方法，做到全员培训与骨干培训相结合。不断强化全体工作人员对预防医院感染的认识与相关知识的学习，把医院感染的预防和控制工作始终贯穿于医疗活动中，从而提高全体工作人员对医院感染的防范意识，增强责任心，共同参与，减少医院感染的发生，提高医疗护理质量。

医务部、护理部和医院感染管理科应组织本单位各类人员（包括医务人员、新参加工作的人员、实习、进修人员、工勤及相关人员）的在职培训。每年医院感染专业培训率应达到95％。医院感染专业知识考试合格率应达到90％。

（二）培训时间

各级各类人员医院感染专业知识培训时间分别如下。

1. 院、部（处）领导等行政管理人员每年在职培训至少3学时。

2. 医院感染管理专职人员每年在职培训至少15学时。

3. 各类医务人员（特别是科室主任、高级技术职称人员）每年在职培训至少6学时。

4. 新上岗工作人员及进修生、实习生岗前培训时间至少3学时，经考试合格后方能上岗。

5. 后勤及相关人员岗前培训时间至少2学时，经考试合格后方能上岗。

（三）培训内容

1. 医院各类人员的共同培训内容

（1）国家有关医院感染管理的法律、法规、规范、制度和标准等，职业道德规范。

（2）预防和控制医院感染的目的、意义。

（3）手部卫生，环境卫生学，医院废弃物管理，锐器伤及其所致血液、体液传播疾病的预防，职业暴露与防护要求。

2. 各类人员的培训基本内容　根据人员知识结构和工作职责，管理人员、医师、护士、检验人员应有所侧重。

（1）行政管理人员的培训基本内容：①国家有关医院感染管理的法律、法规、规章、制度和标准等；手部卫生、消毒隔离防护的基本知识。②医院感染管理工作的新方法和新理论。③本院、本管辖范围的医院感染管理程序、要点，相关管理知识与方法。

（2）医院感染管理专职人员的教育与培训：医院感染专业人员是医院内预防与控制医院感染的决策和实施主体。他们负责制定本医院感染管理工作计划；负责制定本医院各项有关医院感染管理的规章制度，并检查指导落实情况；进行业务指导、提供技术咨询等。医院感染专业人员应当具备良好的职业道德，扎实的专业知识，较强的管理能力，敏锐观察问题、发现问题的能力，以及科学地解决问题的能力。医院管理专业人员素质的高低，直接关系到医院感染管理工作开展的好坏。因此，开展医院感染专业人员的教育，提高医院感染专业人员的素质，是确保医疗安全和医疗质量的基础，对发展医院感染管理这门学科具有不可忽视的作用。

医院应当建立医院感染专业人员岗位规范化培训，上岗前接受医院感染专业课程培训并取得相应的学分，经考核合格后方可从事医院感染管理工作；并加强继续教育，提高医院感染专业人员的业务技术水平和管理水平，制订长远的医院感染专业知识和管理知识教育目标和计划，按照医院感染专业人员岗位职责分期分批地进行培训。通过建立规范化培训课程与教材使医院感染的教育达到制度化、规范化。同时，医学院校应逐步开设医院感染方面的课程的教育，为医院感染培训一流的专业人才。在加强培训的基础上，定期对专业人员进行医院感染知识的考核尤为重要，要建立专业人员医院感染知识考试和考核档案，将医院感染理论知识和实际操作技能的考试和考核纳入专业人员的岗位资格和晋升考评之中，以加强考核力度，促进专职人员医院感染知识的提高。随着我国医院感染工作的深入开展，医院感染培训必须向更高层次方向发展，使专业人员掌握医院感染的发生基础、发病规律和临床特点，不断更新知识，能够科学有效地进行医院感染的监测、控制、管理，成为医院感染管理的主导者和专家，充分调动大家的积极性，将医院感染管理的意识贯穿到临床工作的每一个环节中。

基本内容：①国家与医院感染相关的标准与法律、法规。②医院感染管理的新进展、医院管理学知识和方法。③医院感染的发病机制、临床表现、诊断与鉴别诊断方法、治疗与预防措施，了解医院感染的发生、发展及转归，掌握对医院感染性疾病的正确评估，并能对在治疗中发生的医院感染性疾病患者的预后进行综合性评价。④医院各科室和部门医院感染的特点、管理要点及控制措施。⑤掌握手卫生知识、无菌操作技术方法和消毒隔离防护知识和技能。⑥医院感染暴发、流行的预防与控制，医院感染监测方法。⑦抗感染药物学与感染病学的主要内容，医学微生物学、分子生物学、临床疾病学、流行病学、统计学、传染病学、药学（抗菌药物）的有关内容。⑧医院感染管理的科研设计与方法。⑨医院建筑卫生学的有关内容。

（3）医师医院感染知识的教育培训：预防和控制医院感染知识是一个合格的临床医师所必须掌握的基础知识，是一个高素质的临床医护人员必须具备的基本要素。医院应当组织进行对医师（本院医师、进修医师、实习生等）预防和控制医院感染知识的培训，达到相应学时，合格后方能上岗，培训记录可作为职称晋升参考。通过培训，医务人员能够重点掌握无菌技术操作规程、医院感染诊断标准、抗菌药物合理应用与耐药菌的防治、消毒药械正确使用、医院感染的流行病学、医院感染的预防与控制方法和综合防控措施、手部卫生和职业卫生安全防护等知识，以及医院和科室的医院感染防控特点、变化趋势和防控措施。能够在工作中落实医院感染管理规章制度、工作规范和技术要求，并能在预防和控制医院感染中发挥积极作用。

（4）护士医院感染知识的教育培训：对护士定期进行预防和控制医院感染知识的教育培训极为重要，尤其是对新上岗的护士应将预防和控制医院感染知识教育作为岗前教育的一项重要内容。开展继续教育除加强基础知识学习外，还应增加医院感染新知识、新技术以及医院感染监测等知识。护士培训的主要内容有医院感染诊断标准、医院感染的流行病学、医院感染与护理管理、职业卫生安全防护、医务人员手卫生、医院感染的隔离技术、消毒与灭菌技术，重点科室的医院感染预防与管理，各种消毒、灭菌剂的正确应用，医院环境微生物学监测标准，空气、物体表面、手的采样方法，标本的采集、运送，侵入性操作相关医院感染的预防，一次性使用无菌医疗用品的管理，抗感染药物的合理给药与不良反应和本专科常见医院感染的预防与控制措施等。

（5）医技人员的培训：①本科室医院感染的特点与控制。②消毒隔离防护基本原理和技能，手部卫生知识。③本科室仪器设备、器械用品的消毒、灭菌方法及操作防护。④侵入性操作相关医院感染的预防。⑤检验科临床微生物人员还应学习临床微生物学（包括细菌培养、药敏试验和相应药物选择）与医院感染管理相关知识。⑥药剂科人员还应学习抗感染药物的管理与合理应用、作用机制与不良反应。

（6）后勤人员的培训：①各后勤部门人员都应掌握的内容，消毒隔离防护基本知识，消毒剂的选用，洗手知识；医院各类物体表面的消毒方法；医院废弃物的分类、运输、储存与处理。②污水站人员应掌握的内容，医院污水消毒处理的规定。③垃圾站工作人员应掌握的内容，医院污物消毒处理的规定和职业防护知识，医疗废物处理程序和应急处理方案。④太平间工作人员应掌握的内容，太平间消毒的规定。⑤食堂工作人员应掌握的内容，餐具和卫生洁具的消毒、餐饮人员个人卫生等有关规定。⑥洗衣房工作人员应掌握的内容，洗衣房消毒的规定。⑦卫生（保洁）员应掌握的内容，消毒隔离基本知识，相关消毒药械的正确使用，卫生清洁程序和方法，医疗废物的分类管理等。

（7）患者、陪住、探视家属的培训：采用宣传栏、科普书、张贴画、知识卡和入院须知等形式对他们进行预防和控制医院感染的宣传教育，增强清洁、卫生观念，配合落实医院消毒隔离制度、探视及陪住制度，规范他们在医院的行为，监督医护人员落实医院感染预防与控制措施。

（高　奕）

第二节　医院感染的监测

一、医院感染监测概述

（一）医院感染监测定义

医院感染监测（nosocomial infection surveillance）是指长期、系统、连续地收集、分析医院感染在一定人群中的发生、分布及其影响因素，并将监测结果报送和反馈给有关部门和科室，为医院感染的预防、控制和管理提供科学依据。

医院感染监测主要目的主要有：①降低医院感染率，减少获得医院感染的危险因素。②建立医院的医院感染发病率基线。确定各自医院的医院感染流行基线。90%～95%的医院感染都是散发的，因此监测的主要目的除及时发现流行或暴发流行的趋势外，就是降低医院感染散发率。绝大多数医院报告他们的医院感染散发基线都是来自监测。③发现暴发流行，一旦确定散发基线，可以据此判断暴发流行。5%～10%的医院感染属暴发流行。需要注意的是局部暴发流行更多是依靠临床和微生物实验室的资料，而不是常规监测。④利用调查资料说服医务人员遵守医院感染控制规范与指南，用调查事实说话，用自己医院的监测资料说话，可以使医务人员易于接受推荐的预防措施，降低医院感染率。⑤评价控制效果。只有通过持续的监测，才能判断控制措施的效果。⑥调整和修改感染控制规范。⑦防止缺乏经过证据支持的医院感染控制措施，评价干预措施在医院感染控制方面的效果。⑧进行不同医院间医院感染率和感染控制效果的比较。

医院感染监测是预防和控制医院感染的基础，是医院感染控制专职人员的"眼睛"，实施有效的监测就是全面地、立体地、动态地分析和掌握医院感染的发生、发展和结局，及时准确掌握第一手资料并随机开展前瞻性的预警预测和危险性评估，为实施有效干预提供科学的依据。"良好的监测工作虽然不是保证做出正确决定的必要条件，但可减少做出错误决定的机会"。感染监测是否有效，直接关系到医院感染的变化。

（二）全面综合性监测和目标性监测

医院感染监测分为全面综合性监测和目标性监测，全面综合性监测是连续不断地对医院所有单位、所有患者和医务人员的所有感染部位及其有关因素进行综合性的监测，此种监测方法的费用高、劳动强度大，近年来已不提倡，而目标性监测，省时省力，目标明确，事半功倍。

目标性监测是针对高危人群、高发感染部位等开展的医院感染及其危险因素的监测，如手术部位感染的监测，成人及儿童重症监护病房（ICU）医院感染监测，新生儿病房医院感染监测，细菌耐药性监测等。也就是在综合性监测的基础上，对高危科室、高危人群、高危因素等有目的、有重点、有计划地开展相关目标监测监控和跟踪干预，逐步形成和健全目标监控管理新模式，加强临床微生物实验室与感染监控部门的密切联系，有效地控制医院感染的发生，提高医疗质量和确保医疗安全。

我国《医院感染监测规范》中规定，医院应按以下要求开展医院感染监测：①新建或未开展过医院感染监测的医院，应先开展全院综合性监测，监测时间应不少于2年。②已经开展2年以上全院综合性监测的医院应开展目标性监测。目标性监测持续时间应连续6个月以上。③医院感染患病率调查应每年至少开展一次。

（三）医院感染的危险因素监测

随着医疗技术的不断发展，大量介入性诊断、治疗技术普遍应用于临床，放疗、化疗以及抗菌药物广泛应用，加之疾病谱的变化和人口老龄化程度的不断提高，使得导致医院感染传播的三个主要环节，即感染源、传播途径和易感人群等方面都发生了很大改变。医疗机构应通过调查与监测，发现引起医院感染的主要危险因素，并采取有针对性的措施，以提高医院感染预防与控制的效果。

1. 在病原体方面，医院感染病原体日趋复杂、多样。原已被控制的一些传染病存在死灰复燃、卷土重来的可能，新发传染病的陆续出现，医院内耐药菌和多重耐药菌的不断增加，使得医院感染的问题愈来愈突出，管理的难度逐步加大。引起各种传染病的病原体均可引起医院感染中的外源性感染，如：可致暴发的鼠伤寒、乙型肝炎病毒等血源性感染疾病、传染性非典型肺炎（SARS）、人感染高致病禽流感（H_5N_1）、甲型 H_1N_1 流感等呼吸道传播疾病等等。但传染病病原体不是导致医院感染发生的主要病原体，医院感染的病原体90%为条件致病菌，可以引起外源性感染或内源性感染，如：军团菌通过空调机、水塔、淋浴喷头产生的气溶胶而引起呼吸道感染；凝固酶阴性葡萄球菌产生黏质，加强了对塑料和光滑表面的黏附力，成为人工置入物感染的常见菌株；由于抗菌药物的滥用，耐甲氧西林金黄色葡萄球菌（MRSA）已占医院金葡萄球菌的40%～60%。

2. 在易感人群方面，患者的易感性主要包括年龄、免疫功能低下、所患的基础疾病、皮肤黏膜防御功能破坏、正常菌群防御功能破坏及所应用的诊疗方法。患者对感染的抵抗力与年龄有关，婴幼儿和老年人的抵抗力明显较低；患有慢性疾病者，如恶性肿瘤、白血病、糖尿病、肾功能衰竭等等，易于受到条件致病菌的感染；使用免疫抑制剂或者放射治疗也可以降低患者的抵抗力；人的皮肤或者黏膜发生损伤而破坏了自然屏障机制以及营养不良也是发生感染的危险因素；大量、长期使用抗菌药物可造成患者正常菌群失调，损伤正常菌群的定殖能力，削弱了抵抗感染的生物屏障作用，促进了耐药菌株的产生、繁殖和致病。

3. 在感染途径方面，大多数病原体的传播依赖于环境中媒介物的携带和传递，侵入人体的某一部位进行定植而造成感染。在医院中，外源性微生物传播给宿主的方式通常可分为接触传播、飞沫传播、空气传播、共同媒介传播、生物媒介传播等。介入诊疗技术的发展和广泛应用，如内镜检查、活检、导管技术、机械通气以及手术等，增加了感染的危险性，污染的物品或者材料直接进入人体组织或者器官也可以引起感染。

（四）医院感染监测指标

1. 医院感染发病率（incidence rate）

医院感染（例次）发病率 =（同期新发医院感染病例数/观察期间危险人群人数）×100%

观察期间危险人群人数以同期出院人数代替。

日医院感染（例次）发病率 =（观察期间内医院感染新发病例数/观察期间危险人群人数）×100%

2. 医院感染率（infection rate）　医院感染率为最常用的衡量指标，是指每100名入院患者或转归患者发生医院感染的频率，通常具有地点特殊性，如血源性医院感染率。

医院感染率 =（医院感染病例数/入院病例或转归病例数）×100%

3. 医院感染现患率（prevalence rate）和实查率

医院感染患病率 =（同期存在的新旧医院感染数/观察期间实际调查的住院患者人数）×100%

实查率 =（实际调查的新旧医院感染例数/观察期间实际调查的住院患者人数）×100%

现患率调查是为衡量所有当前的医院感染，在大型高危人群调查中很有用。

4. 手术部位感染监测指标

（1）手术部位感染发病率

手术部位感染发病率 =（指定时间内某种手术患者的手术部位感染数/指定时间内某种手术患者数）×100%

（2）不同危险指数手术部位感染发病率

某危险指数手术部位感染发病率 =（指定手术该危险指数患者的手术部位/指定手术某危险指数患者的手术数）×100%

（3）外科医师感染发病专率

1）外科医师感染发病专率

某外科医师感染发病专率 =（该医师在该时期的手术部位感染病例数/某医师在某时期进行的手术病例数）×100%

2）不同危险指数等级的外科医师感染发病专率

某医师不同危险指数感染发病专率 =（该医师不同危险指数等级患者的手术部位感染例数/某医师不同危险指数等级患者手术例数）×100%

3）平均危险指数

平均危险指数＝［∑（危险指数等级×手术例数）／手术例数总和］×100%

4）医师调正感染发病专率

医师调正感染发病专率＝（某医师的感染专率／某医师的平均危险指数等级）×100%

5.医院感染漏报率　为确保医院感染监测资料的准确性，可以定期或不定期地进行漏报率调查。医院感染漏报率调查一般以一年为期，也可以日为单位，其计算公式为：

医院感染漏报率＝［某医院感染漏报病例数／（已报病例数＋漏报病例数）］×100%

医院感染漏报率的高低是评价一所医院感染监测质量好坏的重要指标。一般要求漏报率不应超过20%。

6.器械使用率及其相关感染发病率

（1）器械使用率

尿道插管使用率＝（尿道插管日数／患者总住院日数）×100%

中心静脉插管使用率＝（中心静脉插管日数／患者总住院日数）×100%

呼吸机使用率＝（使用呼吸机日数／患者总住院日数）×100%

总器械使用率＝（总器械使用日数／患者总住院日数）×100%

（2）器械相关感染发病率

泌尿道插管相关泌尿道感染发病率＝（尿道插管患者中泌尿道感染人数／患者尿道插管总日数）×100%

血管导管相关血流感染发病率＝（中心静脉插管患者中血流感染人数／患者中心静脉插管总日数）×100%

呼吸机相关肺炎感染发病率＝（使用呼吸机患者中肺炎人数／患者使用呼吸机总日数）×100%

7.临床抗菌药物监测指标

（1）出院患者抗菌药物使用率

出院患者抗菌药物使用率＝（使用抗菌药物患者数／调查患者数）×100%

（2）住院患者抗菌药物使用率

住院患者抗菌药物使用率＝（使用抗菌药物患者数／调查患者数）×100%

（3）每千住院日某抗菌药物的DDD频数

每千住院日某抗菌药物的DDD频数＝（抗菌药物的DDD频数／累计住院日数）×100%

（4）治疗使用抗菌药物构成比

治疗使用抗菌药物构成比＝（治疗使用抗菌药物患者数／总的使用抗菌药物患者数）×100%

（5）预防使用抗菌药物构成比

预防性使用抗菌药物构成比＝（预防性使用抗菌药物患者数／总的使用抗菌药物患者数）×100%

（6）门诊处方抗菌药物使用率

门诊处方抗菌药物使用率＝（使用抗菌药物处方数／调查处方数）×100%

（五）监测的管理与要求

医院应建立有效的医院感染监测与通报制度，及时诊断医院感染病例，分析发生医院感染的危险因素，采取针对性的预防与控制措施，并应将医院感染监测控制质量纳入医疗质量管理考核体系。医院应培养医院感染控制专职人员和临床医务人员识别医院感染暴发的意识与能力。发生暴发时应分析感染源、感染途径，采取有效的控制措施。

医院应建立医院感染报告制度，发生医院感染暴发，医疗机构应报告所在地的县（区）级地方人民政府卫生行政部门。报告包括初次报告和订正报告，订正报告应在暴发终止后一周内完成。医疗机构经调查证实发生以下情形时，应于12小时内向所在地的县级地方人民政府卫生行政部门报告，并同时向所在地疾病预防控制机构报告：①5例以上的医院感染暴发。②由于医院感染暴发直接导致患者死亡。③由于医院感染暴发导致3人以上人身损害后果。医疗机构发生以下情形时，应按照《国家突发公共卫生事件相关信息报告管理工作规范（试行）》的要求在2小时内进行报告：①10例以上的医院感染暴发事件。②发生特殊病原体或者新发病原体的医院感染。③可能造成重大公共影响或者严重后果的医院感染。医疗机构发生的医院感染和医院感染暴发属于法定传染病的，还应当按照《中华人民共和国传染病防治法》和《国家突发公共卫生事件应急预案》的规定进行报告。

医院应制定切实可行的医院感染监测计划，如年计划、季度计划等。监测计划内容主要包括人员、方法、对象、时间等。

医院应按每200～250张实际使用病床，配备1名医院感染专职人员；专职人员应接受监测与感染控制知识、技能的培训并熟练掌握。医院应在医院信息系统建设中，不断完善医院感染监测系统与基础设施，保障监测设施运转正常。

（六）医院感染监测的组织实施与信息反馈

1. 监测的组织实施　医院感染监测的组织系统由院长领导下的医院感染管理委员会、医院感染管理科、科室医院感染控制小组三级组成。其共同任务，就是对医院感染的重点科室、重点部位和区域开展定期和经常性的监测工作。

2. 监测信息的收集　宜主动收集资料。发现感染病例主要是由医院感染专职人员、医师、护士共同来完成的，可以通过医生自报、医院感染专职人员做前瞻性调查、横断面（现况）调查、回顾性调查、感染监控护士登记、相关科室信息记录等方法收集医院感染信息。收集的信息资料包括：患者感染信息的收集包括查房、病例讨论、查阅医疗与护理记录、实验室与影像学报告和其他部门的信息。病原学信息的收集包括临床微生物学、病毒学、病理学和血清学检查结果。同时收集和登记患者基本资料、医院感染信息、相关危险因素、病原体及病原菌的药物敏感试验结果和抗菌药物的使用情况。

3. 资料整理

（1）原始资料整理核实：对缺少的项目要立即补上；对诊断不确实的感染病例可再核实，对重复的病例要去除。

（2）统计指标的计算：全院及各科的医院感染病例发病率及例次发病率；医院感染现患率及各部位感染率及构成比；抗生素使用率、病原菌及其耐药性、各种危险因素情况等。

（3）结果分析：将不断监测所取得的结果进行分析研究，找出造成医院感染的各种因素，为采取针对性措施提供依据。

4. 监测信息的反馈　对监测结果根据不同情况分别采用书面报告、大交班会议、参加科室交班会、个别指导和座谈等形式进行信息交流和反馈。对发现的与医院感染有关的严重违章问题，采用《医院感染监测质控信息反馈通知单》形式指出问题，提出要求，限期改正，经有关领导签字后发给有关科室。

（七）监测资料的利用

1. 对医院感染发展趋向预测和预报　医院感染资料是医院感染工作的信息库，是医院的宝贵资料，应充分利用。它能帮助了解全院医院感染发生发展趋向，进行预测和预报，以便提早采取预防控制措施。例如，在监测中发现某时期散发感染病例增加，明显超过了本地感染率，或者流行菌株及耐药性有变化，可以预测将有可能发生医院感染的流行或暴发。此时应立即加强调查研究，找出原因，有针对性地采取控制措施。利用监测资料及时通报全院人员，使本医院感染的信息在院内畅通，教育全院医护人员，提高对医院感染的认识，使医院感染监控工作形成良性循环。

2. 探索危险因素　随着医疗技术的不断进步，很多损伤机体正常防御机制的诊断、治疗操作的增加，新的抗生素大量应用，尤其老年患者增加，慢性病发病率不断上升等，使医院感染不断出现新的危险因素，必须通过监测去探索。在监测中可以发现新的医院感染危险因素，而且必须要深入开展专题研究。

3. 防治效果的评价　通过监测工作可跟踪观察某项防治措施对医院感染发病率的动态变化的影响，凡是使用后发病率能明显降低者，可认为该项措施是有效的，反之则认为无效。

二、消毒灭菌效果监测

（一）消毒、灭菌效果监测标准与方法

消毒、灭菌效果合格率必须达到100%，不合格物品不得进入临床及有关部门使用；监测方法参照《消毒技术规范（第3版）第二分册医院消毒技术规范》第20章执行。

1. 消毒后的各种内镜（如胃镜、肠镜、喉镜、气管镜等）及其他消毒物品应每季度进行检测，不得检出致病微生物。

2. 灭菌后的各种内镜（如腹腔镜、关节镜、胆管镜、膀胱镜、胸腔镜等）、活检钳、各种导管和其他已灭菌物品应每月进行检测，不得检出任何微生物。

3. 进入人体无菌组织、器官或接触破损皮肤、黏膜的医疗用品必须无菌。接触黏膜的医疗用品细菌总数不高于 20CFU/g 或 20CFU/100cm^2，不得检出致病微生物。接触皮肤的医疗用品细菌总数不高于 200CFU/g 或 20CFU/100cm^2，不得检出致病微生物。监测方法参照 GB 15982 – 1995 执行。

4. 血液净化系统必须每月进行检测，透析液检测样品应取自渗水输水管路的末端。细菌总数不得超过 200CFU/mL，并不得检出致病微生物。内毒素检测至少每 3 个月 1 次，要求细菌总数 <200CFU/mL，内毒素 <2EU/mL；采样部位同透析液检测。化学污染物情况至少每年测定 1 次，软水硬度及游离氯检测至少每周 1 次。当疑有透析液污染或遇有严重感染病例时，应增加检测采样点，如原水口、软化水出口、反渗水出口、透析液配液口等；当检测结果超过规定值时，必须采取适当处理措施，复查合格后方可再使用。

（二）消毒、灭菌方法的监测要求

1. 消毒质量的监测

（1）湿热消毒：应监测、记录每次消毒的温度与时间或 A_0 值。应每年检测清洗消毒器的主要性能参数。

（2）化学消毒：应根据消毒剂的种类特点，定期监测消毒剂的浓度、消毒时间和消毒时的温度，并记录，结果应符合该消毒剂的规定。

1）生物监测：消毒剂每季度检测一次，其细菌含量不得超过100CFU/mL，并不得检出致病性微生物；灭菌剂每月检测一次，不得检出任何微生物。

2）化学监测：根据化学消毒、灭菌剂的性能定期进行。含氯消毒剂、过氧乙酸等应每日检测，戊二醛每周检测至少一次。

（3）消毒效果监测：消毒后直接使用物品应每季度进行监测。每次检测3～5件有代表性的物品。

2. 灭菌质量的监测

（1）通用要求：对灭菌质量采用物理监测法、化学监测法和生物监测法进行，物理监测不合格的灭菌物品不得发放。包外化学监测不合格的灭菌物品不得发放，包内化学监测不合格的灭菌物品不得使用。生物监测不合格时，应尽快召回上次生物监测合格以来所有尚未使用的灭菌物品，重新处理；并应分析不合格的原因，改进后，生物监测连续三次合格后方可使用。灭菌置入型器械应每批次进行生物监测，生物监测合格后，方可发放。按照灭菌装载物品的种类，可选择具有代表性的PCD进行灭菌效果的监测。

（2）压力蒸汽灭菌的监测

1）物理监测法：每次灭菌应连续监测并记录灭菌时的温度、压力和时间等灭菌参数。温度波动范围在±3℃以内，时间满足最低灭菌时间的要求，同时应记录所有临界点的时间、温度与压力值，结果应符合灭菌的要求。

2）化学监测法：应进行包外、包内化学指示物监测。具体要求为灭菌包包外应有化学指示物，高度危险性物品包内应放置包内化学指示物，置于最难灭菌的部位。如果透过包装材料可直接观察包内化学指示物的颜色变化，则不必放置包外化学指示物。通过观察化学指示物颜色的变化，判定是否达到灭菌合格要求。采用快速压力蒸汽灭菌程序灭菌时，应直接将一片包内化学指示物置于待灭菌物品旁边进行化学监测。

3）生物监测法：应每周监测一次。紧急情况灭菌置入型器械时，可在生物PCD中加用5类化学指示物。5类化学指示物合格可作为提前放行的标志，生物监测的结果应及时通报使用部门。采用新的包装材料和方法进行灭菌时应进行生物监测。小型压力蒸汽灭菌器因一般无标准生物监测包，应选择灭菌器常用的、有代表性的灭菌包制作生物测试包或生物PCD，置于灭菌器最难灭菌的部位，且灭菌器应处于满载状态。生物测试包或生物PCD应侧放，体积大时可平放。采用快速压力蒸汽灭菌程序灭菌时，应直接将一支生物指示物，置于空载的灭菌器内，经一个灭菌周期后取出，在规定条件下培养，观察结果。

4）B－D试验：预真空（包括脉动真空）压力蒸汽灭菌器应每日开始灭菌运行前进行B－D测试，B－D测试合格后，灭菌器方可使用。B－D测试失败，应及时查找原因进行改进，监测合格后，灭菌器方可使用。

5）灭菌器新安装、移位和大修后的监测：应进行物理监测、化学监测和生物监测。物理监测、化学监测通过后，生物监测应空载连续监测三次，合格后灭菌器方可使用。对于小型压力蒸汽灭菌器，生物监测应满载连续监测三次，合格后灭菌器方可使用。预真空（包括脉动真空）压力蒸汽灭菌器应进行B－D测试并重复三次，连续监测合格后，灭菌器方可使用。

（3）干热灭菌的监测

1）物理监测法：每灭菌批次应进行物理监测。监测方法为将多点温度检测仪的多个探头分别放于灭菌器各层内、中、外各点，关好柜门，引出导线，由记录仪中观察温度上升与持续时间。温度在设定时间内均达到预置温度，则物理监测合格。

2）化学监测法：每一灭菌包外应使用包外化学指示物，每一灭菌包内应使用包内化学指示物，并置于最难灭菌的部位。对于未打包的物品，应使用一个或者多个包内化学指示物，放在待灭菌物品附近进行监测。经过一个灭菌周期后取出，据其颜色的改变判断是否达到灭菌要求。

3）生物监测法：应每周监测一次。

新安装、移位和大修后，应进行物理监测法、化学监测法和生物监测法监测（重复三次），监测合格后，灭菌器方可使用。

（4）低温灭菌的监测：低温灭菌方法包括环氧乙烷灭菌法、过氧化氢等离子灭菌法和低温甲醛蒸汽灭菌法等。

通用要求：新安装、移位、大修、灭菌失败、包装材料或被灭菌物品改变，应对灭菌效果进行重新评价，包括采用物理监测法、化学监测法和生物监测法进行监测（重复三次），监测合格后，灭菌器方可使用。

1）环氧乙烷灭菌的监测

物理监测法：每次灭菌应连续监测并记录灭菌时的温度、压力和时间等灭菌参数。

化学监测法：每个灭菌物品包外应使用包外化学指示物，作为灭菌过程的标志；每包内最难灭菌位置放置包内化学指示物，通过观察其颜色变化，判定其是否达到灭菌合格要求。

生物监测法：每灭菌批次应进行生物监测。

2）过氧化氢等离子灭菌的监测

物理监测法：每次灭菌应连续监测并记录每个灭菌周期的临界参数，如舱内压、温度、过氧化氢的浓度、电源输入和灭菌时间等灭菌参数。灭菌参数符合灭菌器的使用说明或操作手册的要求。

化学监测法：每个灭菌物品包外应使用包外化学指示物作为灭菌过程的标志；每包内最难灭菌位置放置包内化学指示物，通过观察其颜色变化，判定其是否达到灭菌合格要求。

生物监测法：应每天至少进行一次灭菌循环的生物监测，监测方法应符合国家的有关规定。

3）低温甲醛蒸汽灭菌的监测

物理监测法：每灭菌批次应进行物理监测。详细记录灭菌过程的参数，包括灭菌温度、湿度、压力与时间。

化学监测法：每个灭菌物品包外应使用包外化学指示物作为灭菌过程的标志；每包内最难灭菌位置放置包内化学指示物，通过观察其颜色变化，判定其是否达到灭菌合格要求。

生物监测法：应每周监测一次。

3. 紫外线消毒应进行日常监测、紫外线灯管照射强度监测和生物监测

（1）日常监测：包括灯管应用时间、照射累计时间和使用者签名。

（2）紫外线灯管照射强度监测：使用中的紫外线灯管照射强度监测应每半年进行一次，灯管照射强度低于 $70\mu W/cm^2$ 时应当更换；新灯管的照射强度，普通 30W 直管型紫外线灯不得低于 $90\mu W/cm^2$，30W 高强度紫外线灯不得低于 $180\mu W/cm^2$。

（3）生物监测：必要时进行。经照射消毒后的物品或空气中的自然菌减少率应在 90.00% 以上；人工染菌的杀灭率应达到 99.90%。

环境卫生学监测包括对空气、物体表面和医护人员手的卫生学监测。

（一）环境卫生学监测

医院应每月对手术室、重症监护病房（ICU）、产房、母婴室、新生儿病房、骨髓移植病房、血液病房、血液净化室、供应室无菌区、治疗室、换药室等重点部门进行环境卫生学监测。当有医院感染流行，怀疑与医院环境卫生学因素有关时，应及时进行监测。

监测方法参照 GB 15982 – 1995 执行。卫生学标准应符合 GB 15982 – 1995 4.1 "各类环境空气、物体表面、医护人员手卫生标准"的规定，如下文所示。

1. 细菌菌落总数　允许检出值见表 5 – 1。

表 5 – 1　各类环境空气、物体表面、医护人员手细菌菌落总数卫生标准

环境类别	范围	空气（CFU/m³）	物体表面（CFU/cm²）	医护人员手（CFU/cm²）
I	层流洁净手术室、层流洁净病房	≤10	≤5	≤5
II	普通手术室、产房、婴儿室、早产儿室、普通保护性隔离室、供应室无菌区、烧伤病房、重症监护病房	≤200	≤5	≤5
III	儿科病房、妇产科检查室、注射室、换药室、治疗室、供应室清洁区、急诊室、化验室、各类普通病房和房间	≤500	≤10	≤10
IV	传染病科及病房	—	≤15	≤15

2. 致病性微生物　不得检出乙型溶血性链球菌、金黄色葡萄球菌及其他致病性微生物。在可疑污染情况下进行相应指标的检测。母婴同室、早产儿室、婴儿室、新生儿及儿科病房的物体表面和医护人员手上，不得检出沙门菌。

（二）手卫生效果的监测

1. 监测要求　医疗机构应每季度对手术室、产房、导管室、层流洁净病房、骨髓移植病房、器官移植病房、重症监护病房、新生儿室、母婴室、血液透析病房、烧伤病房、感染疾病科、口腔科等部门工作的医务人员手进行消毒效果的监测；当怀疑医院感染暴发与医务人员手卫生有关时，应及时进行监测，并进行相应致病性微生物的检测。

2. 监测方法

（1）采样时间：在接触患者、进行诊疗活动前采样。

（2）采样方法：被检者五指并拢，用浸有含相应中和剂的无菌洗脱液浸湿的棉拭子在双手指腹面从指跟到指端往返涂擦 2 次，一只手涂擦面积约 30cm²，涂擦过程中同时转动棉拭子；将棉拭子接触操作者的部分剪去，投入 10mL 含相应中和剂的无菌洗脱液试管内，及时送检。

（3）检测方法：将采样管在混匀器上振荡 20 秒或用力振荡 80 次，用无菌吸管吸取 1.0mL 待检样品接种于灭菌平皿，每一样本接种 2 个平皿，平皿内加入已溶化的 45～48℃的营养琼脂 15～18mL，边倾注边摇匀，待琼脂凝固，置 36℃ ±1℃温箱培养 48 小时，计数菌落数。细菌菌落总数计算方法：

细菌菌落总数（CFU/cm²）＝平板上菌落数 × 稀释倍数/采样面积（cm²）

（4）手卫生合格的判断标准：细菌菌落总数符合如下要求。①卫生手消毒：监测的细菌菌落总数

应≤10CFU/cm^2。②外科手消毒：监测的细菌菌落总数应≤5CFU/cm^2。

（高　奕）

第三节　医院感染的预防与控制

一、概述

　　预防与控制医院感染，降低医院感染发病率，保证医疗质量，保障患者和医务人员安全，是医院感染管理的最终目的。医院感染预防、控制体系是个复杂管理系统，涉及医院的管理、医疗活动的组织、护理工作模式、药事管理，以及与临床检验、消毒供应、手术室、设备管理、后勤部门等有较密切的关系。具有涉及多环节、多领域、多学科的特点。医院感染的预防与控制是医疗机构及其所有工作人员共同的责任，医疗机构的各个部门和全体工作人员都必须为降低患者以及自身发生感染的危险性而通力合作。因此，医疗机构必须加强管理，有目标、有组织、有计划地针对导致医院感染的危险因素，科学实施控制活动，以达到减少医院感染和降低医院感染危险性的目的。

　　虽然医院感染不能够被消灭，但是通过控制感染源、切断传播途径、保护易感人群等措施，可以大大降低发生医院感染的危险性，有效预防和控制医院感染。美国医院感染控制效果研究（SENIC）结果表明，通过预防与控制措施的实施，1/3的医院感染是可以预防的。例如：在医院最为常见的泌尿道感染、手术部位感染、呼吸机相关肺炎、血管内导管相关性感染等医院感染，都与侵入性医疗器械或者侵入性操作有关，通过规范地实施无菌操作技术、保证侵入性医疗器械的灭菌以及限制插管留置时间等措施，可以有效地降低发生感染的风险。

　　医院感染管理应当以预防为主，不仅要对发生的感染及时予以诊断、控制，更要针对相关风险因素进行甄别和干预。例如：世界卫生组织将不同的患者群体对感染的易感性分为三个级别的危险层。侵入性诊疗操作及所使用的诊疗器具，暴露于体液、血液、分泌物等具有潜在感染危险的物质，患者的免疫力水平等都是发生医院感染的危险因素。由此看出，医院内具备危险因素的重点部门，如：重症监护病房、血液透析室、手术室等部门，是医院感染预防与控制的重点部门。关于医院感染的有效预防方面，世界卫生组织于1986年向全球推荐的五类措施包括：消毒、隔离、无菌操作、合理使用抗菌药物、监测并通过监测进行感染控制的效果评价。

二、医院感染预防与控制的主要内容

　　我国卫健委发布了一系列有关医院感染管理的法规性文件和技术规范，其中起到宏观指导作用的是《医院感染管理办法》和《医院管理评价指南（2008年版）》，医院应据此加强医院感染的预防与控制工作。

（一）《医院感染管理办法》中的要求

　　《医院感染管理办法》于2006年9月1日开始施行，其中第三章"预防与控制"进行了全面的规定。具体内容如下。

　　1. 医疗机构应当按照有关医院感染管理的规章制度和技术规范，加强医院感染的预防与控制工作。

　　2. 医疗机构应当按照《消毒管理办法》，严格执行医疗器械、器具的消毒工作技术规范，并达到以下要求：①进入人体组织、无菌器官的医疗器械、器具和物品必须达到灭菌水平。②接触皮肤、黏膜的医疗器械、器具和物品必须达到消毒水平。③各种用于注射、穿刺、采血等有创操作的医疗器具必须一用一灭菌。另外，医疗机构使用的消毒药械、一次性医疗器械和器具应当符合国家有关规定。一次性使用的医疗器械、器具不得重复使用。

3. 医疗机构应当制定具体措施，保证医务人员的手卫生、诊疗环境条件、无菌操作技术和职业卫生防护工作符合规定要求，对医院感染的危险因素进行控制。

4. 医疗机构应当严格执行隔离技术规范，根据病原体传播途径，采取相应的隔离措施。

5. 医疗机构应当制定医务人员职业卫生防护工作的具体措施，提供必要的防护物品，保障医务人员的职业健康。

6. 医疗机构应当严格按照《抗菌药物临床应用指导原则》，加强抗菌药物临床使用和耐药菌监测管理。

7. 医疗机构应当按照医院感染诊断标准及时诊断医院感染病例，建立有效的医院感染监测制度，分析医院感染的危险因素，并针对导致医院感染的危险因素，实施预防与控制措施。医疗机构应当及时发现医院感染病例和医院感染的暴发，分析感染源、感染途径，采取有效的处理和控制措施，积极救治患者。

8. 医疗机构经调查证实发生以下情形时，应当于 12 小时内向所在地的县级地方人民政府卫生行政部门报告，并同时向所在地疾病预防控制机构报告。所在地的县级地方人民政府卫生行政部门确认后，应当于 24 小时内逐级上报至省级人民政府卫生行政部门。省级人民政府卫生行政部门审核后，应当在 24 小时内上报至卫健委：①5 例以上医院感染暴发。②由于医院感染暴发直接导致患者死亡。③由于医院感染暴发导致 3 人以上人身损害后果。

9. 医疗机构发生以下情形时，应当按照《国家突发公共卫生事件相关信息报告管理工作规范（试行）》的要求进行报告：①10 例以上的医院感染暴发事件。②发生特殊病原体或者新发病原体的医院感染。③可能造成重大公共影响或者严重后果的医院感染。

10. 医疗机构发生的医院感染属于法定传染病的，应当按照《中华人民共和国传染病防治法》和《国家突发公共卫生事件应急预案》的规定进行报告和处理。

11. 医疗机构发生医院感染暴发时，所在地的疾病预防控制机构应当及时进行流行病学调查，查找感染源、感染途径、感染因素，采取控制措施，防止感染源的传播和感染范围的扩大。

12. 卫生行政部门接到报告，应当根据情况指导医疗机构进行医院感染的调查和控制工作，并可以组织提供相应的技术支持。

（二）《医院管理评价指南（2008 年版）》中的要求

卫健委发布的《医院管理评价指南（2008 年版）》中，"医院感染管理与持续改进"一节要求如下。

1. 根据国家有关的法律、法规，按照《医院感染管理办法》要求，制定并落实医院感染管理的各项规章制度。

2. 根据《医院感染管理办法》要求和医院功能任务，建立完善的医院感染管理组织体系。

3. 医院感染管理部门实行目标管理责任制，职责明确。

4. 医院的建筑布局、设施和工作流程符合医院感染控制要求。

5. 落实医院感染的病例监测、消毒灭菌监测、必要的环境卫生学监测和医院感染报告制度。

6. 加强对医院感染控制重点部门的管理，包括感染性疾病科、口腔科、手术室、重症监护室、新生儿病房、产房、内镜室、血液透析室、导管室、临床检验部门和消毒供应室等。

7. 加强对医院感染控制重点项目的管理，包括呼吸机相关性肺炎、血管内导管所致血行感染、留置导尿管所致尿路感染、手术部位感染、透析相关感染等。

8. 医务人员严格执行无菌技术操作、消毒隔离工作制度、手卫生规范、职业暴露防护制度。

9. 对消毒器械和一次性使用医疗器械、器具相关证明进行审核，按规定可以重复使用的医疗器械，实施严格的清洗、消毒或者灭菌，并进行效果监测。

10. 开展耐药菌株监测，指导合理选用抗菌药物。协助抗菌药物临床应用监测与管理。

11. 加强卫生安全防护工作，保障职工安全。

三、医院感染预防与控制的实施

医疗机构应当建立医院感染管理责任制，制定并落实医院感染管理的规章制度和工作规范、有关技术操作规范和工作标准，有效预防和控制医院感染。

（一）建立医院感染管理责任制

所有医疗机构均应建立预防和控制医院感染的责任制。我国从开始医院感染管理工作至今，大部分医疗机构均成立了医院感染管理组织，医院感染管理专业人员队伍也已形成，但由于各地区的差异、医疗机构级别的差异、管理者的水平差异，人们对此项工作的认识也存在较大差异。不少地方的工作仅靠少数医院感染管理专职人员，因此工作开展不深入，严重的医院感染事件屡有发生。

医院感染的预防与控制是个系统工程，需要全院统一协调的管理，领导重视是做好医院感染管理工作的前提，各职能部门的配合支持关系到医院感染控制系统是否能正常运转，专职人员的水平决定着医院感染管理工作的成效。为此，建立医院感染管理责任制就成为医疗机构在预防医院感染管理工作中组织管理的第一要素。在医院管理系统中，各级行政领导应各有分工，院长及主管副院长应当在管理中承担领导责任，医院感染管理委员会、医院感染管理部门及专兼职人员、其他部门也应各负其责。

《医院感染管理办法》规定，医院感染管理委员会由医院感染管理部门、医务部门、护理部门、临床科室、消毒供应室、手术室、临床检验部门、药事管理部门、设备管理部门、后勤管理部门及其他有关部门的主要负责人组成，主任委员由医院院长或者主管医疗工作的副院长担任。医院感染管理部门、分管部门及医院感染管理专（兼）职人员具体负责医院感染预防与控制方面的管理和业务工作。

（二）制定并落实医院感染管理的规章制度

制度是管理的基础与保证，医院感染管理工作更是如此。近年来，随着医院感染管理工作的深入开展，各地区在医院感染的预防与控制工作中均积累了丰富的经验，特别是在建章立制方面做了很多工作，各地区的医院感染管理规章与制度也在陆续完善，不少医院将医院感染管理制度装订成册，便于使用和查阅。但是，由于医院感染管理工作在我国开始时间不长，可借鉴的经验也有限，有些医院存在互相抄袭制度，只注重形式不注重内容的现象，也有些医院的医院感染管理制度与实际情况脱节，使制度表面化、形式化。为此，加强医院感染管理的制度建设是有效开展工作的保证。一般地，医院感染的管理规章制度应包括以下几个方面。

1. 医院感染管理制度 是根据国家相关的法规及规范，结合医院的具体情况，在医院感染管理方面建立制度。如：医院感染管理委员会的例会制度、医院感染管理相关部门及人员职责、医院感染管理质量考核制度、医院感染管理三级网络制度、医院感染管理监控制度等。

2. 医院感染防控工作制度　是根据医院感染管理制度结合各临床科室的具体情况就工作内容制定的制度。常用的制度包括医院感染知识培训制度、医院感染监测制度、医院感染暴发报告及处置管理制度、重点部门医院感染管理制度（ICU、感染疾病科病房、母婴室、新生儿病房、手术室、产房、消毒供应中心、内镜室、口腔科、输血科、血液透析室、检验科与实验室）、医院环境卫生制度、消毒灭菌与隔离制度、医务人员手卫生制度、消毒药械和一次性使用医疗用品管理制度、抗菌药物临床应用管理制度、医务人员职业卫生防护制度、医疗废物管理制度、传染病和突发公卫事件应急预案等。

（三）编写医院感染防控的标准操作规程并加强执行

1. 标准操作规程简介　标准操作规程（standard operation procedures，SOP）是企业界常用的一种作业方法，近年来被借鉴到其他广泛领域，在医院感染防控工作中也逐步得到应用。SOP 精髓是将细节进行量化，也就是对某一程序中的关键控制点和要求进行细化、量化和优化。SOP 是对一个过程进行描述的程序，是流程下面某个程序中关于控制点如何来规范的程序。SOP 是一种标准的作业程序，是操作层面的程序。如果结合 ISO 9000 体系的标准，SOP 属于三级文件，即作业性文件。所谓标准，在这里有最优化的概念，即不是随便写出来的操作程序都可以称作 SOP，而一定是经过不断实践总结出来的在当前条件下可以实现的最优化的操作程序设计。就是尽可能地将相关操作步骤进行细化、量化和优化，细化、量化和优化的度就是在正常条件下大家都能理解又不会产生歧义。同时，从宏观层次上讲，SOP 也是一个体系；尤其从管理角度来看，SOP 不可能只是单个的，必然是一个整体和体系。

SOP 的优点在于，一是按规程执行可以避免操作人员的主观随意性，减少不必要的无效劳动，实现规范管理；二是将工作过程以流程的形式分解为一系列具体的步骤，使整个工作流程透明化，实现有效监督；三是流程可以把个体的智慧以流程的形式记录下来，写出具体的步骤，在其他人员学习和执行的过程中，使个体智慧变为集体智慧；四是流程使复杂的问题简单化，变得容易执行，可操作性强，从而提高工作人员的执行力。

2. 与医院感染预防与控制相关的标准操作规程　具体到医院感染预防与控制，应根据国家发布的与医院感染管理相关的法律、法规、规范、标准、指南，依据预防与控制医院感染的原则和医院感染管理制度，结合具体的工作过程，制定相应的标准操作规程。

与医院感染预防与控制相关的标准操作规程包括以下方面：医院感染预防与控制基本方法的标准操作规程、重点部位医院感染预防与控制的标准操作规程、重点部门医院感染预防与控制的标准操作规程、医院感染病例监测的标准操作规程、医院感染暴发与处置的标准操作规程、职业防护与生物安全的标准操作规程、临床微生物检验标本采集与运送的标准操作规程、抗菌药物临床应用管理的标准操作规程、耐药菌监测与防控的标准操作规程、消毒药械和一次性使用医疗器械器具管理的标准操作规程、医院环境清洁消毒与监测的标准操作规程、医疗废物与污水管理的标准操作规程等。

（四）持续质量改进

持续质量改进（continuous quality improvement，CQI）是基于全面质量管理（total quality management，TQM），强调"保证高质量服务过程的管理过程"和"质量改进程序或过程"的现代管理的先进方法。医院感染是医学发展的必然产物，只要有医疗活动，医院感染就不可能完全避免，医院感染管理就是要将人为因素或者医源性因素降低到可以接受的水平或是最大限度地控制它的发生。为此，需要我们通过有效的监测，不断寻找易感因素、易感环节、易感染部位，采取有效的干预措施，这就是持续质量改进的过程。

1. 医院管理持续质量改进（CQI）的基本原理

（1）CQI 的含义：是以系统论为理论基础，要求在全面质量管理基础上，以患者需求为动力，对医疗服务系统进行持续的针对具体过程问题的资料收集、系统检测和质量评估方法进行 CQI，从而提高质量。更注重过程管理和提高服务环节质量，强调人人参与质量控制活动、顾客价值以及管理模式的改变，以提高医疗服务质量，降低医疗成本。

（2）CQI 基本观点：①过程管理及改进使医疗服务得以满足消费者的需要。②质量改进必然会导致减少医疗资源浪费，以达到降低医疗成本的最终目的。③质量改进则是一种持续性的研究，探索更有效的方法，使质量达到更优、更高标准。

（3）CQI 基本原则：满足顾客需求，并超过他们的期望；通过消除错误及浪费达到产品的持续改进；通过加强培训，促使每个员工参加到 CQI 过程中来；对各种操作过程的测评必须对照最佳效益来掌握如何改进，在什么环节上改进；每一道程序从最开始以及任何时间都要保持高质量；在 CQI 中必须紧密地与服务供应者及消费者密切配合；组建各类人员参与的 CQI 小组来引入上述观点到质量改进活动中去。

（4）CQI 顾客概念：在医疗服务领域，医院管理者和医护人员为内部顾客，而传统的顾客（患者）则为外部顾客。质量提高的内在动力就在于正确地理解顾客概念并满足其需要。顾客需要是相同的，即高质量的产品和服务、快捷的服务程序以及合理的价格。

（5）完成 CQI 的 10 个步骤。明确任务，设计方案，选定提高和评估的重点；划定范围和提出解决步骤；明确感染控制 CQI 的重要方面；确定指标；建立评价标准，选择标准评价模式；明确推荐指标的来源和资料收集方式，并收集整理资料；确定评价时机、重点反馈信息、评估重点，进行评价；CQI 小组提出建议或（和）采取行动；评定效果和保证质量提高的连续性，A. 评价质量是否得到提高。B. 假如没有，采取新的行动方案，重复 A 和 B，直到提高得以实现和维持，持续监测，周期性评价监测重点；质量改进措施、结果的汇报、交流、传播及信息反馈。

（6）CQI 的特点：①目的性。以患者为中心，满足患者一切必要的、合理的需求。②持续性。CQI 要求不断进取、创新，才能不断满足患者的需求。③主动性。CQI 要在工作中找问题，而不是让问题等改进。④全过程性。CQI 注重过程管理、环节质量控制，要全过程满足患者的需求。⑤竞争性。改进就是竞争。只有不断改进，才能保持竞争优势。⑥创新性。改进不等于创新，是创新的基础。CQI 是从渐进的日常持续改进，直至战略突破性项目的改进（创新）。⑦效益性。CQI 的最终衡量标准是看效益，是否实现高质量、高患者满意率、高经济效益。

（7）CQI 的意义：①对质量提出的新要求是质量改进的最直接动力之一。来自患者、社会公众、国家政府、医疗保险部门和医院自身的高质量需求都要求医院必须持续不断地进行 CQI。它是适应日益激烈市场竞争的有力武器，是达到未来超严质量要求的重要手段。CQI 帮助我们不断寻求过程中的不良因素，不断关注顾客（内部、外部）需要，通过过程的、持续的、预防性的管理和改进，持续不断提高医院质量。②医院未来发展的重要举措。在日益激烈的国内外医疗市场竞争环境中，医院竞争就说到底是质量的竞争，进行医院 CQI，探索更有效的方法，使医院质量达到更优、更高标准，是新时期医院质量管理发展的重点，也将成为未来医院发展的重要举措。CQI 已成为现代质量管理的精髓和核心，不管是全面质量管理（TQM），还是 ISO 9000 标准都把 CQI 作为永恒的目标。③医院管理评价的需要。

《医院管理评价指南（试行）》要求在进行医院管理评价时，坚持"以患者为中心"，把持续改进医疗质量和保障医疗安全作为医院管理的核心内容，并对医院感染管理的 CQI 做了明确的规定。国际上公认医院评审制度能推动医院 CQI。医院在申请评审前先要进行自我评估，能自我发现问题及时改进。评审能促进医院员工参与质量保证，评审是 CQI 的推动力。

2. 医院感染管理质量持续改进的实施

（1）成立医院感染管理科的 CQI 小组，根据医院感染管理方面的法律、法规、规章及技术规范、标准，负责制定医院感染管理质量改进的方案和制度，并负责方案和规章制度的执行、监督、检查、指导和评价。通过不断评价措施效果并及时提出新的方案，使系统质量循环上升。

（2）针对感染监控每一个过程，要求人人参与，包括医院管理者、医务工作者、患者、患者家属乃至社会，使之全面了解感染监控系统的计划、任务、目标和进程，使每个成员都以一种高度负责的态度，关注操作过程中的每一环节，及时有效地去发现影响感染管理质量的问题，并积极参与解决问题，确保感染管理的 CQI。医院感染管理的目的不仅是防止患者间的交叉感染，同时也要防止工作人员的职业暴露。只有患者的积极配合与医务人员积极参与感染控制过程的能动性充分发挥，才能实现医院感染管理质量的不断提高。

（3）CQI 方法的选择依据：实施医院感染 CQI 方案需要有科学方法指导，需要采取统一的标准以区别应该处理的问题以及明确处理顺序，才能有助于抓住医院感染问题根源，找到解决问题的最佳途径；也有助于保持医院感染制度的长期贯彻。持续的资料收集和质量评估是 CQI 基本措施，也是医院感染管理 CQI 的关键。

1）资料收集与使用：信息是质量改进的基础和源泉。必须要明确推荐指标的来源和资料收集方式和途径，从对医院感染病例、医院卫生学、消毒、灭菌效果、微生物耐药性等医院感染相关危险因素进行监测的结果，医院感染管理质量监督、检查、考核、评审的结果，患者满意度调查、感染暴发事件、患者的抱怨中获得信息。综合分析找出感染管理中的重点问题、急需改进的问题，为感染管理 CQI 提出课题，并寻求最佳解决方案，制定改正措施和组织实施。经过一段时间的改进后，再次评估，对照、分析存在问题是否得到有益改进，有无出现新的问题等。如此循环往复，扎扎实实地提高医院感染的管理水平。

在实际操作中，应注意解决与医院感染持续质量改进相关信息处理的关键问题。①医院感染管理要素提取：根据 CQI 基本原理，将医院感染按管理功能分类，选择质量控制点，细化控制要素，进行数据采集。②医院感染危险因素回顾性及前瞻性研究：对医院历史资料进行回顾性统计分析，进行医院感染的危险因素多变量分析、医院感染诊断专家判断试验和医院感染预测分析，在医院内外科分别选择几个临床科室作为研究现场，按照研究建立的医院感染管理流程进行前瞻性队列调查研究，并以其他未实施试验科室的结果作为对照进行相应的统计分析，证实医院感染的管理要素。③建立医院感染预测、报警数学模型：采用 logistic 回归分析、判别分析建立数学模型，用统计学中的诊断试验评价方法对模型进行优化和评估，并拟合计算程序的数学模型。④医院感染管理信息系统软件设计与编程：建立医院信息系统（HIS）与本系统数学模型所需要数据源格式要求的数据软件接口，性能指标达到系统的要求。所建立数学模型软件的实现，主要包括：批量数据导入、外部数据录入、参数调整以及结果输出等功能。采用 HIS 的客户/服务器模式平台，设计与系统功能符合的系统环境。

2）质量评估：采用指标评价法确定评价指标，CQI 提出了医疗服务的 9 项评价指标，服务水平、适宜性、持续性、有效性、效果、效率、患者满意度、安全性、及时性。《指南》中与医院感染管理相关指标：①法定传染病报告率。②无菌手术切口感染率。③医院感染率。④医院感染漏报率。⑤医疗器械消毒灭菌合格率。另外，要根据各单位的具体情况制定适合自己实际需要的各种指标，进行客观评价，并逐渐根据情况修改指标值，以达到CQI。

3）将监督检查变成提高质量的催化剂：感染管理人员进行监督检查时，要避免成为"挑问题者"，要以服务者的心态，消除自己与医护人员之间的隔阂和对立。①让感染管理人员与医护人员一起参加有关培训，彼此更好地理解对方。②让感染管理人员成为科室质量小组的一部分，更多地了解科室情况。③提高自己的沟通技巧。

（4）过程管理：医院感染管理与其他管理一样，也是通过过程来完成的。首先要依据感染管理CQI小组制定的目标和要求识别感染管理质量控制过程，包括感染管理过程的输入和输出、感染管理过程的顺序和相互作用、过程所需的文件和资源、感染管理过程的观察和监测等，通过感染管理过程实施、观察和监测，发现问题，采取新的控制措施，实现感染管理过程的持续改进。感染管理的过程管理不仅关注每个过程的策划和实施，还必须对感染管理过程进行检查和处置即改进。

1）流程分析与优化：找出已经觉察到的感染管理问题或潜在的问题，进行分析讨论，找出解决或优化的方法并切实地实施，不断收集反馈，进行总结，提出新方案，这样循环向前，从而减少问题，优化流程，提高效率，完善质量。具体要求：①所有相关人员的积极参与。②始终抱着"客户满意"的理念。③团队精神，紧密合作。④有科学的步骤和方法。⑤有良好的组织。

2）FADE法：实现CQI有许多方法，FADE只是其中之一，即选择重点（focus）、分析（analyses）、提出（developed）和实施（execute），从医院感染的各个环节、各类疾病、各种人群入手，围绕医院的内部结构、技术、设备、资金等因素以及医疗过程的要素，进行逐层、逐项分解，寻找医院感染的影响因素和制约因素，探讨最佳管理方法和技术手段，进行目标性的感染控制。按FADE进行医院感染管理过程的改进是CQI的重点。

3）PDCA循环：PDCA循环是全面质量管理所应遵循的科学程序。全面质量管理活动的全部过程，就是质量计划的制订和组织实现的过程，这个过程就是按照PDCA循环，不停顿地周而复始地运转的。全面质量管理活动的运转，离不开管理循环的转动，这就是说，改进与解决质量问题，赶超先进水平的各项工作，都要运用PDCA循环的科学程序。不论提高产品质量，还是减少不合格品，都要先提出目标，即质量提高到什么程度，不合格品率降低多少，就要有个计划；这个计划不仅包括目标，而且也包括实现这个目标需要采取的措施；计划制定之后，就要按照计划进行检查，看是否达实现了预期效果，有没有达到预期的目标；通过检查找出问题和原因；最后就要进行处理，将经验和教训制定成标准、形成制度。PDCA循环作为全面质量管理体系运转的基本方法，其实施需要搜集大量数据资料，并综合运用各种管理技术和方法。医院感染管理的CQI也需要PDCA循环的过程。

4）其他管理方法：利用职责明确法、过程管理法、顾客满意法、风险管理与缺陷管理、医疗需求与循证医学、临床路径等技术方法进行医院感染管理持续质量改进，也包括导入ISO 9001：2000质量管理体系进行医院感染管理。

（5）争取领导的重视和支持：CQI思想不能仅限于管理者，但依赖管理者的支持，实现CQI领导重视是关键。要经常将CQI的过程和成效与领导汇报和沟通，以确保管理者的支持及改进工作能够继续。

（6）教育与培训：感染管理人员不仅要对医院各类人员进行预防和控制感染的知识培训，包括岗前培训和教育培训，还要根据CQI要求，进行全员培训，使每个医务人员树立顾客满意的思想，进行换位思考，对服务质量缺陷进行查找，以满足顾客的需求。鼓励大家要将每个人都作为自己的一个重要顾客，想方设法使其满意，感受得到满意服务的欣喜。患者的教育及参与医疗活动有助于保证医疗质量。患者不仅应了解自己的病情，而且对将采取的治疗方法有选择权。如告之医护人员应该何时洗手以避免交叉感染，请患者来监督以改进医护人员的洗手依从性。

3. 医院感染管理持续质量改进的重点方面及应注意的问题

（1）建立制度：认真贯彻医院感染管理方面的法律、法规、规章及技术规范、标准，根据相关法规，制定适合本医院实际的感染管理预防和控制的规章制度，并积极组织监督、检查和指导。

（2）合理建筑布局：医院感染管理专职人员必须履行审核医院医疗用房的职责。根据预防医院感染和卫生学要求，对医院的建筑设计、布局、重点科室建设及改扩建的基本标准、基本设施和工作流程提出改进意见。医院建筑应当符合《综合医院建筑设计规范》，严格掌握人流、物流、水流、气流的流向是否合理，医疗废物及污水处理符合有关规定。从建筑设计开始，排除易引起交叉感染的隐患。

（3）感染性疾病监测与报告：落实感染性疾病病例、暴发事件、重大疫情的监测、调查分析和报告制度，研究并制定医院发生医院感染暴发及出现传染病或特殊病原体感染病例等事件的应急监控和现场处置方案，提出控制措施并指导实施。及时追踪国内外传染病疫情和医院感染暴发事件，并提出预警方案。及时向主管领导和医院感染管理委员会上报传染病疫情和医院感染控制的动态，并向全院通报。

（4）医院感染危险因素监测：以目标监测为主，针对医院感染病例、医院卫生学、消毒、灭菌效果、耐药菌株等医院感染相关危险因素进行监测、分析和反馈，针对发现的问题提出改进措施，并指导实施。做好重点部门的空气质量监测和督查（发热门诊、隔离病房、层流病房、层流手术间、负压病房等）。

（5）一次性医疗用品的监督：按照《医院感染管理办法》的规定，对购入消毒药械、一次性使用医疗、卫生用品进行审核，对其储存、使用及用后处理进行监督。

（6）职业安全防护：指导医务人员预防职业暴露，做好职业卫生安全防护，建立标准预防的观念，特别是预防呼吸道传染病，以及针对医务人员锐器伤所引起的血源性感染。制定职业暴露事件的紧急处置程序、方法、上报、记录及治疗方案，提供心理指导等，确保有效的防治措施及时应用，最大限度地保护医务人员。

（7）无菌观念：感染管理人员要对医务人员进行监督和指导，使其严格执行无菌技术操作、消毒隔离技术、手部卫生等。感染患者与非感染患者分开，特殊患者单独安置。追踪消毒隔离的新技术，及时改进技术方法。

（8）加强重点科室的监测与控制，推行精细化管理：包括感染性疾病科、急诊科、口腔科、输血科、重症监护室、新生儿病房、产房、手术室、消毒供应室、内镜室、血液透析室、导管室、临床检验部门和营养室、洗衣房等。

感染性疾病科和发热门诊：①严格执行传染病防治的法律、法规、规章，并组织实施，有效预防和控制传染病的传播和医源性感染。②有专人负责传染病疫情网络直报工作。③感染性疾病科或传染病科和发热门诊建设布局合理，气体流向合理、三区两带分区明确，定期进行消毒隔离防护督查，发现问题及时处理。④定期对工作人员进行传染病防治知识和技能的培训。

手术室：手术感染的因素很多，主要是指术中的接触传播和空气浮游菌通过各种途径降落于手术创面而引起的感染。手术室的合理布局及功能区域的划分，保证手术设备、医疗器具、术者穿戴用具、接送患者车辆、室内空气的洁净度，以及做好无菌操作、皮肤消毒、麻醉处理和正确使用抗生素。手术室与中心供应室工作流程合理，符合预防和控制医院感染的要求。

消毒供应室：除布局合理等因素外，按规定可以重复使用的医疗器械，应当进行严格的消毒或者灭菌，要使重复使用的医疗器械消毒或灭菌成功，消毒前的清洁非常重要。为了保证清洗质量，采取多酶清洗正逐渐开展，特别强调复杂医疗器械的手工清洗，供应室操作质量全过程监控与追溯系统应广泛采用。

重症监护室：ICU 的特殊环境、收治的特殊对象和经常采用的特殊诊疗操作，构成医院感染的众多危险因素。其中只有环境因素和诊疗操作中易于导致污染和感染的环节可以干预。①环境因素：墙壁质地、洗手设施、通风与净化、布局分区合理、病床足够的空间等。②诊疗操作：工作流程合理、严格无菌操作、清洁与污染物处理、各种治疗器械定期消毒、环境的终末消毒等。定期研究感染情况，及时制定各种预防措施，并定期检查执行情况。工作人员的洗手非常重要。③建立监测制度：发病情况、微生物监测、污染源调查、抗生素使用监测等到目标监测，密切关注下呼吸道感染、泌尿道感染、腹部感染、伤口感染和血源性感染，特别是呼吸机相关性肺炎、血管留置导管相关性菌血症等。

新生儿病房和产房：新生儿免疫功能低下，生存环境的巨变，新生儿医院感染的危机与婴儿出生体重不足呈线性关系。母亲的许多疾病也可对新生儿造成威胁。国内主要是金黄色葡萄球菌感染。婴儿室的科学设计和合理布局对控制医院感染至关重要，并保证洁净的空气、充足的阳光和安静的环境。建立新生儿重症监护病房（NICU）。严格感染控制措施，限制人员流动等。

内镜室：严格落实《内镜清洗消毒操作技术规范》，注重内镜使用后的擦拭、水洗、多酶洗液浸泡清洗、漂洗、消毒和冲洗各环节的监测、记录和过程管理，注意人为因素对内镜清洗消毒质量的影响。

血液透析室：应设置在清洁、安静区域，定期对血液透析机进行消毒和监测，设置传染病患者隔离血液净化间，固定床位、专机透析。

临床检验科及实验室：落实《病原微生物实验室生物安全管理条例》规定，严格分区布局，符合医院感染控制和生物安全要求，加强流程管理，对所有临床标本视为具有传染性物质，加强感染预防和无害化处理。

（五）医院感染暴发的控制

医院感染暴发是指在医疗机构或其科室的患者中，短时间内发生 3 例以上同种同源感染病例的现象。《医院感染管理办法》第二十一条规定：医疗机构发生医院感染暴发时，所在地的疾病预防控制机构应当及时进行流行病学调查，查找感染源、感染途径、感染因素，采取控制措施，防止感染源的传播和感染范围的扩大。

流行病学调查指对医院感染病例在人群中的分布及其感染因素进行调查研究并提出预防控制措施对策。即通过查明感染源、感染途径、感染因素来采取相应的预防控制措施，防止疫情的进一步蔓延。疾病预防控制机构接到当地医疗机构医院感染暴发的报告后，应当及时进行流行病学调查。

疾控机构人员到达现场后，应尽快确定流行病学调查计划并按照计划开展调查。对医院感染暴发在人群中的发病情况、分布特点进行调查分析，分析暴发的原因，及时采取有效的处理措施，并向当地卫生行政部门和上级疾病预防控制机构通报情况。具体的步骤如下。

1. 证实医院感染暴发的发生　对怀疑患有同类感染的病例进行确诊，建立可行的诊断标准。注意避免因诊断标准失误将会夸大疫情或遗漏病例。病例可分为"确诊""假定""可疑"等不同等级，"原发"和"二代"等不同水平。计算其罹患率，若罹患率显著高于该科室或病房历年医院感染一般发病率水平，则证实有暴发。

2. 分析调查资料　计算各种罹患率，对病例的科室分布、人群分布和时间分布进行描述；通过实验室资料分析，初步确定病原类型，计算人群感染率、隐性感染和显性感染所占的比重，评价危险人群的免疫水平。

3. 查找感染源　对患者、接触者、可疑传染源、环境、物品、医务人员及陪护人员等进行病原学检查。视医院感染疾病的特点，可选择患者、接触者、医务人员和陪护人员的各种分泌物、血液、体液、排泄物和组织为标本，同时还应对有关环境和物品等采样。有时病原体的分离有很大的困难，可以通过 PCR、生物芯片技术和血清学检查方法查找感染源。病原体的分离、鉴定对于确定暴发原因具有重要意义，有助于找到针对性的防治和控制措施。通过各种病原学、血清学检查仍然不能确定感染源时可以采用通过综合性分析初步确定几个可能的感染源。

4. 分析引起感染因素　对感染患者及相关人群进行详细流行病学调查。调查感染患者及周围人群发病情况、分布特点并进行分析，根据疾病的特点分析可能的感染途径，对感染患者、疑似患者、病原携带者及其密切接触者进行追踪调查，确定感染途径。

5. 采取控制措施　控制措施包括：①对患者和疑似患者应积极进行治疗，必要时进行隔离。②控制感染途径。在确定感染暴发的感染途径如空气传播、经水或食物传播、经接触传播、生物媒介传播、血液及血制品传播、输液制品传播、药品及药液传播、诊疗器械传播和一次性使用无菌医疗用品传播后采取相应的控制措施。对感染源污染的环境必须采取有效的措施，进行正确的消毒处理，去除和杀灭病原体。肠道感染病通过粪便等污染环境，因此应加强被污染物品和周围环境的消毒；呼吸道感染病通过痰和呼出的空气污染环境，通风和空气消毒至关重要；而杀虫是防止虫媒传染病传播的有效途径。③必要时对易感患者隔离治疗，甚至暂停接收新患者。有条件时可以考虑对易感患者采取必要的个人防护技术。

6. 在调查处理结束后，应及时总结经验教训，制定该医院今后的防范措施，必要时疾病控制机构要考虑其他医院有无类似情况，全面采取控制措施。调查结束后应尽快将调查处理过程整理成书面材料，记录暴发经过，调查步骤和所采取的控制措施及其效果，并分析此次调查的得失。

应当注意，流行病学调查和医院感染暴发的控制自始至终是同步进行的。随着调查不断获得新的发现，及时调整控制措施。最终通过管理感染源，切断感染途径，保护易感人群达到控制医院感染暴发的目的。对于一些无法及时明确感染源、感染途径和感染因素的医院感染，也应根据暴发的特征当机立断采取可靠的控制措施。

四、医院感染预防与控制的效果评估

医院感染管理的制度是否落实、管理措施是否有效，必须对预防和控制的效果进行评价。因此，各级医院感染管理部门应当能够定期对所制定的医院感染管理制度、所采取的控制措施、开展的监测方法、医院感染知识培训等工作，进行效果评估，以便于及时改进工作，避免无效工作。近年来，国家和地方各级卫生行政部门以及各级各类医疗机构都对医院感染管理质量加大了考核评价力度。

（一）医院感染管理质量控制的机构与组织

1. 县级以上地方人民政府卫生行政部门　《医院感染管理办法》第五章"监督管理"规定：县级以上地方人民政府卫生行政部门应当按照有关法律法规和本办法的规定，对所辖区域的医疗机构进行监督检查。对医疗机构监督检查的主要内容是：

（1）医院感染管理的规章制度及落实情况。

（2）针对医院感染危险因素的各项工作和控制措施。

（3）消毒灭菌与隔离、医疗废物管理及医务人员职业卫生防护工作状况。

（4）医院感染病例和医院感染暴发的监测工作情况。

（5）现场检查。

2. 医院感染管理质量控制中心　国内大部分省份（如北京、上海、天津、重庆、福建、浙江、辽宁等）在 2002 年前后，相继成立了"医院感染管理质量控制中心"，其隶属于各省市卫生厅、局医政处，进行行业内的质量控制。几年来的实践证明，质量控制中心成为卫生行政部门的有力"抓手"和得力"助手"。在应对医院感染应急事件、落实卫健委检查要求、保障医患安全提高医疗质量、促进医院感染管理事业进步等方面起到了非常大的作用。卫健委组织的历次医院管理检查中，负责医院感染管理方面检查的专家均来自各省质量控制中心。全军医院感染管理质量控制中心也于 2010 年成立。

医院感染管理质量控制中心主要职能和工作如下（摘自湖南省医院感染管理质量控制中心文件并作调整）：

（1）在卫生厅医政处的直接领导下，结合本省实际情况，进行医院感染管理的策略研究，提供咨询意见。

（2）根据国家有关医院感染管理的政策法规和规章制度，制定全省医院感染管理质量控制的指标体系、控制标准和评价方法。

（3）对全省医院感染管理情况进行督促检查和考核评价。

（4）对全省医院感染的质量管理情况组织交流，接受各医院的咨询，帮助指导全省各级医院的质量管理工作。

（5）协助对本省发生的医院感染事件进行调查、分析，提出处理建议；制订突发医院感染暴发流行处理预案，担负应急处理任务。

（6）对本省医院感染管理的相关课题进行研究；对将引入的新技术、新方法进行医院感染质量控制的论证，提出引入标准。

（7）对全省医院感染专职人员和相关人员进行必要的专业技术培训。

（8）建设健全本省医院感染监控网络，收集分析资料，为制定措施提供依据。

（9）完成省卫生厅医政处交给的其他相关任务。

3. 医院范围内的医院感染管理质量控制组织　《医院感染管理办法》规定医院感染管理委员会的职责之一是研究并确定本医院的医院感染管理工作计划，并对计划的实施进行考核和评价；规定医院感染管理部门对有关预防和控制医院感染管理规章制度的落实情况进行检查和指导。实际实施过程中以后者为主。

（二）医院感染管理质量考核评价标准

根据国家发布的与医院感染管理相关的法律、法规、规范、标准、指南，借鉴国际成功的经验，卫健委于 2006 年组织相关专家编写了《医院感染控制质量管理评价标准（征求意见稿）》，各级卫生行政部门、各省医院感染管理质量控制中心和医院编写了不同层面的《医院感染管理质量考核评价标准》，逐步形成了医院感染管理质量控制体系。考评标准一般包括质控项目（即考评内容，含标准值）、考评方法、评分方法（包括分值与扣分值、统计分析）等。

《医院管理评价指南（2008年版）》中规定了与医院感染防控相关的三级综合医院评价指标参考值：①法定传染病报告率100%。②清洁手术切口甲级愈合率≥97%。③清洁手术切口感染率≤1.5%。④医院感染现患率≤10%。⑤医院感染现患调查实查率≥96%。⑥医疗器械消毒灭菌合格率100%。

（三）医院感染管理质量考核评价的实施

1. 现场检查 由医院感染管理专业人员组成检查组，制作统一的现场考评表，经过集中培训后到现场进行检查、考评。包括实地查看（文件资料、设施设备、布局流程、演练操作等）、询问相关人员（防控知识、技术方法等）。可携带考评表，检查的同时即时评分，再统一汇总、分析。此方法的优点是结果客观，真实可靠，能够实现边检查边督导，易于实现质量改进；缺点是耗费人力和时间。

2. 问卷调查与远程上报 属于被动考评方法。根据医院感染管理质量考核评价标准，设计科学合理的问卷（或考卷）、制作方便实用的调查软件，对相关医院或科室进行定向发放，回收后进行统计、分析，也可得到相应的考评结果。相对现场检查，此方法的优点是节省人力和时间，缺点是主观影响因素较大，结果欠客观，无法实现及时督导、及时改进。

（周　刚）

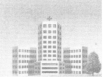

第六章 医院信息管理

当前，我国大部分的医院都实行了信息化管理，医院在信息化管理中也积累了较丰富的经验。医院信息化管理系统是医院走向现代化管理的必然途径，医院的信息化管理系统应用水平直接决定着医院的管理水平。本文围绕医院信息化建设的历史发展沿革、医院管理与医院信息化的关系、电子病历、医院数据资源利用、远程医疗和互联网医疗、医院信息化发展趋势展望几个方面展开阐述。

第一节 医院信息化概述

一、概念

（一）相关概念

1. 医院信息化　信息化一般是指利用信息技术和手段，对数据的采集、传输、存储和分析过程进行管理，从而促进信息交流和知识共享的过程。而医院信息化，则是在特定的医院场景中，围绕医院的战略目标和职能定位，根据医院业务和管理需要，通过相关信息系统和平台的建设，保障医疗质量和安全，提高医院运营效率，促进医院精细化管理的过程。随着医院服务外延的不断扩展，远程医学、互联网医疗、患者服务体系建设也需要信息化的支撑。

2. 电子病历　医院信息化建设的核心是电子病历建设。狭义的电子病历是指电子化的各类医疗文书。广义的电子病历是指医务人员在医疗活动过程中，通过医院信息新系统生产的文字、符号、图表、图形、数据、影像等数字化信息，并能实现存储、管理、传输和重现的医疗记录，是病历的一种记录形式。

3. 医院信息系统　医院信息系统（HIS），是指利用计算机软硬件技术、网络通信技术等现代化手段，对医院及其所属各部门的人、财、物进行综合管理，对在医疗活动各阶段产生的数据进行采集、存储、处理、传输、汇总和加工生成各种信息，从而为医院的整体运行提供全面的、自动化的管理及各种服务的系统，以满足所有授权用户的功能需求。

医院信息系统有多种分类方法，一种较为普遍应用的分类如下。

（1）医院管理信息系统

1）资源管理系统（HRP）：包括人事管理、财务管理、后勤管理、药库管理、设备管理、OA 管理等系统。

2）医疗管理系统：包括医疗质控管理、护理管理、病历管理、院感管理、药事管理等系统。

3）管理决策支持系统（MDSS）。

4）各类辅助系统：包括科研管理系统、教学管理系统等。

（2）临床信息系统（CIS）

1）医生工作站系统。

2）护理工作站系统。

3）医技工作站系统。

4）辅助科室工作站系统，如消毒供应中心、洗浆房、营养膳食中心等系统。

5）临床决策支持系统（CDSS）：三个核心部分是人机交互、逻辑推理、知识库。智能决策支持系统（IDSS）是今后临床决策支持系统发展的方向。

4. 医院信息平台　医院信息平台是以患者电子病历的信息采集、存储和集中管理为基础，连接临床信息系统和管理信息系统的医疗信息共享和业务协作平台，是医院不同业务系统之间实现统一集成、资源整合和高效运转的基础和载体。主要包括以下功能组件：①注册服务。②电子病历与临床数据中心存储。③电子病历浏览器。④医院业务协同支撑服务。⑤医院信息交换层。

2012 年，原卫生部发布了《基于电子病历的医院信息平台建设技术解决方案（1.0 版）》，为医院的信息平台建设提供了可行的技术方案。

5. 医院数据集成平台　基于 HL7/DICOM/CDA 等交换标准和 LOINC/SNOMED CT/ATC 等术语标准，采用消息队列（MQ）的技术手段，将所有医疗信息系统数据集成形成统一的数据平台，构建以患者为中心的临床数据存储库和以管理为中心的管理数据存储库，通过数据分析和挖掘技术建立丰富的医学知识库，协助医务人员和管理人员在系统平台上随时访问所需数据，及时有效地做出判断和决策。

（二）医院信息化的意义和作用

医院信息化的核心是利用信息化的技术和手段；改变数据采集、传输、存储、分析和利用的形式，从而实现医院生产方式的改变。通过信息化，促进信息的传递和知识的共享，通过拓展业务工作模式、优化工作流程、提高工作质量效率、提升医院服务水平和最大化资源效益，实现医院生产力的变革。这些变革为医院构建一个高效的运行平台，营造科学合理的运行环境，受益者是患者、员工和团队。

医院不断发展的管理需求，推动着医院信息化的建设与发展，医院信息化在提高医院服务质量与效率、提升医院管理水平、促进医学研究与医疗技术发展等各个方面都将发挥积极的作用，良好的信息化建设与应用水平是现代化医院的标志之一。

二、医院信息化现状和发展历程

（一）医院信息化现状

当前，部分发展较快的医院信息化已经进入以电子病历为核心的医院信息平台建设阶段。这部分医院建成了或部分建成了医院各业务临床信息系统，为了更好地实现信息的传递和知识的共享，医院信息平台的建设显得尤为重要。

（二）医院信息化发展历程和趋势

我国医院信息化建设与应用起步于 20 世纪 80 年代后期，其发展历程大约经历了以下 4 个阶段。

1. 20 世纪 90 年代以前　主要以计算机单机事务处理与应用为主。

2. 20 世纪 90 年代　开始进入网络系统应用，其覆盖的业务范围大多为"以患者费用"和医院人、财、物管理为中心的相关业务。如门诊挂号与患者收费系统、住院患者费用管理系统、医院药库药房管理系统、医院财务管理系统、医院设备物资管理系统的开发与应用。

3. 2000 年以来　医院信息系统的开发与应用开始进入临床医疗、护理、医技检查等核心业务领域，部分医疗机构开始探索构建临床医生工作站、临床护理工作站、各类医技检查报告系统等医院临床信息系统。

4. 2009 年以来　医院信息化历程进入到基于电子病历的医院信息平台建设的发展阶段。从目前的信息技术发展趋势和医院管理的需求来看，未来医院信息化建设的重点在如下几个方面。

（1）强化以电子病历为核心的医院信息平台建设，加强院内数据的共享利用，消除"信息孤岛"和"信息烟囱"，有效提高医院运行效率，保障医疗质量和患者安全。

（2）加强数据复用和知识提炼，通过大数据技术、人工智能技术等，提高医院科学决策和循证医疗实践水平。

（3）充分利用互联网技术，提高患者服务水平，促进医疗资源的合理利用和科学配置，适应医疗卫生体制改革要求。

（王志华）

第二节　医院管理与医院信息化

一、信息化是支撑医院管理的有力工具

（一）业务开展需求

医院的业务开展离不开信息化的支撑，各个业务系统的建设和发展是业务活动开展的有力支撑。

（二）高效率工作需求

基于信息技术提供的数据共享、信息提炼和知识发现，医院的业务和管理活动能够更高效率地开展，大量的重复工作、信息传递工作、分析总结工作可以由信息化提供支持。

（三）高质量工作需求

基于信息化提供的高效信息交互、知识库支持和统计分析支撑，医院医疗质量的合规性、有效性、一致性、安全性等能够得到有效的保障。

（四）运行成本和财务管理需求

通过信息化建设，医院的财务明细和业务系统的关联性得到有效保障，数据记录和分析更加准确有效，运行成本的核算更为高效、准确和深入，对医院的运营管理提供支撑。

（五）资源配置和管理需求

通过医院数据的分析和预测，医院的资源配置更加合理和高效，医院的管理决策更加科学和准确。

（六）医药卫生体制改革需求

通过信息化建设，医院能够更好地契合医药卫生体制改革的要求，公立医院改革更加适应事业发展

要求，区域内卫生资源的配置更为合理高效，从而能为人民群众提供更好的医疗服务。

二、医院信息化的核心要素

信息化管理需要在一定方法学的基础上，遵循相关的标准和规范，在合理的医院信息化组织架构下，有效组织人才及人才梯队的培养和建设，是现代医院信息化管理必不可少的核心要素。

（一）医院信息化管理的组织架构

伴随着日新月异的技术革命和行业认知水平的不断攀升，现代医院的信息化管理也与传统方式出现差异。总体来说，有以下几个特点。

1. 以院领导为核心的医院管理决策层，开始更多地依赖"数据信息"做出有针对性的决策。

2. 从传统以 IT 技术为中心的方式，逐渐转向以"医疗 IT 技术"为中心。典型如现代医院信息化比以往更加关注互联网、大数据、人工智能等前沿技术。

3. 从传统医院管理模式，逐渐增加一些高科技企业中提出的管理角色和岗位。

目前现代医院的信息化管理中，相对较为合理的组织人员构成，大体可按照图 6 - 1 架构进行设计。

信息管理：对上，为院领导提供医院管理中信息方面的决策支撑，包括医院的信息技术、数据等，为医院最高决策层提供最直接最准确的信息支撑；横向，为临床、运营管理、财务、科研教学等提供技术及数据信息的服务；对下，组织并管理信息技术和信息数据。可以视为现代医院管理中的首席信息官（CIO）。CIO 领导院内 IT 部门，并制订计划如何处理越来越多的信息。一般情况下，在提交一个新的技术项目或系统更新之前，CIO 来综合考评度量并为决策层提供最合理的信息化建议。

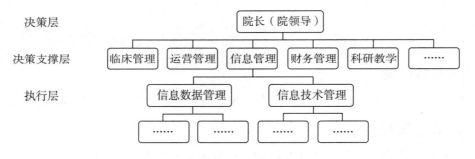

图 6 - 1　医院信息化管理和执行机构

信息数据管理：对上，为信息管理层提供信息数据的各种支撑。包括医院信息数据的收集整理、医疗信息数据的分析、医疗信息数据的统计建模，并完成相应的信息数据安全。其可以视为现代医院管理中的首席数据官（CDO）。一般情况下，现代医院的 CDO 负责带领团队与临床、科研教学、管理等核心部门进行沟通，并从信息数据层面上，给 CIO 提供最直接最准确的意见或建议。

信息技术管理：对上，为信息管理层提供医疗信息技术的各种支撑。包括医疗信息化网络、设备，医院信息系统建设等。同时，保障信息系统的安全及平稳运行。其可视为现代医院管理中的首席技术官（CTO）。CTO 可以辅助 CIO 从战略角度管理基础设施及操作，而且也担当技术管理的职责，以非技术人员能够理解沟通的方式来说明技术。

（二）医院信息化人才的梯队建设

随着科学技术的不断进步和医院信息化进程的不断发展，医疗信息化人才的缺口也日益增大。在现代医院的信息化团队中，仅了解计算机技术已经不足以胜任医院信息化管理的需要。对于医疗信息化人才的要求，已经从传统的计算机基础技术，拓展到对临床、循证医学、项目管理、医院管理等综合能力的要求。

在实际医院信息化人才中，很难做到某一个或几个人员具备这种综合能力，因此，一个现代医院信息化团队的最佳组成，往往是部分临床（或循证医学）人员、部分计算机人员和部分管理人员的共同组合。其人员占比大约可为4：3：3。以计算机技术为手段，通过临床（或循证医学）人员的临床专业知识，结合医院战略和管理思想，为现代医院的信息化管理提供最佳实践和落地场景。

（王志华）

第三节　电子病历与医院信息化

一、电子病历结构与功能

目前，对电子病历（EMR）的定义及相关的概念还缺乏统一的认识。不同的国家、组织、机构以及研究者对其定义与表述也不尽相同。同时，电子病历是一个继续发展的概念，随着医疗信息化和信息技术的不断发展，电子病历相关的研究的深入，对电子病历的定义将不断地完善和更新。国家卫健委关于电子病历的定义如下（2017）。

电子病历是指医务人员在医疗活动过程中，使用信息系统生成的文字、符号、图表、图形、数字、影像等数字化信息，并能实现存储、管理、传输和重现的医疗记录，是病历的一种记录形式，包括门（急）诊病历和住院病历。

电子病历系统是指医疗机构内部支持电子病历信息的采集、存储、访问和在线帮助，并围绕提高医疗质量、保障医疗安全、提高医疗效率而提供信息处理和智能化服务功能的计算机信息系统。

在实际的应用中，电子病历通常指电子病历系统。同时，电子病历常与电子健康档案（EHR）相互通用。有些研究者认为电子病历是患者在医院或诊所的就诊记录；电子健康档案是患者一生的健康信息，是患者一生的电子病历的总和。为了更好地理解电子病历，电子病历在不同地域、组织和研究者中还可能使用以下不同的表述名称：基于计算机化的患者记录（CPR）、电子化患者记录（EPR）、个人健康记录（PHR）和电子医疗保健记录（EHCR）。

（一）电子病历的发展历程

20世纪60年代初期，美国的梅奥诊所和佛蒙特州医疗中心医院等就开始用计算机管理患者的临床信息，出现了电子病历的雏形。经过数十年的努力，电子化的病历不断地完善和发展。80年代，美国、西欧等国家和地区的一些大型医院都建立了电子病历系统。90年代，开始研发基于医院各个临床科室集成的电子病历系统成了电子病历发展的主流。为了更好地理解电子病历的发展，通过HIMSS Analytics（美国医学信息和管理协会的一家非营利性附属机构）对电子病历的发展阶段的划分来认识电子病历的发展方向。HIMSS Analytics采用电子病历采纳模式（EMRAM）将电子病历从低到高（0～7）划分为八个阶段。

阶段0（stage 0）：实验室、药房和放射科均为实施信息系统，可能医院其他部门采用了信息系统，但未整合。

阶段1（stage 1）：实验室、药房和放射科信息系统已安装。

阶段2（stage 2）：建立了临床数据仓库（clinical data repository，CDR），为医生提供提取和浏览结果的访问功能。该临床数据仓库包含受控医学词汇库和临床决策支持/规则引擎。

阶段3（stage 3）：具备临床文档、护理记录、诊疗计划图和电子化用药管理纪录（electronic medical administration record，eMAR）系统。实现基本的临床决策支持。医生在放射科之外可通过内网或其他安全的网络访问。

阶段4（stage 4）：计算机化的医嘱录入系统（computerized physician order entry，CPOE）。临床决策支持系统提供医疗证据（循证医学）为基础的最新临床建议。

阶段5（stage 5）：实现闭环式给药。使用电子用药管理记录系统和条码或其他自动化识别技术，最大限度地保证患者用药安全。

阶段6（stage 6）：实现完整的医疗文书（结构化模板）录入。达到高级临床决策支持水平；完整的医学影像存储与传输系统（picture archiving and communication systems，PCAS）可通过内网向医生提供医学影像，取代所有传统的影像胶片。

阶段7（stage 7）：全电子化病历，并与外部医疗机构实现信息共享。用临床数据仓库分析临床数据，以支持医疗质量和患者安全管理。

（二）电子病历的结构和功能

1. 电子病历的结构　由于电子病历的内容复杂，电子病历的定义缺乏统一的观点。不同的组织和机构对电子病历的结构也存在不同的表述和理解。电子病历的结构是指根据不同的需求建立病历的描述结构，其内容通常包括以下几个方面。

（1）病历编辑器。

（2）查询和显示。

（3）诊疗操作。

（4）质量管理。

（5）病历归档（病历管理）。

（6）统计分析。

（7）辅助决策（临床决策和医学知识系统等）。

（8）数据接口（互操作性）。

2. 电子病历的功能　目前，关于电子病历的功能还缺乏统一的定义。对电子病历的功能采用了不同的描述和表述。美国医学信息研究所（institute of medicine study，IOM）提出的电子病历八项核心功能；ISO/TC 215技术报告电子病历的扩展功能；美国医学信息和管理协会（healthcare information and management systems society，HIMSS）将电子病历的功能特征概括为以下八个方面。

（1）在任何需要患者健康记录信息来支持诊疗时，能随时、随地提供安全、可靠和实时访问患者健康记录的能力。

（2）获取就诊和长期的电子健康记录信息。

（3）在医生诊疗过程，起到主要信息源的作用。

（4）为患者制订诊疗计划和循证决策提供帮助和支持。

（5）获取用于持续诊疗质量改进、应用评价、风险管理、资源规划和绩效管理的数据。

（6）采集用于病案和医疗赔付的患者相关健康信息。

（7）提供纵向的、适当过滤的患者信息以支持临床研究、公共卫生报告和流行病学研究。

（8）支持临床试验与循证研究。

二、医院信息化基础设置建设

（一）硬件基础建设

医院信息基础设施建设中最基础同时也是最重要的是硬件基础建设。硬件基础建设直接决定了医院信息系统的强壮程度。硬件基础包括：机房硬件、数据中心硬件、网络硬件、安全硬件、终端设备、音视频设备。

机房硬件中主要有机房装修、不间断电源、精密空调、消防设备四个方面。机房装修要求机房地面全部使用静电地板，机柜摆放区域地板使用钢架加固。机柜电源线部署在静电地板下，通过 PDU 引入机柜内最终提供设备供电。机柜上方设置网线架，用于部署跨机柜网线。网线架旁需要布置光纤专用线架，将网线和光纤部署通道分开。不间断电源需计算出整体机房设备的功率并配备相应电池组。不间断电源需部署两组并保证线路供电中断后不间断电源通过电池供电不少于 30 分钟，为供电电源切换或开动发电机留出充裕的时间。机房精密空调用于保证整个机房内恒温恒湿。为保证整个机房温度均衡，需要在地板下部署空调冷风通道并通过地板孔洞输出冷风。机房消防设备采用阻燃气体灭火装置，并与烟雾感应器联动。一旦检查到机房内有烟雾产生，灭火装置将在瞬间将机房内部充满阻燃气体。气体灭火装置在达到目的的同时又保护了其他正常设备。

医院主要业务数据库推荐采用经典服务器架构：服务器－光纤网络－存储设备。经典服务器架构优点在于性能稳定、排除故障迅速、技术人员储备丰富。医院主要业务一般部署在此架构上，如 HIS、LIS、PACS 等对存储有较高要求的系统都在此列。普通业务应用一般部署在虚拟化架构上。虚拟化部署方便灵活，部署周期短，对存储依赖度低。

网络硬件优先选用国际或国内一线厂家设备。网络设备性能稳定、换代速度慢。一旦开始使用，网络设备的使用时间通常在 10 年左右。使用过程中网络设备一般不轻易更换，所以网络设备的选型有严格的品质要求。有线网络一般承载医院的主要业务，如 HIS、PACS、LIS 等。相对于有线网络，无线网络设备性能不稳定，更新换代速度快且投入高，一般用作有线网络的补充和供相关人员访问因特网使用。

安全设备通常包括防火墙、防病毒（软）硬件、审计（软）硬件。防火墙具备可精确到端口的访问控制能力，另外还有部分抵御攻击的能力。新型防火墙已加入内容过滤、恶意文件检测和 URL 过滤功能，此种防火墙统称为下一代防火墙。防火墙一般部署在医院的互联网总出口处、第三方机构出口处、分院出口处等边缘出口位置。防病毒（软）硬件一般部署在院内终端机或医院核心设备主干上。审计（软）硬件通常部署用于对操作系统、数据库、中间件的操作审计。

一般医院普遍采用 PC 个人电脑作为最终用户设备。原因是外设较多且扩展方便，外设一般有针式打印机、激光打印机、热敏打印机、加密小键盘、读卡设备等。现今手持终端、瘦客户机发展迅速可以实现 PC 个人电脑的部分功能，但仍然无法完全替代 PC（个人电脑）。

音视频设备主要包括会议系统和远程会诊系统。

（二）网络架构

普通网络架构分为二层或三层交换网络。二层交换网络相对简单并易于部署和管理，但仅适合小规模网络，一般终端在 1 000 个以内。三层交换网络结构相对复杂，部署和管理都有较高的要求。三层交换网络适合于中、大规模网络部署，一般终端数范围是 1 000 ~ 20 000 个。

二层交换网络使用二层网络交换机作为接入层交换机并通过冗余聚合线路与 L3 交换机相连。L3 交换机作为核心层，所有的子网都终结在三层网络交换机上。整个网络中各子网络间无任何动态网络路由协议。

三层交换网络同样使用二层网络交换机作为接入层交换机并通过冗余聚合线路与三层网络交换机相连（图 6 - 2）。三层网络交换机作为汇聚层，子网按区域划分终结在对应的三层网络交换机上。汇聚三层网络交换机通过三层网络接口与核心层高性能三层网络交换机互联，并使用动态路由协议连接各区域的子网。

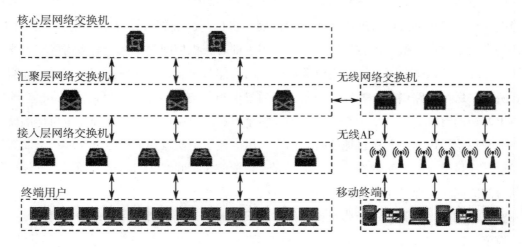

图 6 - 2　典型的三层网络机构示意图

无线网络附属于有线网络并提供无线网络信号覆盖。对内主要服务于移动查房车、医疗手持设备；对外提供医院员工和病员家属的互联网访问。按转发方式分类无线网络主要分为分布式转发和集中式转发两种，对于有综合性业务要求的无线网络一般采用集中式转发。如只提供互联网接入服务则多使用分布式转发方式。无线网带来便利的同时也带来了挑战。无线网络是一个完全开放的网络，如何做好无线接入的认证、如何判断合法接入和非法接入、如何依据用户分组分配相应权限等都需要在无线网络建设阶段就做好应对。

由于技术力量不足，很多组织使用物理隔离的方式进行网络部署。物理隔离方式部署网络有以下特点：①成本高，需要建设两套完整的二层或三层交换网络。②管理复杂度高，一个组织通常建有内、外两套网络，甚至为内、外、安保三套网络。③效果不佳，无法完全隔离互联网威胁，内网杀毒软件无法按时更新导致病毒和恶意软件可快速传播。④内外网转换不够灵活，浪费大量的人力物力。

一个强壮网络的规划通常对内外网进行逻辑隔离，使用命令或界面及可完成端口的内外网切换。内外部网络使用访问控制列表进行终端访问权限控制。终端到服务器、服务器到服务器间通信都将精确到相应端口并做记录和简要描述。部署缓冲（停火区）区域服务器实现互联网和内网的双重访问。在互联网总出口处部署新一代防火墙，对所有流经防火墙的数据进行应用级别的监控和过滤。

与第三方机构边界处部署防火墙，提供端口级别的访问控制。重要的第三方机构多采用不同运营商的双线路方式接入医院。医院核心网络设备部署网络态势感知设备并保持与安全服务提供商互联，随时监控院内网络异常流量。监控对象为网络传播的病毒、恶意软件、非法操作、网络攻击等。还可部署网络态势感知设备与杀毒软件进行联动。

医院业务服务器多采用数据库－应用服务器的方式，大型应用采用数据－应用服务器－web 服务器－负载均衡设备的方式来减轻数据库压力和应用服务器压力。运维人员使用 KVM 或堡垒机对服务器数据进行维护。

（三）系统的安全管理

国际标准化委员会给出的定义是："为数据处理系统而采取的技术的和管理的安全保护，保护计算机硬件、软件、数据不出于偶然的或恶意的原因而遭到破坏、更改、泄露，保证信息系统能够连续、可靠、正常地运行，使安全事件对业务造成的影响减少到最小，确保组织业务运行的连续性"。这个定义的安全涉及三个层面：物理层面（硬件）、运行层面（软件）及数据层面（数据）。安全属性也有三个：可用性（破坏）、完整性（更改）、保密性（暴露）。

在美国，原先所讲的信息安全一般只包含保密性，随着形势的发展，美国国防部和国家安全局都开始使用信息保障（information assurance，IA）一词，正如 IATF 和 NIST 800 系列中所使用的。安全属性也扩展到五个：保密性、完整性、可用性、真实性和不可抵赖性。

在我国，《中华人民共和国计算机信息系统安全保护条例》（1994 年）第三条规定："计算机信息系统的安全保护，应当保障计算机及其相关的和配套的设备、设施（含网络）的安全，运行环境的安全，保障信息的安全，保障计算机功能的正常发挥，以维护计算机信息系统的安全运行。"这里所说的信息安全，先对安全对象进行划分，分成计算机、设备、网络、环境、信息和运行，然后分别保障各个部分的安全。

信息安全可分为狭义安全与广义安全两个层次，狭义的安全是建立在以密码论为基础的计算机安全领域；广义的信息安全是从传统的计算机安全到信息安全，安全不再是单纯的技术问题，而是将管理、技术、法律等问题相结合的产物。

1. 信息安全管理体系　信息安全管理体系分为三个层次，最核心的部分就是上层的安全策略，安全策略在整个安全体系的设计、实施、维护和改进过程中都起着重要的指导作用，是一切信息安全实践活动的方针和指南。模型的中间层次体现了信息安全的三个基本要素，即人员、技术和操作，这构成了整个安全体系的骨架，从本质上讲，安全策略的全部内容就是对这三个要素的阐述，当然，三个要素中，人是信息体系的主体，是信息系统的拥有者、管理者和使用者，是信息安全管理体系的核心，是第一位的要素，同时也是最脆弱的。正是基于这样的认识，安全管理在信息安全体系中就愈显重要，可以这么说，信息安全管理体系，实质上就是一个安全管理的体系，其中包括意识培训、组织管理、技术管理和操作管理等多个方面。技术是实现信息安全管理的重要手段，信息安全管理体系所应具备的各项安全服务就是通过技术机制来实现的。在模型的下层，是构成信息安全完整功能的防护、检测、响应、恢复四个环节，信息安全三要素在这四个环节中都有渗透，并最终表现出信息安全完整的目标形态。

概括来说，信息安全体系各层次间的关系是：在策略核心的指导下，三个要素紧密结合协同作用，最终实现信息安全的四项功能，构成完整的信息安全体系。信息安全体系的核心思想在于：通过人员组织、安全技术以及运行操作三个支撑体系的综合作用，构成一个完整的信息安全管理体系。

2. 信息安全等级保护　对基础信息网络和重要信息系统按其重要程度及实际安全需求，合理投入，分级进行保护，分类指导，分阶段实施，保障信息系统正常运行和信息安全，提高信息安全综合防护能力，保障并促进信息化建设健康发展。信息安全管理工作要坚持从实际出发、保障重点的原则，区分不同情况，分级、分类、分阶段进行信息安全建设和管理。按照《计算机信息系统安全保护等级划分准则》规定的规定，我国实行五级信息安全等级保护。

第一级：用户自主保护级。由用户来决定如何对资源进行保护，以及采用何种方式进行保护。

第二级：系统审计保护级。本级的安全保护机制支持用户具有更强的自主保护能力。特别是具有访问审计能力，即它能创建、维护受保护对象的访问审计跟踪记录，记录与系统安全相关事件发生的日期、时间、用户和事件类型等信息，所有和安全相关的操作都能够被记录下来，以便当系统发生安全问题时，可以根据审计记录，分析追查事故责任人。

第三级：安全标记保护级。具有第二级系统审计保护级的所有功能，并对访问者及其访问对象实施强制访问控制。通过对访问者和访问对象指定不同安全标记，限制访问者的权限。

第四级：结构化保护级。将前三级的安全保护能力扩展到所有访问者和访问对象，支持形式化的安全保护策略。其本身构造也是结构化的，以使之具有相当的抗渗透能力。本级的安全保护机制能够使信息系统实施一种系统化的安全保护。

第五级：访问验证保护级。具备第四级的所有功能，还具有仲裁访问者能否访问某些对象的能力。为此，本级的安全保护机制是不能被攻击、被篡改的，具有极强的抗渗透能力。

计算机信息系统安全等级保护标准体系包括信息系统安全保护等级划分标准、等级设备标准、等级建设标准、等级管理标准等，是实行等级保护制度的重要基础。

信息安全等级保护安全基本要求包括技术、管理要求。其中技术要求包括物理安全、网络安全、主机安全、应用安全、数据安全等。管理要求包括安全管理机构、安全管理制度、人员安全管理、系统建设管理、系统运维管理等。

信息安全等级保护是安全工作的基本制度、基本国策，是国家意志的体现，是开展信息安全工作的基本方法，是促进信息化、维护国家信息安全的根本保障。

信息安全等级评测主要包括等级、建设、备案、测评、整改等环节。每年开展自测评，三级以上系统，需请具有资质的第三方专业测评机构进行测评，三级系统每年测评一次，四级系统每半年测评一次。

（刘　旻）

第四节　医院数据资源利用

一、医疗数据的概念、内容、特征和价值

（一）医疗数据的概念和内容

医院信息系统分为医院管理信息系统和临床信息系统，随着业务活动的开展和系统的运行，积累了大量宝贵的数据资源。

从业务领域的划分，医疗数据包含电子病历数据、医嘱数据、费用数据、检验检查数据、药品数据、耗材数据、医保数据、组学数据、随访数据、资源分配数据、管理绩效数据和健康管理数据等；根据数据格式的不同，医疗数据包含结构化数据和非结构化数据，非结构化数据有文本数据、音频数据、视频数据、影像数据、图像数据、流数据等，目前被利用得较多的是结构化数据，而非结构化数据中涵

盖的宝贵知识急待开发。

随着云计算的兴起、物联网的加入和精准医学的推动，医疗数据正以前所未有的速度积累和扩张，目前正迈入医疗大数据的时代。

（二）医疗数据涵盖的特征和价值

医疗数据资源具有数据规模庞大、数据增长快速、数据结构多样和价值密度多维、数据可信性要求高、数据安全社会关注度高等特性，这些特性正好符合大数据的 5V 特征：大容量、多样性、时效性、准确性、高价值。

我国医疗信息化已有 20 年发展历史，初期的目标是事务管理和流程电子化，从基于模板的病历文档编辑器到以医嘱为核心的临床流程电子病历应用，到如今随着数据资源的积累和应用需求的不断升级，将数据通过深度挖掘转化为知识，是医院信息化发展的重要目标，基于知识库的智能医疗系统是电子病历应用的必然趋势。因此，对医疗数据资源进行挖掘分析，形成知识规则，服务于临床、科研和医院管理，是医疗数据资源利用的重大价值体现。

从临床科研角度看，医疗活动所产生的海量数据可支撑科研项目进行真实世界的探索，经挖掘分析形成的知识库可回馈于临床，进行疾病筛查、辅助诊断、治疗方案建议、风险预测和病情预报等，进一步对患者进行精准治疗。从管理角度看，对医疗数据的分析挖掘可支撑医院精细化管理，如进行患者量预测、住院时长分析等支撑运营精细化管理，通过质量指标后评价、病历相似度分析等支撑医疗质控精细化管理。

二、医疗数据的标准

医学信息标准化是指信息表达上的标准化，实质上就是在一定范围内人们能共同使用的，对医学领域内相关客体抽象的描述与表达。临床信息标准的建立就是为保证医学信息的有效传递、理解，以及互操作性，而其取决于语法、术语及语义三个层面。语法指通信的格式、结构及文法上应具有相同的结构，使不同系统或机构间的数据交换成为可能。术语是指在特定专业领域中，准确、一致地表达信息或概念，并对其提供特定编码的标准。术语中对各个概念及其概念间的逻辑关系描述则为语义，是用于传达通信的根本意义。如不具备语义上的互操作性，即使数据可以交换与共享，也无法保证接受者能正确理解及使用该数据。下面就主流医学信息学标准进行简要介绍。

（一）数据交换标准

数据交换标准是关于格式、数据元素、结构及文法的规范标准，使各个医疗机构在异构系统之间能够进行数据交互。

1. HL7（health level 7）是标准化的卫生信息传输协议，是一系列的标准，涉及信息交换、软件组件、文档与记录架构及医学逻辑等。HL7 汇集了不同厂商用来设计应用软件之间的通信标准格式。

2. DICOM 即医学数字成像和通信标准，其定义图像及其相关信息从图像设备的接口传入与传出，普遍用于 PACS 系统。

（二）术语标准

在医学领域，依据不同的开发策略及服务目的，建立了多套医学术语系统，具有代表性的有：国际医学术语标准化研发组织开发的系统化临床术语集（systematized nomenclature of medicine clinical terms, SNOMED CT），及美国国立医学图书馆开发的一体化医学语言系统（unified medical language system,

UMLS）。

1. SNOMED CT 的发展融合了多个术语系统，其目前已成为最广泛全面的临床词表，涵盖了临床医学的大多数方面。SNOMED CT 作为世界上主要的标准临床术语集，由于其可灵活地对临床术语进行表示，能反映临床术语间的逻辑关系，并以关系数据表形式组织等优势，因此在世界上 30 多个国家的电子病历、电子处方、医嘱录入及决策支持系统中得到广泛应用。

2. UMLS 是对生物医学领域内许多受控词表的一部纲目式汇编，其主要应用领域是生物医学信息检索、医学自然语言处理及临床决策支持等。UMLS 的目的是建立一个整合的生物医学概念、术语、词汇及其等级范畴的集成系统，以便解决因各系统的差异性和信息资源的分散性所造成的检索困难。

3. 临床实验室观察结果标识符名称与代码系统（LOINC）为实验室和临床检查、相关医嘱及检查结果提供了一套统一的名称和标识符，从语义和逻辑上支持医学检验、检查结果的交换。

4. 国际疾病分类第十版（ICD－10）是国际上通用的，根据疾病特征按照一定规则将疾病分门别类，并用编码的方法来表示的系统。其广泛用于医院临床诊断的分类、检索与统计中。

（三）文档标准

文档标准表明何种类型的信息包含在文档中的何处位置。HL7 临床文档体系结构（HL7 CDA）是用于临床文档的标准交换模型，具有特别结构和语义的临床文本标准。其为电子病历系统的实现提供了标准。

（四）概念标准

概念标准是使数据在不同系统间传输而保持原意的准则。HL7 参考信息模型（HL7 RIM）为描述临床数据及其背景提供了一个框架，它是所有 HL7 V3 协议规范标准最根本的来源。

三、医院数据集成平台建设

随着医院信息化水平的不断提升，各医院业务系统逐渐走向专科化、专业化，继而建立起较独立的信息平台与系统。随之而来是医院数据的日益庞杂及无序组织，使得数据标准化、各系统间的互操作性、医院及机构间的信息互联互通均面临极大的困难。

临床数据中心（CDR）是以数据应用为目的的数据组织方式，其以患者的基本信息作为主线，将患者在医院里的历次就诊信息串联起来，以供分析利用。其作为科研平台，本身以 CDR 作为数据源，通过 Hadoop 等大数据架构，以便捷地对海量数据进行查询与提取。临床数据中心围绕患者就诊，从 HIS、LIS、PACS、RIS、PIS 等业务系统的各个功能模块中采集人口学信息、诊疗信息与费用信息等，具体内容包括患者基本信息、入出转管理信息、症状与体征信息、检查信息、检验信息、治疗信息、处置信息、手术麻醉信息、影像信息、随访信息等，以及跨域获取和健康相关的外部环境数据、气象数据、体检数据等。根据采集来源不同，这些信息基本上可以划分为四大部分。

1. 临床数据资源，以病案首页、电子病历信息和医嘱信息为核心的患者个人信息以及诊疗活动概要信息。

2. 影像数据资源，以医学影像数据为核心的患者图像资料。

3. 各种组学数据资源，主要包含人群基因组、蛋白组等组学数据。

4. 科研随访数据资源，以临床学会或临床医生构建的病种及随访报告表单为数据源。

临床数据中心的目的是高质量的整合数据，其有以下特点。

1. 高度集成　通过建立统一数据接口或信息集成平台，系统将原有散在各系统的相关数据采集、清理、整合后放入 CDR。

2. 提升结构化、术语化水平　信息系统中包含文本、图片、影像、音视频等多种非结构化诊疗数据，必须通过各种识别技术，提高其结构化水平。在此基础上依据 SNOMED CT 等临床术语集，将结构化后的数据术语化，以应用其相关语义网络。

3. 建立标准字典库　建立统一的人员、科室主数据及术语编码服务，实现院内字典、卫健委医疗标准、国际医疗标准的统一访问和应用。支持 ICD-10 疾病诊断字典、SNOMED CT 临床术语集、支持 XML 输出标准、HL7 接口标准等；以达成医院内部各系统以及外部各上报系统间数据交换时语义级别的标准化，平台应对交换数据中的字典数据做映射转换。

4. 患者统一视图　建立患者唯一主索引（EMPI）以关联患者所有的诊疗相关信息，包括社会信息、过敏信息、家族病史、历次诊疗信息、检验检查信息、随访等诊疗及预后信息、历次电子病历、医嘱收费情况等，同时还可将相关的人员（如家属）的信息进行关联，便于关联分析家族病史与职业病成员的病史。通过患者唯一主索引的建立实现以患者为中心的角度，从时间维度、诊疗事件维度、主要疾病和健康问题维度等三个维度构成的立体视图，进行全生命周期的纵向临床记录浏览，关注患者的整体健康状况和临床信息。

5. 构建临床 CDR 模型　基于 HL7 V3 RIM 并参考卫健委基于 CDR 的电子病历等相关标准，构建临床数据资源的数据模型，采用成熟的数据库技术及领域模型，实现业务数据的有机整合，并将其转变成各种有价值的信息，以帮助医院实现持续的质量改进和服务创新。

6. 主题数据集及科研平台　在整合的临床数据库的基础上，逐步建立基于疾病、治疗、卫生经济、医生、患者等各方面的主题数据集，为医务人员提供完整、统一的数据展现及一体化科研平台。

四、基于数据集成平台的应用案例

（一）临床应用

1. 临床诊断决策　传统的临床诊断中，医生凭借症状问询、个人实践、检验指标、图像解读进行判断，难免会存在质量与效率的问题。随着医疗领域信息化技术的飞速发展，疾病的诊断和治疗已经不完全由临床医师的个人经验所决定，而是需要有科学证据的支撑。医学知识工程和数据挖掘研究中的热门领域——CDSS 应运而生。

CDSS 源于医学专家系统。早期的 CDSS 主要是通过模拟经验丰富的医学专家，依赖医学专家的经验总结和人工抽取整理形成医学知识。现代 CDSS 利用海量医疗数据不仅对现有医学知识进行验证，而且致力于发掘隐含的、未知的医学知识。通过对通过大数据分析研究所制定的临床决策系统 CDSS，根据医疗知识和临床数据对病例进行分析，一方面为临床医生提供辅助决策支持，有效降低医学错误的发生率；另一方面简化诊断判断过程，提高诊疗效率。

世界上第一个功能较为全面的专家系统是 MYCIN，1976 年由美国斯坦福大学开发用于细菌感染病诊断的专家咨询系统，它通过与医生交流，获取患者的症状、病史以及各种检查结果，可在诊断治疗不齐全的情况下进行初步判断，给出诊断结果。随后，1982 年美国匹兹堡大学发表了著名的 Internist-I，一个用于内科疾病诊断的专家系统，其知识库中包含了 570 多种内科疾病，超过 4 000 多种症状。进入 21 世纪后，临床决策支持系统持续高速发展，同时融合人工智能、知识工程和计算机信息技术。近些年，国内也涌现出一大批基于数据挖掘的临床诊断决策系统。例如，利用关联规则挖掘方法，实现了恶性孤立性肺结节影响诊断规则的挖掘，通过对恶性鼓励性肺结节病例的 CT 图像挖掘得出 810 条诊断判断规则，验证了关联规则算法挖掘出来的诊断规则与临床公认的诊断规则是一致的。除此之外，数据挖掘中的决策表近似算法、基于时间的序列决策树模型等方法都已被运用到临床诊断决策系统中。

临床诊断决策支持系统已经成为大数据技术在医疗领域的重要应用。利用数据挖掘得出的医学知识能够有效提升疾病诊断的准确率，为患者带来更加优质的医疗服务；通过对决策过程、环节进行记录与分析能够为医疗行为监管、解决医疗纠纷、发现诊疗决策支持系统中存在的问题环节、完善诊疗决策支持系统的功能提供依据。

2. 个性化治疗　2009 年，《快公司》发表了一篇专题文章，题目名称为"未来的医生"，文章旁边的配图里，画的是一个医生提着一个黑色的医用大皮包，然而皮包上面连接着各种电源线，以及 USB 接口和电插座。医疗服务实现无线化后，数字采集技术与医学治疗技术相结合，能够持续跟踪患者在院内和院外的复杂生理指标，甚至一些数字成像指标。2011 年，伊利诺伊大学的学者发表了一篇文章，讲到了他们在芯片文身方面的最新成果：他们发明了一种可以与皮肤直接结合的芯片，这种芯片具有很强的伸缩性，只要安置在适当的肢体部位（胸、肌肉附近或者额头），就能捕捉到个体的心率和心律、血糖、肌肉活动，甚至脑电波。

以往患者和医生从未获得过的数据，现在每时每刻都从不同的数据采集端源源不断地出现在人们眼前。数据工程师将采集到的各种数据汇聚到人群健康管理系统中，个体的生物学信息、既往史、家族史、诊疗记录、健康体检结果能随时被有权限的医疗服务提供者所查看。药剂师在全面了解患者病情和个体信息后，可以针对病情开出更精准更个性化的处方；急诊出诊前医护人员就能提前看到患者当前的生理指标、既往的病史以及近期健康状况，针对出诊患者备好施救人员、救护仪器和药材等。与此同时，面对面的问诊、开医嘱、看片工作量将大大减少，患者与数字化医生之间的虚拟互动将大幅增加。

（二）医学研究

1. 指南研究　指南的目的是改善临床医疗水平。目前国内外，同一病种诊治方案各异，各学会不同，都不是十全十美。应系统地结合当前所有的科学证据以及临床医师的诊疗经验，并且根据患者的实际状况形成临床有效可操作性的诊疗方案，不断改进原有的临床指南，让医疗水平不同的地方都能得到同质的医疗指导，改善全民医疗健康。大数据技术的发展为指南的研究提供了无限可能，医疗健康大数据覆盖许多国家或者地区、医院、卫生机构以及所有人群，通过医院、卫生机构、穿戴设备等所记录的诊疗过程、临床诊断、病程记录、医嘱信息、检验检查结果等都是患者的真实记录，蕴含着极高的价值，背后隐藏着人类未知的医学知识和待挖掘的指南信息。

2. 医药研究　当代社会互联网技术飞速发展，可穿戴设备随处可见。除了医疗服务机构的医疗就诊信息，各种移动采集终端还可以收集到患者不同时期的生理水平、网络购药行为、网络医药咨询等数据。这些数据如果都被人群健康数据中心统一管理起来，那么患者可以随时随地查看自己的就诊信息、用药信息、诊疗结果。医疗机构也可以有效地掌握病情变化、侦查到微小的生理变化等，有针对性地调整患者用药信息，在最适合的时间给患者使用最合适的药品，产生最优的治疗效果。同时，基础科研人员也能更充分地研究各种药物的作用机制、适应证、配伍禁忌等，使药物能够更精准地服务于各类人群。

3. 管理决策

（1）支撑医院运营管理的数据应用系统：对于医院管理来说，管理的中心是运营，运营的重点是决策，而决策分析的基础是准确的数据指标。医院运营决策分析有四个步骤：一是收集决策所需数据和指标，二是进行分析和预测，三是进行决策程序，四是决策计划实施 PDCA。

针对医院运营管理常规决策需要，可将所需数据和指标进行梳理，形成医院医疗财务管理指标、医院资源管理和医院服务管理等医院运营管理所需的一系列指标，构建医院运营管理指标分析系统，从医院管理数据中心中抓取与运营管理相关的数据形成应用主题，嵌入分析、预测等统计模块和监控模块，支撑医院管理者基于真实数据的运营决策行为。

1）医院财务管理指标分析系统：医院财务管理指标包括医院总收入、医院总支出、门诊收入、急诊收入、住院收入、药品收入、材料收入、治疗收入、药占比、材料占比、门诊患者人均费用、门诊患者药占比、出院患者人均费用、出院患者药占比、出院患者材料占比、出院患者每床日费用、门诊每诊费用等。

医院财务管理指标数据来源于医院收入分析主题和药品耗材使用分析主题。医院收入分析主题支撑医院管理者在患者来源、收入结构等方面的变化掌控，基于数据设定管理指标辅助医院控制药占比、材料占比；从开单科室、接收科室、费用时间、就诊类型、开单医生和执行人等角度分析收入等情况，通过医嘱数量计算科室和个人的工作量等，通过患者的费用信息归集监控门诊次均费用、门诊次均药费、出院次均费用的变化，以控制费用增长，减轻病患负担。药品耗材使用分析主题是为了建立药品、耗材的用量统计，促进药品、耗材的流通过程透明化，满足供应链的科学决策要求。

2）医院资源管理指标分析系统：医院资源管理指标包括卫生技术人员数、医护比、管理人员数、工勤技能人员数、床位数、医师与床位数之比、耗材占比、护士人员数、医护之比、平均床位周转次数、病床使用率等。

医院资源管理指标数据来源于床位资源利用分析主题和人力资源分析主题。床位资源利用分析主题通过对床位数、床日数、床位费的理论值和实际值进行比较，提供床位数据异常情况的分析和预测。人力资源分析主题提供各类人力资源信息；针对护理人力，可通过护理医嘱的系数测算病房所需配置的理论护士数量，支撑护理部配置护理人力资源。

3）医院服务管理指标分析系统：医院服务管理指标包括出院人次、门诊人次、急诊人次、手术台次、门诊预约人次、专家门诊人次、门诊开诊人次、门诊预约比例、每诊人次、出院患者平均住院日、手术患者术前等待日、出院患者占用总床日数、门诊患者外国外省外市人次比例、出院患者外国外省外市人次比例、门诊患者初诊人次、门诊患者复诊人次、门诊双向转诊转上人次、住院双向转诊转下人次、门诊入院证开具数量、急诊入院证开具数量、每百门急诊人次入院比例等。

医院服务管理指标数据来源于门诊就诊主题、住院就诊主题、急诊就诊主题、患者来源地分析主题和入院服务分析主题。门诊就诊主题是基于门诊业务的综合数据分析模块，对门诊就诊过程中从办卡、挂号、就诊、取药（检查）、开入院证等流程的分析管理。住院就诊分析主题从患者科室、专业组、患者费用、出院情况、患者病种、手术方式等多维度分析出院患者情况。急诊就诊分析主题需梳理现有急诊业务和急诊流程，形成满足急诊需要的工作量、收入构成、时间段等分析指标。患者来源地分析主题主要抓取系统中多处地址来源，利用文本挖掘技术处理非结构化内容，并探索优先级策略将多处地址内容聚合为一个可供统计分析的结构化地址。入院服务分析主题从患者病情急缓、医院资源使用的角度分析门急诊患者入院情况。

（2）支撑医疗业务质量管理的数据应用系统：医疗业务质量管理是医院管理的核心内容和永恒主题，是医院管理活动的首要任务。医疗业务质量管理是不断完善、持续改进的过程，体现在医院的各项管理工作中，第一步是建立质控管理组织架构，明确职责；第二步是健全各类质控规章制度；第三步是建立切实可行的管理方案。

医疗业务质量指标分析系统的目标即是根据医院医疗业务质量管理相关要求，从医院管理数据中心中抓取与医疗质控相关的数据构建应用主题，形成手术安全管理、合理用药管理、重返监控、病历书写管理等系列指标，构建医疗质控管理知识库，支撑医疗质控部门监控医疗风险，从而保障全院各科的临床诊疗质量。

1）手术安全管理指标分析系统：手术安全管理指标包括出院患者择期手术人次、出院患者急诊手术人次、出院患者围术期死亡人次、手术患者并发症发生人次、NNIS分级手术人次、无菌手术感染率、无菌手术甲级愈合率等。

手术安全管理指标分析系统整合病案首页数据、电子病历手术记录单数据、手术器械清点单数据和手术排程数据等，支撑医院质控管理者在手术并发症、手术危险分级和手术感染方面及时了解各科情况。

2）合理用药管理指标分析系统：合理用药管理指标包括门诊处方数量、门诊处方金额、门诊单处方费用、门诊基本药物的处方比例、门诊人均药嘱笔数、急诊处方数量、急诊处方金额、急诊单处方费用、出院患者抗菌药物使用强度、出院患者使用三线抗菌药物送检率、急诊静脉使用抗菌药物人次、抗菌药物使用品规数、出院患者使用抗菌药物比例等。

合理用药管理指标系统整合病案数据、处方数据和抗菌药物医嘱数据形成分析主题，就住院患者而言，可分析不同药理属性的抗菌药物消耗量、使用强度、患者使用抗菌药物占比，以及在抗菌药物使用前是否有微生物送检、Ⅰ类手术预防使用抗菌药物比例及抗菌药物费用等；针对门急诊患者而言，可分析不同药理属性的抗菌药物消耗量、抗菌药品使用人次等；还可通过对处方量、处方金额的分析进行合理性处方点评。

3）重返监控管理指标分析系统：重返监控管理指标包括出院患者当日非计划再入院人次、出院患者两周内非计划再入院人次、出院患者一月内非计划再入院人次、出院患者自动出院人次、手术患者非计划再次手术人次等。

重返监控管理指标分析系统整合病案数据和电子病历手术记录数据，可从重返医院和重返科室两个层级统计重返指标，通过钻取到病人明细进行非计划重返原因的进一步分析和挖掘，加强与临床沟通的及时性，以期降低医疗风险。

4）病历书写管理指标分析系统：病历书写管理指标包括病程书写相似程度、诊断部位一致性程度等。

病历书写管理通过机器挖掘算法，提供病程相似度、治疗部位一致性等病历书写结果指标结果，为病历质控人员提供病历书写内容的监控和评价功能，降低医疗风险，减少医患纠纷。

（3）支撑医保管理的数据应用系统：在我国医疗保险对患者覆盖范围越来越大的同时，对医院的医疗行为管控政策也越来越多。医保管控政策除了总额控制以外，还有单病种付费、特殊疾病管控以及智能规则审核扣款等措施，通过医保政策倒逼医院加强费用控制、减少不合理支出、有效利用资源。

在越发严格的监控体系下，医院必须加强自身管理，在规范医疗行为、减少医疗费用的同时，必须实时关注医保金额的使用情况和结余情况。医保数据综合管理分析系统整合医保患者基本信息、实发医嘱数据和经医保联网结算后返回医院的医保数据，以适应数据分析的模型存储数据。

医保数据综合管理分析系统将医保政策相关信息与医院实际医疗行为数据整合分析，构建合理控费的医保规则知识库，在医生诊疗过程中进行智能数据监测以及预警预测等，辅助医院医保控费管理。系统可从病种、科室和医保类型等角度分析不同的医保患者发生总费用中申请报销占比、自付占比和患者重返率等情况，可对总控指标进行管理，通过数据分析确定下年度（季度）合理的总控指标，并通过已发生费用情况，对可能存在的扣款风险进行控制。还可通过数据分析比较，辅助病种费用控制、辅助科室绩效指标设置与管理。

（刘　旻）

第五节　远程医疗和互联网医疗

一、远程医学的发展历程

远程医疗信息系统在国内的建设与应用大致经历了如下四个阶段。

（一）起步阶段

我国具有现代意义的远程医疗活动开展和远程医疗信息系统的建设兴起于 20 世纪 90 年代，多个由行业主管部门主导的远程医疗信息系统相继进行建设并投入使用，其中影响较大的有全军远程医学信息网（解放军原总后勤部"军字二号"工程）、国家卫生信息网络（原卫生部"金卫工程"）、卫生卫星科技教育网（原卫生部"双卫网"）、上海市白玉兰远程医学网（原上海市卫生局组织）等，这些远程医疗信息系统多采用当时先进的 DDN、ISDN 或卫星通信手段，进行文件与音视频的实时传输，开展远程医疗业务。

这个阶段的远程医疗信息系统多基于各类专用通信线路（DDN、ISDN、卫星线路）的视频会议系统构建的产品。现在看来，这些当时的系统主要存在如下问题：一是这类系统多采用点对点的专用通信线路，线路带宽低（128~512kbps，低于目前普通家用互联网线路带宽水平），导致图像清晰度低；二是专用通信线路租用资费昂贵，对于当时的基层医院，每月数千元的通信线路费用是一笔不小的支出。

（二）医院主导阶段

从 20 世纪 90 年代起，我国远程医疗尽管已经过 10 多年发展，到 2005 年左右，国内多个大型医院纷纷开展以本院为中心的远程医疗信息系统建设，通过自建的远程医疗信息系统为其他医院提供远程医疗、远程医学教育等服务内容。以下三方面的原因，促成了城市大型医院建设、各级医疗机构应用远程医疗信息系统的热潮。

1. 原卫生部 1999 年 1 月颁布了《关于加强远程医疗会诊管理的通知》，该通知对开展远程会诊的医疗机构资质、人员资质、收费依据、患者知情同意、医疗责任划分等比较重要几个方面内容做了简要的规定。该通知第七条规定"会诊医师与申请会诊医师之间的关系属于医学知识的咨询关系，而申请会诊医师与患者之间则属于通常法律范围内的医患关系。对患者的诊断与治疗的决定权属于收治患者的医疗机构。若出现医疗纠纷仍由申请会诊的医疗机构负责"。

通常远程医疗会诊双方医生在会诊前缺乏必要的沟通，在采集会诊病历资料的过程中，受邀请方医院医生的技术水平和本院医疗技术条件等因素的影响，往往会遗漏一些他们认为并不重要信息，影响了会诊专家对患者病情进行全面、准确的了解；由于专家不能亲临现场，在查体诊断中的几大要素望、闻、叩、听也都出现了缺失；远程会诊传送的常见医学影像资料也会存在图像清晰度、对比度不足的不足，与亲自阅片相比都会影响诊断的准确性。

《关于加强远程医疗会诊管理的通知》对于打消医院和医生的顾虑，推动大型医疗机构和高水平的专科医生参与到远程医疗活动中来，发挥了巨大的作用。

2. 随着我国从20世纪90年代后期开始的"电信拆分"，到2004年以来的"电信重组"，打破了固定电话、移动电话、互联网接入的等领域的市场垄断，电信运营商之间的市场竞争日趋激烈，互联网基础设施建设获得了长足的进步，互联网线路带宽稳定性快速提升，资费水平大幅度降低。

3. 我国信息产业近年来高速发展，医疗卫生行业的信息化建设与应用水平稳步提高，大型医院已有能力部分或完全依靠本院信息技术团队设计、建设、升级、维护支撑一般远程医疗服务开展的远程医疗信息系统。

在大型医院建设与应用远程医疗信息系统的热潮中，比较成功、有社会影响力的案例有：四川大学华西医院的华西远程医学网络平台、解放军总医院远程医学网、广州中山大学附属第一医院宽带远程医疗网、上海复旦大学医学院远程会诊系统等。大型医疗机构的主动参与，大幅度促进了我国远程医疗信息系统在各地区、各级医疗机构的应用，为解决我国经济社会发展不均衡，优质医疗资源大都集中在东部发达地区和大城市，中西部地区和农村医疗资源相对不足，群众看病难的突出问题，起到了明显而积极的作用。

这个阶段远程医疗信息系统多由各个大型医院独立建设，封闭应用，系统互不兼容。某些基层医院甚至同时拥有五六套不同的远程医疗信息系统终端，才能与不同的大型医院分别开展远程医疗业务，而这些远程医疗信息系统终端的大部分功能都是类似的，导致基层医院重复投入。

（三）政府推动阶段

2009年4月，国务院发布《关于深化医药卫生体制改革的意见》中明确提出"积极发展面向农村及边远地区的远程医疗"，并提出资源整合、统一高效、互联互通、信息共享的建设原则。2012年5月，国家发改委印发的《"十二五"国家政务信息化工程建设规划》提出要"推动远程医疗试点""提高远程医疗服务能力，促进医疗卫生公共服务均等化，满足人民群众多层次、多样化医疗卫生需求"。2012年7月，国务院印发《国家基本公共服务体系"十二五"规划》，要求"推进基层医疗卫生信息化建设，建设三级医院与县级医院远程医疗系统，加强公立医院信息化建设"。

2010年，原卫生部、财政部利用医改补助资金启动了着眼于提高中西部和农村地区医疗服务水平，方便群众看病就医的远程会诊系统建设项目。各省、自治区也规划和建设了一批省级远程医疗信息系统建设项目。这些项目所建设的远程医疗信息系统除了能支撑开展比较成熟的远程会诊、远程教学活动，还支持开展远程监护、远程手术指导、远程病理诊断等高端远程会诊服务。

这一阶段远程医疗信息系统建设特点有：打破大医院主导的独立建设，业务封闭模式，各级政府出资建设与维护开放的远程医疗信息系统平台，各级医疗机构均可加入平台开展远程医疗业务；原卫生部配套发布的《2010年远程会诊系统建设项目管理方案》《2010年远程会诊系统建设项目技术方案》对于各地区的远程医疗信息系统建设工作具有明确的指导作用，各系统的建设、管理、运行、技术方案比较接近，标准化程度相比过去系统建设有了较大的提高。

远程医疗信息系统的建设与应用不仅在医疗机构日常医疗、教学业务开展过程中已具备成熟的应用模式，21世纪以来我国历次重大自然灾害发生时，在应急医疗过程中也发挥了不可替代的独特作用。

（四）互联网医疗兴起阶段

从现有的远程医疗和互联网医疗各种定义中涉及的各组成要素看，二者在目的、方式、技术、主体、客体上均体现出一致性。因此，从该角度远程医疗等同于互联网医疗。目前，医疗机构互联网医疗的应用功能主要包括：移动技术改善院前、院内、院后患者服务体验；改善促进医患双方的交流沟通等。

我国互联网医疗的发展有以下几个特点：①从后台的、技术的支持性工具，转变为直接服务于患者、直接影响其获得感的重要渠道。②从医疗服务外围向核心渗透，从单纯流程领域向具体诊疗领域拓展。③互联网医疗企业应用模式产品功能综合性不断提升，从单一到综合，从垂直单点到就医全流程覆盖。④移动互联网用户规模逐年增长，互联网医疗发展趋势向移动端倾斜。⑤互联网医疗企业应用模式从线上向线下自建或合作诊所扩展。

医疗机构如何开展互联网医疗，我国在技术、政策、法规、实际应用方面还需不断创新和完善。

二、远程医学系统的功能组成

（一）远程会诊

我国面积达960万平方公里，人口接近14亿，在经济急速发展的驱动下，医疗服务的需求也日趋增长。但是，我国沿海与内陆、城市与农村的经济条件、医疗服务水平存在较大差距，使得有限的优质医疗资源在满足众多人口医疗需求的过程中显得捉襟见肘。

发展远程医疗服务，正是解决上述的问题的有效方案。作为远程医疗业务的基础业务，同时也是核心业务——远程会诊，实现了优质医疗资源的辐射和下沉，让更多不具备地理条件的人享受到优质的医疗服务。

远程会诊，可以阐释为通过电子邮件、音视频网络通信、传真、电话等通信方式，医生在异地为患者完成病历分析、病情诊断，进一步确定治疗方案的治疗方式。远程会诊，由于申请方和受邀方往往地理位置相隔较远，因此可大致分为三个组成部分：

1. 医疗服务提供方。
2. 医疗服务需求方。
3. 会诊系统及其他辅助诊疗设备。

目前，远程会诊在放射学、超声学、病理学、心脏病学、外科学、精神病学、护理学等学科中都有应用。传统的远程会诊一般以医疗机构为单位，会诊中心作为独立科室，根据不同临床科室参与会诊可分为单科会诊、多科会诊等。

现代远程会诊的开展通常基于信息系统的支撑。其中一种常见的会诊的流程如下：首先，申请方提出会诊申请，同时准备患者的相关资料（包含患者基础信息和辅助检查信息）；然后，受邀方对会诊申请进行审核，检查患者基础资料和上传的辅助检查信息完整性，并安排会诊时间；最后，申请方和受邀方根据约定的时间进行音视频在线会诊，线上完成对患者的诊断建议或者诊疗服务。

根据远程会诊过程中包含的医疗行为不同，往往需要不同程度的线上认证机制，目前比较常见的方式是CA认证（在线数字认证），通过CA认证，以保证远端会诊的医务人员身份有效性和其医疗行为的有效性。

目前，很多医疗机构在传统远程会诊的基础上，结合地区及自身特点，衍生出联合门诊、联合查房、专科会诊等业务，扩大了传统远程会诊业务的适应性，进一步地丰富了远程会诊的内涵。

联合门诊，将传统的会诊模式扩展到门诊业务中，各级医务人员同时在线上为患者提供诊疗服务，让患者在下级医疗机构享受到上级医疗机构专家的门诊服务。

联合查房，通过查房车、联合查房系统等设备支持，将住院环节中的查房活动挪到线上，可满足疑难病例讨论、教学型查房等需求。

（二）远程教学

医学远程教学，是广义远程教育中医学方向的一个分支。

首先，远程教学是"institution – based"，即"基于组织机构的"，这里教学活动的组织者是大学或大型医院；其次，远程教学是"integrated – education"，是完整的教育，有完整的教学安排、考核机制；最后，远程教学是"spatial – isolation"，即"空间隔离的"，明显有别于传统教学，教学方和学生，学生和学生之间均是分离的，也使得教学过程更加依赖于网络通信系统的支撑。

远程教学根据其教学形式不同，可分为远程学历教育和远程继续教育。而由于医学的特殊性、专业性，目前还有没开展在线的远程学历教育，所有医学远程教学均为继续教育形式。

以上两种远程教学均针对医生群体，而针对患者群体，一般称为远程健康教育。通过远程教学的基本方式，对普通人群或患者人群进行医学知识的普及，或者是针对慢病人群，进行慢病预防、康复知识的讲授。

三、互联网医疗服务

随着信息技术、互联网技术、云计算、大数据的发展，医疗行业迎来了一场互联网变革。从早期的医疗业务系统信息化，到远程医学的兴起和发展，再到智能诊断、医疗大数据、医疗云平台，互联网一步步改变着医疗的传统业态。

早期的数字医疗，通过互联网解决医疗机构内或者医疗机构间的通信、共享需求，尝试信息系统的"互联网化"，可以说是互联网医疗的前身。20世纪70年代，日本医疗行业提出了SHIS——共享的医院信息系统的设想，20世纪80年代末90年代初，实施了"国立大学医院医疗信息远程传输网络系统计划"；欧盟国家也同期实施了"欧洲健康信息网络战略计划（SHINE）"。

互联网医疗的业务主体是医疗，而业务承载主体是互联网。目前，不管是国内还是国外，许多互联网巨头已经将大量精力投放到医疗领域，进行新环境下互联网医疗的布局。据统计，2015年，美国约向医疗健康领域的创业公司投资40亿美元，同年，中国"两会"政府工作报告中，提到大力支持互联网健康领域的发展，国务院2015年发布《关于积极推进"互联网＋"行动的指导意见》中，也明确提到以互联网为载体，加速医疗、健康行业的发展。

中国的互联网医疗行业经过1年的井喷式发展，伴随着互联网应用的推陈出新和医疗服务需求的变化，面向患者的互联网医疗应用大量涌现，诸如即时在线问诊、签约家庭医生、疾病风险评估、互联网穿戴设备等互联网医疗业务应运而生。

而这样"粗放"式的发展方式仅仅迎合了互联网时代的趋势，回到本质"医疗服务"来看，必然需要更多规范、严格的约束。2017年，国家卫健委发布的一份《关于征求互联网诊疗管理办法（试行）》（征求意见稿），对没有开展医疗业务资质的互联网医疗机构和医疗服务模式叫停。从国家的政策导向可以看出，发展潜力巨大的互联网医疗，应该以医疗服务作为核心。

互联网医疗在经历了快速发展期之后，目前进入了更加平稳、健康的发展阶段。

四、远程重症监护与双向转诊

重症监护病房是重症医学学科的临床基地，是医院对重症患者进行集中监护、治疗等医疗活动的重要临床科室，它对各种原因导致的具有生命危险或潜在高危风险的患者提供及时、系统的医学监护和诊疗技术。重症患者抢救、治疗、康复过程的不确定性、复杂性和连续性，决定 ICU 需配置专业的人员，且费用昂贵、技术专一，保证为重症患者提供规范系统的高质量的生命支持。尽管 ICU 在危重症监护、救治方面的作用不可替代，但是对于许多潜在高危风险的患者以及慢性重症患者的观察和处理仍然难以全面顾及，这类患者长期占用床位，极大地浪费了医疗资源，同时又使那些需要进行临时监护的患者难以得到及时治疗。

专业化的 ICU 需要很高的投入来建设和维持，基层医疗机构医疗由于受到设备、技术及人才等限制，救治水平普遍不高，而转运至上级医院或请求上级医院专家会诊又受到距离、时间和费用等因素的制约。建立远程重症监护系统可以解决此临床难题。

整个远程重症监护系统由上级医院重症监护中心、基层医疗机构的重症监护病房和远程重症监护网络平台组成。上级医院的重症监护中心配有中心服务器和会诊工作站，基层医疗机构重症监护病房配备的远程重症监护终端设备，包括床旁监护仪和移动工作站，移动工作站与基层医疗机构的 HIS、LIS、PACS、UIS 系统对接以获取患者的各项检查信息。

重症监护中心的医疗团队由上级医院重症医学科的主治医生以上级别医生组成；基层医疗机构对重症患者进行 24 小时常规监护，床旁监护仪可实时传输重症患者生命体征（心电图、心率、血压、脉搏、呼吸、血氧饱和度、体温）至监护中心，出现异常立即告警。当患者需要远程会诊咨询时，基层医疗机构医生通过移动工作站向平台发出请求，同时上传重症患者电子病历资料、临床检验信息和超声、放射等影像资料至中心服务器，由值班医生通过会诊工作站获取信息，根据患者病史、辅助检查、当前症状和实时生命体征监护信息进行综合分析，完成病情诊断，确定治疗方案。

远程重症监护系统利用互联网通信技术和云平台，让重症患者在缺乏专业化 ICU 建设的基层医疗机构中得到与上级医院一样的服务，特别是对许多慢性重症患者和潜在高危风险的患者的观察和处理具有极其重要的意义。

目前，我国乡镇卫生院、社区卫生服务机构等基层医疗卫生服务利用率较低，与国际水平还有很大差距。与大医院相比，社区卫生服务机构的软硬件都相差很远，社区医生数量也严重不足。患者不信任社区医生，认为社区卫生服务机构档次较低，相较于大医院的医生水平更是有较大的差距，导致社区卫生服务机构的服务能力不足、服务质量不高，大医院人满为患，基础医疗卫生机构医疗资源得不到合理使用，进一步限制了基层医疗技术水平的可持续发展。

为了建立"小病在社区、大病进医院、康复回社区"的就医新格局，双向转诊是有效配置区域上下级医疗机构间的医疗服务资源，构建合理分层就诊体系的重要举措。在健康"互联网＋"的推动下，利用云平台和移动互联网技术，建立"互联网＋"双向转诊业务系统，双向转诊业务系统与医院 HIS 系统等对接，能够提取患者病历信息及检验检查结果。

社区卫生服务机构通过双向转诊业务系统填写转诊申请，选择转诊原因，同时上传患者病历信息、检验检查结果等资料，由上级医院管理员了解转诊患者主要病情、转诊要求后对转诊申请进行审核，对于满足转诊条件的申请予以通过，社区卫生服务机构打印转诊证明交给患者，患者即可转诊到上级医院，由社区卫生服务机构人员协助办理相关手续，上级医院提前做好相关准备工作，为急危重症的转诊患者开通绿色通道，使患者能迅速转入上级医院进行救治。对于不满足转诊条件的申请，上级医院管理员给出理由，并拒绝申请。在患者转诊到上级医院就诊，控制住病情以后，上级医院医生通过双向转诊系统设置患者治疗结束，填写下转单，选择下转标准，并打印转诊单交付给患者后，患者即可持转诊单返回社区卫生服务机构，进行康复治疗。

但如果没有规范化的转诊流程，加上转诊双方没有进行有效沟通等原因，可能造成转诊速度慢、效率低，导致部分危重患者错过最佳治疗时机。所以，在业务系统中规范转诊流程，同时转诊双方能够在平台上及时有效沟通，则能以自由联盟、共享共赢的方式更好地整合各级医疗机构的医疗资源，实现医院与医院之间、医生与医生之间、医生与患者之间互动协作的稳定模式。

（赵　燕）

第六节　医院信息化展望

一、医院信息化展望

信息技术的发展日新月异，大数据、云计算、人工智能等技术正在推动医疗信息化解决方案的优化和升级。医院信息化发展朝着通用化、精细化、全面化的方向发展，并逐步由医疗管理向健康管理的方向发展。

二、人工智能的发展

人工智能亦称机器智能，是指由人工制造出来的系统所表现出来的智能。自 1956 年达特茅斯会议诞生"人工智能"一词以来，距今已有 60 余年。在这期间，虽然人工智能涉及不同的学科、不同技术发展起起伏伏，但人工智能整体上一直处于不断增长的趋势。特别是在 2011 年左右，诞生于 2006 年的"深度学习"的算法产生了效用。从那时开始，人工智能开始具体应用于很多单向领域或具体的行业，并且开始超越了人的水平，再一次掀起了人工智能的热潮。日前，我国首部国家级人工智能发展规划——《新一代人工智能发展规划》出台，又将新一代人工智能发展提高到国家战略层面。

三、人工智能在医学领域的应用

人工智能如今无处不在，在医疗行业中也是如此。人工智能和机器学习在医疗健康领域的应用正在重塑着整个行业的形貌，并将曾经的不可能变成可能。大致说来，人工智能可以从以下几个方面变革医疗健康领域。

（一）智能影像识别

智能医学影像是将人工智能技术应用在医学影像的诊断上。人工智能在医学影像应用主要分为两部分：一是图像识别，应用于感知环节，其主要目的是将影像进行分析，获取一些有意义的信息；二是深度学习，应用于学习和分析环节，通过大量的影像数据和诊断数据，不断对神经元网络进行深度学习训练，促使其掌握诊断能力。

（二）智能诊疗

智能诊疗就是将人工智能技术用于辅助诊疗中，让计算机"学习"专家医生的医疗知识，模拟医生的思维和诊断推理，从而给出可靠诊断和治疗方案。智能诊疗场景是人工智能在医疗领域最重要、最核心的应用场景。

（三）智能药物研发

智能药物研发是指将人工智能中的深度学习技术应用于药物研究，通过大数据分析等技术手段快速、准确地挖掘和筛选出合适的化合物或生物，达到缩短新药研发周期、降低新药研发成本、提高新药研发成功率的目的。

人工智能通过计算机模拟，可以对药物活性、安全性和副作用进行预测。借助深度学习，人工智能已在心血管药、抗肿瘤药和常见传染病治疗药等多领域取得了新突破。在抗击埃博拉病毒中智能药物研发也发挥了重要的作用。

除以上应用，人工智能在医疗健康领域中的应用领域还包括虚拟助理、营养学、急救室/医院管理、智能健康管理等。其中人工智能＋医疗健康各细分领域中，医学影像项目数量最多。

四、大数据在医学领域的应用

对于人工智能的应用，持续大量数据的输入是成功的关键。在过去的十年中，人们生成和收集大量数据、使用技术分析和理解的能力，都取得了巨大的进步。大数据在医学中的作用是建立更好的健康档案和周围个别患者更好的预测模型，更好地诊断和治疗疾病。

在大数据被引入医疗保健系统之前，数据在患者治疗中的作用是有限的。医院将收集诸如姓名、年龄、疾病描述、糖尿病概况、医疗报告和疾病家族病史等患者数据，不论患者是哪种病症。这种数据对患者的健康问题提供的观点是被限制的。例如，对于已被诊断患有心脏病的患者，收集的典型信息将是家庭病由、饮食、症状、年龄和其他现存疾病。虽然这种信息提供了对该疾病的详细情况，但数据无法提供其他观点。大数据为疾病的治疗增加了一个维度。医生现在能够更好地了解疾病，并提供准确、个性化的治疗。他们还能够预测复发并提出预防措施。

当患者被治疗，医疗机构能够获得大量的关于该患者有意义的数据。这些数据可用于预测疾病的复发，具有一定的准确度。例如，如果患者卒中，医院可以有患者卒中的时间，若其为过去多次卒中的情况下，卒中之间的间隙，影响卒中的事件，如心理压力或繁重的体力活动的数据。医院可以提供明确的步骤，基于数据防止卒中。

五、精准医学的应用

2015 年 1 月，时任美国总统奥巴马在国情咨文演讲中宣布了一个新计划——精准医疗计划。按照美国国立卫生研究院（NIH）对"精准医疗"的定义，"精准医疗"是一个建立在了解个体基因、环境以及生活方式的基础上的新兴疾病治疗和预防方法。基于人类基因组测序技术，生物医学分析技术和大数据分析工具，该计划主要包括两个方面：近期对癌症治疗的关注以及长远对健康和疾病整个范围知识应用的认识。

精准医疗的概念并不新颖，即考虑每一个体的健康差异，制订个性化的预防和治疗方案。例如血型分型，在过去的一个多世纪里，以此标准进行输血，但随着近年来大规模生物样本数据库（如人类基

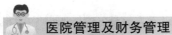

因组序列）以及其他强大的医疗技术（如蛋白质组学、代谢组学、基因组学、细胞检验甚至移动医疗）、计算工具、大数据的发展，这一曾被广泛接受的应用，得到显著改善。现在所需要的仅是制订一个广泛的研究计划，用以鼓励接近精准医疗的创造性方法，并最终用它们来构建指导临床实践的基础。

总之，精准医学在"癌症治疗""个人健康管理""新药研发""临床实践"等诸多方面产生深远影响。

（赵　燕）

第七章

病案信息管理

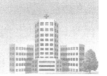

第一节　病案信息管理概述

我国地域辽阔，历史悠久，传统医学对患者的诊疗记录称为诊籍、医案或脉案，现代医学则有病案、病历、病史之称呼。案有案卷之义，历有过程之义。当医疗记录未完成、未交到病案科（室）时，一般称为病历，如医师书写病程记录称为写病历。当医疗记录已回收到病案科（室），经过整理加工，这时已成册，遂可称为病案。尽管有时这些称呼混用，但严格地说，病案与病历的区别在于前者是指完成或暂时完成的医疗活动的医疗记录，后者是指尚在医疗过程中的医疗记录。

病案是有关患者健康状况的文件资料，包括患者本人或他人对患者病情的主观描述和医务人员对患者的客观检查结果及医务人员对病情的分析、诊疗过程和转归情况的记录以及与之相关的具有法律效力的凭据。患者健康状况的记录可以是文字形式，也可以是图表、图像、录音等其他形式。它们的载体可以是纸张、缩微胶片、磁盘、硬盘、光盘或其他设备。

目前，病案的称谓已不再仅指医疗记录，而是指更为广义的健康记录。这种改变首先出现在发达国家，它们在20世纪90年代初开始使用"健康记录"这一名称。这与家庭医师、社区医疗不无关系，包含初级机构的医疗及健康检查以及医院的诊疗记录，形成了更为完整的个人健康档案，这是广义的病案概念。狭义的病案概念仅指医院的医疗记录。

一份合格的病案应当能够准确地回答"谁""什么""为什么""什么地方""怎么样"等问题。具体地说，就是病案记录的内容要能够明确地表达医疗的对象是谁，开出医嘱的是谁，执行医嘱的是谁，接受医疗的是什么疾病，为什么要这样医疗，医疗操作在什么地方进行，医疗活动是如何进行的。病案除了能够回答上述问题外，还要强调记录的完整性、及时性和准确性。在合格病案的基础上，对病程的记录能够很好地支持医师所得出的诊断，并体现出医疗措施的合理性。同时，一份好的病案要求医疗诊治过程中所获得的各种临床疾病诊断都能正确地反映在住院病案首页上。高质量的病案还应当包含对病情的分析，甚至当前国内外对该疾病的认识、对该疾病检查及医疗的措施等。

病案信息管理含义有广义和狭义之分。狭义的概念指对病案的物理性质的管理，即对病案资料的回收、整理、装订、编号、归档和提供等工作程序。广义病案管理则指卫生信息管理，即不仅是对病案物理性质的管理，而且要对病案记录的内容进行深加工，提炼出信息，如建立较为完整的索引系统，对病案中的有关资料分类加工、分析统计，对收集资料质量进行监控，向医务人员、医院管理人员及其他信息的使用人员提供高质量的卫生信息服务。在20世纪80年代初期，针对病案管理工作的发展及变化，国际上普遍认为"病案管理"的称呼过于狭窄，不能涵盖其专业的所有方面，并就其是否更名为"卫生信息管理"更为合适进行了讨论。在 20 世纪 90 年代初，美国、澳大利亚等国家纷纷将专业改名为"卫生信息管理"，杂志、学会组织也更名为卫生信息管理杂志、卫生信息管理学会。应当说，我国已从病案管理过渡到卫生信息管理，因而目前病案管理的名称只是惯用语，病案管理学实质上是指广义的含义，是卫生信息管理学，其管理的信息是以病案为主要来源的。

病案信息管理学是研究病案资料发生、发展、信息转化、信息系统运行规律的学问。它是一个实用性的边缘学科。除病案管理、疾病分类、手术分类等自身专业外，还涉及基础医学、临床医学、流行病学、心理学、组织管理学、统计学、计算机技术、相关专业和国家政策及法律法规等。病案管理学的研究对象是病案管理、病案部门组织、专业技术、方法和标准。病案管理学的任务是通过理论研究，总结出一套行之有效的技术、方法和标准指导病案实际工作，使病案资料的收集、整理、分类、存储、信息加工、资料或信息的提供、病案管理的质量监控、病案书写质量监控等工作流程更加简便易行，符合时代的特点、客观实际的需要。病案管理学还应当研究病案教学的规律，通过正规专业教育及继续教育指导人才培养。

（雷良策）

第二节　病案信息的作用

医疗机构的病案有着信息的全部特点，患者每完成一次诊疗过程的全部信息都归存于每一份病案中。病案的使用者可以从中得到包括医疗、护理、辅助检查、医疗费用等数据的信息，了解患者疾病的情况及诊疗过程。

一、医疗作用

病案的医疗作用主要是备忘。没有一个医师可以永久记住一个患者的健康历史，特别是一些细节，哪怕那个患者是他最亲近的家人。

医院的设置中可以没有某一临床专科甚至仅有一个专科也可以从事医疗活动，但是没有病案就无法维持医院的工作。在现代医疗中，医疗是一个整体行为，医师、护士和医技人员都直接参与到患者的医疗过程中，病案记录则是医务人员对疾病抉择诊疗的依据，病案资料可以维系医疗团体的信息传递。患者的健康历史，患过什么病，吃过什么药，做过什么治疗，对什么药物过敏，当前患者的病情诊断治疗的计划、方案，这些记录对参与医疗的人员都至关重要。

二、临床研究与临床流行病学研究作用

病案对临床研究与临床流行病学研究具有备考作用。临床研究主要是对案例的研究，即个案或多个案例的研究。临床流行病学的研究则是对案例相关性的研究，对疾病在家族、在人群流行、分布的研究。病案要想更好地服务于这一目的，必须有计划地收集相关的信息，建立好的索引系统。

三、教学作用

没有一种疾病的临床表现是完全相同的，因为不同的体质、不同的年龄等特征对疾病会有不同的反

应。因此，病案被誉为活的教材。病案作为教材的优点还在于它的实践性，它记录人们对疾病的认识、辨析、治疗的成功与失败的过程。

四、医院管理作用

病案的管理作用通常需要通过对病案资料的统计加工才能发挥作用。例如，门诊量的增减、住院病种的变化、住院天数变化、医疗付费的多少和医疗质量的高低都是医院管理者感兴趣的内容。统计、分析这些变化的原因，对医院制定管理目标、评价管理质量有极其重要的意义。病案对医院管理的作用是近年来才被逐渐认识到的新作用，对其方法及使用方面仍有许多需要研究的课题。

五、医疗付款凭据作用

随着我国医疗改革的深入，基本医疗保险制度、商业医疗保险在我国的开展，病案在医疗付款方面有了新的作用——凭证作用。病案如果丢失，在医疗付款中失去了凭据，将会遭到全部拒付。如果医嘱中记录了抢救费，病案记录中必须有抢救记录。如果医嘱中收了 CT 检查费，则病案中必须有 CT 检查报告，否则视为未执行检查，拒付检查费。这对病案记录的完整性、保管的完好性等提出了严格的要求。

疾病诊断分组（diagnosis related groups，DRGs）是当今世界公认的比较先进的支付方式之一，是一种患者分类方案，是专门用于医疗保险预付款制度的分类编码标准。它根据患者的年龄、性别、住院天数、临床诊断、病症、手术、疾病严重程度、合并症与并发症及转归等因素把患者分入 500 ~ 600 个诊断相关组，在分级上进行科学测算，给予定额预付款。也就是说 DRGs 就是医疗保险机构就病种付费标准与医院达成协议，医院在收治参加医疗保险的患者时，医疗保险机构就该病种的预付费标准向医院支付费用，超出部分由医院承担的一种付费制度。

在美国，1983 年就开始了以 DRGs 为标准的"预付收费体制（prospective payment system，PPS）"。它是按病案中记录的疾病进行国际疾病分类编码，再归纳入 DRGs 相关的组别，并以它计算出收费的指数。DRGs 近年来在国际上相当流行。欧美国家、亚洲国家甚至我国的香港地区和台湾地区，都采用了类似的收费体制，在这种收费制度下规定了各种疾病的收费标准。因此，病案记录中的疾病诊断、疾病的编码都成了收费的关键。

在我国，"疾病诊断分组"也进入实际付费阶段，国家医保局近年来推动的 DRG/DIP 的研究和试点，国家医保局于 2018 年 8 月按照"统一规划、统一分类、统一编码、统一发布、统一管理"的总体要求，启动了 15 项医保信息业务编码标准制定工作。2021 年 6 月，疾病诊断和手术操作、医疗服务项目、药品和医用耗材 4 项编码标准数据库和动态维护平台率先上线。9 月 26 日，国家医疗保障局公布了医疗保障基金结算清单、定点医疗机构等两项医保信息业务编码规则和方法。同时，国家医保局网站上开通了"医保信息业务编码标准数据库动态维护"窗口。其中"医疗保障基金结算清单"位居首列，以下简称"医保清单"，对于 DRG/DIP 的实施具有十分重要的意义。

医保清单包括基本信息、门诊慢病诊疗信息、住院诊疗信息、医疗收费信息几大类板块。其主要功能是为了满足医保审核与结算、病种病组管理、大数据分析需要。清单具有普遍适用性，可以用于各种类型医疗机构、各种就医类型和现行的各类支付方式，对统一全国结算数据标准，为大数据分析提供了基础保障。其设计思路主要取自病案首页、收费票据和其他结算凭证；取自病案首页的数据与首页保持一致性，取自票据的数据与医疗收费票据上的分类项目一致，数据具有唯一且统一的规范性。另外，医保清单数据从医院系统中直接采集，无须人工填写。

2021 年 11 月国家医保局印发《DRG/DIP 支付方式改革三年行动计划》（以下简称《计划》）。《计划》提出，从 2022 年到 2024 年，全面完成 DRG/DIP 付费方式改革任务；到 2024 年年底，全国所有统筹地区全部开展 DRG/DIP 付费方式改革工作；到 2025 年年底，DRG/DIP 支付方式覆盖所有符合条件的开展住院服务的医疗机构，基本实现病种、医保基金全覆盖。《计划》明确，狠抓统筹地区、医疗机构、病种分组和医保基金 4 个方面全面覆盖，推动 DRG/DIP 支付方式改革实现从局部向全面、从部分到全体、从粗放式向精细化纵深发展。在 2019—2021 年试点基础上，按 2022 年、2023 年、2024 年 3 年进度安排，以省（区、市）为单位，分别启动不少于 40%、30%、30% 的统筹地区开展 DRG/DIP 支付方式改革并实际付费。统筹地区启动 DRG/DIP 付费改革工作后，按 3 年安排实现符合条件的开展住院服务的医疗机构全面覆盖，每年进度应分别不低于 40%、30%、30%；按 3 年安排实现 DRG/DIP 付费医疗机构病种全面覆盖，每年进度应分别不低于 70%、80%、90%，鼓励入组率达到 90% 以上；按 3 年安排实现 DRG/DIP 付费医保基金支出占统筹区内住院医保基金支出的 70%，每年进度应分别不低于 30%、50%、70%，鼓励超过 70% 的基金总额预算覆盖率。

六、医患纠纷与医疗法律依据作用

医疗是一个高危的行业，本身具备了许多不确定的因素，患者是医疗机构最主要的服务对象，极易出现医疗意外、医疗缺陷，产生医患纠纷，异议、民事诉讼案例时有发生。病案是通过法律途径解决问题的重要证据之一。

在病案中，有一系列须患者或家属签字的文件，如住院须知，手术、麻醉、有创操作知情同意书，急、危、重症病情通知书等。这些具有患者或家属签字的知情同意书等文件表达出医疗机构履行了知情同意告知义务，患方享受到了知情同意选择权，并具有法律作用。除了患者及家属签字的文件外，病案记录的本身也是具有法律效力的文件。它记录了医务人员的诊治过程，一旦患者向法庭起诉医院并涉及病案时，医院可以向法院提供病案记录，提供医院"无过错"的证据。如果病案记录不恰当、不完整、不准确或有修改等，在法庭上都将是不利的证据；如果提供不出病案，其后果则更为严重。

七、医疗统计作用

在医疗统计中同样是利用病案的备考作用。病案涵盖了患者身份证明和有关医疗活动的信息，是医疗业务活动数量和质量统计分析的原始资料。医院领导制订计划，监督和指导工作所需要的统计数据，国家规定的医疗统计指标都可从病案信息中取得。医疗统计数据可为国家卫生统计部门提供疾病分布、发病率和死亡原因等数据，为研究疾病的防治和监测提供参考。

八、历史作用

病案记录了人的健康历史，也记录人类对疾病的抗争史，同时病案记录也可以反映某一历史时期的历史事件。例如，现在不少人到医院要求提供出生记录，以作为移民到国外的证件。又如，北京协和医院的病案记录统计表明，日本侵华期间华北地区霍乱病例明显增加，为日本在侵华期间使用细菌战残害我国人民提供有力的证据。

（雷良策）

第三节　病案管理发展的历史回顾

一、中国病案与病案管理发展回顾

医学发展的历史与病案发展历史的轨迹是齐头并进的，有了医学便有病案。

我国的医学档案起源于何时尚未清楚。已知我国最早的医学文字记录可追溯到 3 500 年前的商代。清光绪二十五年（1899 年），在河南安阳出土了大量的商代甲骨文，记录了打仗、祭祀、出巡、狩猎、疾病等情况。

较甲骨文晚些时候的是简牍。单一竹片为"简"，多片编连为"策"；单一木片为"牍"，较狭窄的版称为"木简"，许多版、牍相连为"函"。我国先后在湖南长沙，湖北江陵、云梦，山东临沂，西北敦煌、武威等地发现了大量的秦、汉简册档案。我国最早的病案记录是由公元前 200 年西汉时的淳于意记录的，《史记·扁鹊仓公列传》记录了他写的病案 25 例，称为诊籍。

中国病案管理的历史可以追溯到商代，从殷墟出土的大量医疗记录甲骨文，必定有一定排列的顺序。存于中国历史档案馆的大量宫廷医案，也必定需要适当的管理，但具体的方法尚未见报道。

中国现代医院的历史可以追溯到 19 世纪初，大都是西方传教士来华建立的。一般认为现代病案管理是以北京协和医院 1921 年建立病案室为始。病案室建立了患者姓名索引系统、疾病分类系统、手术分类系统、病案编号系统和患者出入院登记系统。1922 年 3 月建立了医院病案管理委员会。这是中国现代病案信息管理开始的重要标志。虽然还有医院早于北京协和医院建院，但没有形成病案的系统化管理。在第二次世界大战期间，缩微拍照技术得到了发展。这项技术被应用到了病案管理中，成为病案存储的新型技术载体。新中国成立后，特别是 1980—1990 年，我国开展了等级医院评审工作，壮大了病案管理中高级医疗人才队伍，提高了病案工作的地位、档次和管理水平。推动病案管理事业发展到以纸张为主，缩微和电子病历为辅的新时代。1990—2009 年，病案信息专业向现代化管理的发展。病案信息专业管理制度不断完善，如各种管理制度、借阅、查阅、安全防火制度、病案供应制度、整理制度、编码制度、病案质量控制制度、病历复印制度等。管理技术不断改进，部分医院采用缩微技术、条形码技术、光盘扫描技术、姓名索引计算机录入联网技术、住院病案首页计算机管理技术、实名制挂号管理技术和数字化病案管理系统应用，实现数字化载体存储。电子病历技术的逐步使用，可以实现全部病案的数字化存储与共享。

二、国外病案发展回顾

外国的医疗记录历史也很久远，最早也可追溯到旧石器时代。在西班牙旧石器时代的山洞的墙壁上，发现一环钻和手指截断的侧面图。

传说同样也是记录历史的一种方法。传说在古埃及时代的透特（有四个不同的外文名称：Thot，Thoth，Anthothis，Althothis）是文字的创造者。他著写了 36～42 本书，其中有 6 本是医书，涉及人体、疾病、疗病的器械、药物。《艾德温·史密斯纸草文稿》两面共记录了 48 例外科病历。每一病历的书写都有固定格式，有标题（描述疾病情况）、检查、诊断和治疗。对每一病例，他都指出需要或不需要进行治疗。

在现代医院病案管理的历史上，世界上公认的第一个病案室是在美国波士顿的麻省综合医院（Massachusetts General Hospital）。该院开院于 1821 年 9 月 3 日，自开院日起，就保存了完整的临床记录，并对所有病例进行编目。但直至 1893 年才产生需要将编目转为卡片目录的想法。于是，他们请来了图书管理员协助进行这项整理工作，用打字的方法将 1870—1893 年的编目资料用卡片做编目索引。以后的三年间，他们的卡片索引一直是由一位图书管理员协助完成的。到 1897 年年底，该院正式聘用了一位图书管理员专职从事病案管理工作，做索引卡片也就成为她工作的一部分。因此，人类的第一个医院病案室就被认为是建于 1897 年，第一位病案管理员是 Grace Whiting Myers，她是北美病案管理协会的第一任主席和美国病案协会的荣誉主席。

（李晓芳）

第四节　病案管理工作的基本范畴

一、收集

病案资料的收集是病案管理工作的第一步，也是基础工作，在这一过程中要强调掌握收集资料的源头。对于门诊病案，资料源头产生于挂号室。因此，有的病案科（室）将挂号室作为病案科（室）的一部分，这有利于工作流程的通畅。挂号室对病案工作的影响有如下几个方面。

1. 患者挂号后，患者挂号的科别、病案号应立即送到病案科（室），以便迅速将病案送到相应的临床科室。

2. 预约挂号的信息要准确地提交给病案科（室）。

3. 不应让患者自己去病案科（室）取病案。

门诊病案的第二个收集信息处是新建病案处。对于每一个需要新建正规病案（大病案）的患者，这是收集患者最基础个人资料的最佳处所，包括姓名、性别、年龄、身份证号、地址、工作单位和电话等。这些信息是建立患者姓名索引和病案首页的原始资料。门诊病案的其他资料是医师记录及各种检验报告。由于检验报告一般都是后送到病案科（室），因此及时、准确地将这些资料归入相应患者的病案中极为关键，它们是医师对患者执行医疗计划的依据。

对于住院病案，工作流程应始于住院登记。住院登记一般归属住院处领导。但此处也是收集患者身份证明等基本信息处。它不但是建立患者姓名索引、病案首页的原始资料，而且其中包含的入院诊断等信息也是今后统计比较的资料。住院病案信息的收集要注意资料的完整性，医师一般比较注重医疗过程及医疗结果，对于记录、化验报告等内容常常会忽略粘贴，甚至丢失。

无论是门诊还是住院资料的收集，都将涉及病案表格。进入病案的所有医疗表格都应经过病案表格委员会审核，其最重要的常务工作人员就是病案人员。换言之，所有医疗表格的设计、制定通过表格委员会的认可后，在印刷之前还必须由病案科（室）审核方可印刷。表格设计、表格审核是病案科（室）工作内容之一。

病案资料的收集包括一切与患者个人有关的个人主诉、病程记录、医疗操作记录、护理记录、检查化验报告、签字文件、随诊信件等。

二、整理

病案整理是指病案管理人员将收回的纷乱病案资料进行审核、整理，按一定的顺序排列，将小纸张的记录粘贴，形成卷宗。门诊病案的整理主要是将记录按日期的先后顺序排放、粘贴。住院病案的整理则分为三种排列方式：①一体化病案（integrated medical record，IMR），即将病案记录完全按日期先后顺序排放。②按资料来源排列的病案（source‐oriented medical record，SOMR）。③按问题排列的病案（problem‐oriented medical record，POMR）。第一种方法不利于资料的比较，因而现在不使用。第二种是目前普遍使用的方法。第三种则是应提倡的方法，特别适用于教学医院，有利于电子病历的记录。

病案整理过程包括资料的装订，一般是书本式装订（左装订），应避免上装订方式。

三、加工

加工是将资料中的重要内容转换为信息，一般是采用索引形式，目前，我国病案管理的加工主要是对病案首页内容的加工，几乎所有的医院都将病案信息全部录入计算机。对疾病诊断采用 ICD‐10 编码，对手术操作采用 ICD‐9‐CM 编码。

加工还应包括将病案资料的载体由纸张转化为缩影胶片、光盘甚至录入到计算机硬盘。电子病历技术在我国处于发展中，电子病历技术的应用，尤其是经过我国法律的确认后，将会影响和改变目前的加工方式，将会提升病案信息管理工作的水平。欧美国家在 20 世纪 50 年代开始采用缩微方式保存病案，随着科学技术的发展，以后又应用了缩微数码技术，现在重点在于发展电子病历。电子病历是信息加工的最佳基础，其优点还包括可以降低医疗费用和提高医疗安全。因此，电子病历成为世界关注的和开发的重点。2004 年，美国建立国家卫生信息协调办公室，提出 10 年内在全美范围内将病案信息电子化。法国全球最大的民用计算机工程投入了 90 亿美元用于电子病历项目。目前，由于计算机的广泛普及，医院越来越多的设备是数码设备，使病案电子化的运行提到了议事日程。而历史病案的电子化则主要采用影像扫描方案。由于单纯缩微方法不利于计算机的检索，以及设备的专用性过强，一般医院都不采用，一些已采用缩微保存病案的医院为了使其可以在网络上运行，则将其转为电子方式。缩微数码方式因其需要双重维护，一般医院也不采用。

四、保管

保管是指病案入库的管理。保管对病案库的环境有一定的要求，如病案库的温度、湿度、防尘、防火、防虫害、防鼠和防光等。保管好病案与病案排列系统、病案编号系统、病案示踪系统和、病案借阅规定等有密切关系。没有最好的病案管理体系，系统、流程合理就是最好的。应视各医院的条件、环境、病案流通量等诸多因素决定采用某一管理体系。较为理想的保管病案体系是：单一编号＋尾号排列＋颜色编码＋条形码＋计算机管理。

数字化技术的应用将会改变目前的病案保管方式，将更利于病案的保管及保管质量。

单一编号可以保证病案的唯一性，可以让医师一次性、不会遗漏地获得患者全部资料。尾号排列可以加快纸质病案的检索、归档速度，而且可以保证工作面的平均和最大限度减少病案移架的情况。颜色编码可以降低病案归档的错误率，即使发生错误也可以在最短的时间内给予纠正。条形码则可以有效地控制病案的去向。条形码与计算机管理则提高了病案管理的准确性和工作的效率。

五、质量控制

质量控制（质控）是病案科（室）的一项重要工作，通过查找质量缺陷，分析造成缺陷原因，最终达到弥补缺陷（提高服务水平、降低成本、增加效益等）的目的。

病案质控包括病案管理质控与病案内容质控两部分。病案管理质控是指对病案管理工作的各个流程进行质量检查、评估，例如出院病案的回收率、门诊病案的当日回库率、疾病分类编码的准确率等。通常，对病案本身记录的缺项检查也包括在管理质控的范畴；病案内容质控主要通过检查病案书写质量，从格式到医疗的合理性等各方面进行监控。监控包括环节质量监控和终末质量监控，它是医疗质量监控的重要手段之一。病案管理质量监控一般由受过病案管理专业培训的人员来完成，病案内容质量监控需要有良好医学背景的人员来完成。

在发达国家，早期的医疗质量监控是通过对医师资格的认证、对医师某项医疗准入的授权以及时通过同行检查方式来实施的。而当今医疗质量监控是通过对设备及工作方法的标准化来获得保障。因此，现在的医疗质量监控方法必须是传统与现代的结合。由于病案可以在一定程度上反映医疗效果及工作流程、工作效率的情况，因此病案成为医疗质量监控的资料来源之一。病案质控的方法通常采用如下步骤：制定标准、执行标准、检查执行情况和反馈。目前病案的终末质控仍占有一定地位，环节质控日益被人们重视，目标管理、科学的质控体系还未建立，质控方法也亟待提高。

六、服务

病案只有被使用，才能体现其价值。使用病案的人员除医师外，还有其他医务人员、医院管理人员、律师、患者及家属、医疗保险部门等。越是近期建立的病案，使用频率越高。越是有价值的病案（特殊疾病、特殊人员），使用频率越高。保管好病案的目的是更好地提供利用。

病案信息作用的体现是利用，而不是看管。因此，病案管理的一个重要环节是服务。服务分为两类：一类是被动性的，是根据用户的需求提供信息或病案，如提供门（急）诊或住院医疗所需要的病案；另一类是主动性的，如主动地向医务人员通报存储的病种信息、管理信息、协助医务人员及医院管理人员设计研究方案，利用专业数据库查询研究数据，摘录数据、随诊患者和处理数据等。

病案资料的社会性利用在近年来有较大的发展，首先是患者流动性大，需要持医疗文件转诊。其次是医保部门的审核，需要患者提供病案复印件。这些使用都获得法律法规允许，病案科（室）应给予提供。

随着国家医疗体制改革，在门诊挂号，门诊病历及诊疗手册应用中借助了大量互联网技术，改变了传统的挂号模式及工作流程，极大地方便了患者和临床医务人员，提高了医院的管理水平。

（李晓芳）

第五节　各类人员对病案的职责

一、医院管理者

医院管理者是由院级领导、职能处室领导、管理处室领导组成的医院管理团队，分别实施着决策层、管理层、执行层的不同功能，有选派、聘任病案科（室）主任或负责人的权力，对病案科（室）主任在履行科室工作职务期间，按国家卫生行政管理部门有关制度、规范、标准，在病案科（室）的建设和发展中，予以人、财、物等方面的合理、适度支持，保证病案科（室）工作的正常、顺畅地进行。监督、督促病案管理工作，协调病案科（室）与全院职能管理处室、临床、医技科室、信息技术支持科室的工作关系，使病案科（室）发挥平台科室的管理和技术功能。

二、医务人员

医务人员是病案记录者，他们包括医师、护士和医技人员。

医务人员应当准确、完整、详细记录诊断治疗、检查、护理过程及结果，及时采集有关患者的健康信息及有法律效力的签字文件。

依国家卫生行政管理部门的有关规定，按时完成病历各项内容的书写，保证病案的完整和质量。配合病案专业人员完成病历的回收。

三、病案信息管理人员

收集、整理、加工、分类、统计、保管病案信息并提供病案信息的服务。借阅、复印、归档、终末病案质量核查，保管病案并提供病案信息使用的服务，实施电子病历技术时应有电子病历归档目录和电子病历的归档。

四、患者

依国家卫生行政管理部门有关规定，患者享有复制或查阅病案的权利。同时患者应按国家卫生行政管理部门、医疗机构规定，提供本人真实、可靠、准确、完整的个人信息和病情发生、发展过程的描述，爱护纸质病案，不可私自拿走、抢夺和损坏纸质病案。随着数字化技术的发展，将提供给患者更便捷、实用的病案载体。

（吴康鑫）

第六节 病案管理学术组织

一、中国医院协会病案管理专业委员会

我国第一次全国性的病案统计会议是于 1981 年在南京召开的。从此，病案的学术活动逐渐活跃，各地学术组织纷纷建立。北京率先于 1982 年在中华医学会北京分会医院管理学会建立了病案管理学组。1988 年，全国病案学会组织建立。1992 年，我国病案学会以中华病案学会（Chinese Medical Record Association）的名义加入国际病案学会（International Federation of Health Records Organization，IFHRO）。2005 年中华病案学会更名为中国医院协会病案管理专业委员会。为了有利于学术活动的开展，委员会成立了病案质量监控学组、疾病分类学组、病案管理教育学组、电子病历学组、《中国病案》杂志和"中国病案网站"。据统计，目前我国省级学会有北京、天津、上海、河北、山西、黑龙江、辽宁、江苏、江西、福建、山东、湖南、广东、广西、四川、云南、陕西和新疆。除省级学会外，一些市还建立

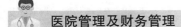

了市级的病案学会，如江苏的无锡市。

自第一次全国病案统计学术会议后，第二次全国性会议到 1988 年才召开。1993 年以后，每年都召开全国学术会议。2021 年因疫情未召开学术会议。

专委会下设六个专业组：电子病案专业组；国际疾病分类专业组；病案教育专业组；病案质控专业组；病案随访专业组；病案数据规范专业组。

二、国际病案学会（IFHRO）

国际上，第一个病案学术组织成立于 1928 年，即北美病案管理学会。由于地域因素，这个以美国人为主的组织中还有一些加拿大人参与。直到 1942 年，加拿大病案学会才从中独立出来。英国病案学会由于第二次世界大战的影响，在战后 1948 年才成立全国性学术组织。1949 年澳大利亚的两个州组成了学会，1952 年成立了全国性学会。第一届国际性病案学会是 1952 年在英国召开的，当时有 9 个国家参加。国际病案学术会议每四年举行一次，但直到 1968 年才正式成立国际病案学会（International Federation of Health Record Organizations，IFHRO）。除了世界性的会议外，一些地区性的学术会议也在组织。如欧洲病案学术会议每两年召开一次。在 2004 年召开的国际病案学术会议决定设为每三年召开一次会议。2010 年瑞典、西班牙被接纳为新的会员国，目前会员国已达 20 个。

（吴康鑫）

第七节　病案信息管理及技术的发展趋势

我国病案（卫生信息）管理及技术随网络技术、数字化技术及其他与病案信息管理有关的信息技术等的发展和实践正在迅猛地进步，但发展是不平衡的。在国内经济发达的地区，不少医院在享有的院级、科级局域网的基础上，更加接近真正的电子病历系统，实现数字化病案、大数据库，让完整病案信息中的数据实现共享。国家卫生行政管理部门遵照党中央、国务院的信息化发展规划，出台了多项与病案信息化建设的文件，促进了中国病案管理及技术发展趋势逐步向信息化管理、计算机化管理、网络化技术管理、数据库管理的方向发展。今后病案（卫生信息）管理的发展趋势如下。

一、广泛、深入地参与医院的经营和精细化管理

医疗产业这一概念在当前社会发展中并不鲜见，该医院作为医疗产业链中的一个环节，经济和经营中的精细化管理是其中的一项重要工作。今后医院的管理者可能不一定是由临床医师转变而来，其工作应是由具有相当医学背景的专业经理人或专职的医院管理者承担。医院之间存在着竞争，这种竞争主要是服务功能、服务能力、服务质量的竞争。竞争需要精细化的数据，而病案信息及其产生的数据可作为支撑系统之一而发挥巨大作用。

病案信息可以提供丰富的管理信息，包括数量信息、质量信息、医院管理信息、经济经营信息、医疗费用信息、工作效率信息、人员管理信息、疾病、手术和操作病种信息。病案信息中产生的数据可以体现出医院、科室、个人的综合情况，为医院管理者从长官意志、经验管理向科学管理转化提供支持。因此医院管理层应懂得和学会利用病案信息进行医院的精细化管理。

当前，我国正在进行医疗体制改革，医疗体制改革不断向前推进，病案信息及数据也可以为医改顶

层设计和落实提供帮助，让病案信息及其中的数据在医改中被政府各有关部门所共享，达到医改顺畅进行的目的。

二、涉及医患纠纷与民事诉讼

国务院颁布的《医疗事故处理条例》《医疗纠纷预防和处理条例》、国家卫生行政管理部门颁发的病案管理配套文件、《中华人民共和国侵权责任法》的实施，都十分突出地强调和说明了，在处理医患纠纷的医疗事故鉴定中，在因医患纠纷产生的民事诉讼案例中，病案作为"书证"证据之一的重要性。大量案例医疗鉴定或法律诉讼结果，都时时刻刻提醒医疗机构、医师和病案管理者，要规范地完成每一份病历的书写，要保管好病历或病案。医疗机构有责任做好病历、病案书写质量和保管的监督工作，遵守我国现行的城镇职工、居民、新农合医疗保险规章制度，遵守商业医疗保险规章、制度，尽量不因病案中的记录与上述规章制度不符合而产生医患纠纷或民事诉讼案例，也是十分重要的。

三、病案信息管理向卫生信息管理方向发展

病案的作用已不仅是传统的医疗作用，它的作用得到扩展、延伸。原始病案资料在许多场合已不能满足各方面的要求，因此需要对信息进行加工和管理。目前，我国医院的病案信息加工基本上限于病案首页，这还只是初步的、基本的信息管理。病案还存在丰富的信息，还有待开发。病案信息还可以与其他管理信息结合，发挥更大的信息作用。

病案管理向卫生信息管理方向发展的具体表现是电子化病案。在当今的 E 时代环境下，卫生也是 E 卫生，病案也必然要 E 病案。电子病历的概念绝不是一般的利用计算机的录入、输出功能，目前不少医院都存在简单地利用预先写好的某种疾病的病历模板，将同种疾病不同患者的病历套入。这是一种简单的复制，失去了每个病例的特异性。医务人员由于工作繁忙，常常不能将不同的情况完全修改后完成病历，出现了男性患者"受孕 3 个月"、女性患者"阴茎发育正常"的记录。

电子病历概念应当是无论患者在医院的任何专科治疗，都可以获得在医院各部门治疗的医疗信息；电子病历有警示系统，当出现不正常的化验报告时或药物配伍有禁忌时，计算机可以发出警告；电子病历系统还应当有电子资料库的支持，链接到一些电子图书、杂志资料库。当需要了解某种病的最新诊断、治疗方法时，可以获得参考资料，循证医学的方法可以直接引入病例治疗。实施电子病历在技术上没有困难，它的瓶颈是标准、观念和录入，当然经费也是一个极为重要的因素。

卫生信息管理应在原病案信息管理的基础上加入健康信息管理的内容，让人群一生中的各个阶段健康信息疾病诊疗信息、健康随访信息在社区医疗服务中心及二级、三级医疗机构中共享。互联网技术将能够做到信息共享，是对国家整体政策制定，大健康管理预防为主，疾病及时诊疗，卫生经济学预测，基本医疗保险费用管理，老年性疾病、慢性疾病、肿瘤疾病及传染性疾病防治工作精细化管理在医疗信息数据上最好的支撑。

四、电子病历

随着信息技术的不断提升，病历的电子化在医院已广泛实行，不仅包括纸张病历的所有信息，还包括动态的图像、诊疗过程数据，是整个医院以患者诊疗为中心的计算机信息化。

这一技术的应用，给医生、护士、患者、院内管理等各个角色带来了便捷，电子技术应用在病案信息管理业务中，还包括患者的姓名索引、电子病历归档目录、电子病历完整归档、电子病历的借阅、电

子病历的备份数量、电子病历的异地保存、电子病历共享的分级授权管理、电子病历归档后的授权修正管理，电子病历适宜、合理的结构化、半结构化模板设计及产生数据后的计算机数据处理。从法律层面固定电子病历的保存年限。

手工书写、计算机打印、电子病历共存的客观事实，还会并存多年，将会从全部纸质走向少纸，再达到无纸。在解决了医、护、技采用电子病历技术完成全部病案时，还应推进患方的电子化技术的应用，如患方在各种、各类知情同意书中的签名技术、指纹技术等，这是组成电子病历的重要技术之一。需要政府制定法律的部门、国家卫生行政管理部门、医疗机构、IT 业的传承共同努力实现。

五、专业人才需求

我国目前病案信息管理绝大部分医院仅做的是基本管理，以手工为主，我们需要的是病案信息的信息化管理，改变大部分以手工为主的管理方式，提高信息化管理层级。在需要计算机技术、网络技术、数据库技术支撑的同时，更需要的是掌握疾病分类知识，掌握医学基础知识、临床医学知识、流行病学知识、卫生信息学知识和计算机技术的专业人才。

目前的病案管理专业人才通过近 30 年的中等专业教育，近 20 年的大学专科教育，近 10 年的大学本科教育而来。本科的卫生信息管理教育还有改进的空间，远远不能满足我国的实际需求。个别大学有研究生学历教育，在国外学成归来的高学历人才还只占少数，与发达国家有明显差距。在从业人员的综合素质上，学历教育、在职教育、继续教育都在改变和提升中。因历史原因和客观现实，部分从业人员不能满足病案信息、卫生信息事业的快速发展和医院精细化管理的要求。医院对病案信息管理专业人才的需求强烈。医疗机构或中国的病案信息管理学术、学科的建设及可持续发展，急需一流的专业人才组成的团队，去管好病案、用好病案、深度挖掘病案，让病案信息及数据为医院中精细化管理、我国的医疗体制改革发挥出应有的作用。

（孙　莹）

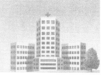

第八章 医疗设备管理

第一节　医疗设备概述

　　20世纪末，科学技术呈加速度发展，新学科、新技术、新发明似雨后春笋般地涌现。高新技术以医疗设备的形式，进入医疗技术领域，带动着医学科学技术的发展。以高新技术装备的现代化医疗设备往往是结构复杂、加工精细、技术精度非常高的仪器设备。

一、现代医疗设备的特点

（一）医疗设备技术上的综合化程度提高

　　科学的高度分化与综合，在医疗设备中也有明显的反映。"专项测定""一次性使用""无维修设计"等中、小型医疗器械的出现，是科技分化的体现。而光、机、电、计算机、新材料等高新科技成果，多学科综合应用的大型医疗设备，如CT、MRI、伽马刀、PET等，也是科技综合的产物。它们有精密的设计、复杂的结构、智能化的电脑控制、全自动的数据——图像处理系统，使医疗设备具有技术精度高、运转速度快、操作程序化、数据处理自动化及稳定性、重复性好的特点。

（二）医疗设备的技术更新周期缩短

　　科技的发展使知识更新周期大大缩短，从而使医疗设备的技术寿命也相应缩短。技术知识的更新，带来的是新技术、新型号、新品种的医疗设备不断出现，产品陈旧化的速度加快。以CT为例，从第一台样机临床试用至今，产品不断改进，新产品的图像扫描时间已大大缩短，甚至可用于心脏的动态扫描。

（三）医疗设备的结构一体化、操作自动化

　　随着大规模集成电路成本的下降，医疗设备中大量的电子线路结构已由一体化组件构成，使设备的稳定性、可靠性大大提高，维修简便易行。又由于计算机技术的广泛应用，使医疗设备的智能化程度有所提高，操作实现自动化。如自动生化分析仪的检测，只需把样品按规定输入，仪器能根据设定的程序，进行自动检测，并把处理好的数据打印在记录纸上。医疗设备操作自动化是当今医疗设备的一个显著特点。

（四）医疗设备的性能、价格比提高

　　科技进步、市场竞争及大规模的自动化生产，使医疗设备的性能、质量有了较大的提高，而制造成

本及使用维护费用却有所降低，使医疗设备总体的性能、价格比有所提高。这不仅对提高医院的医技水平有益，而且也对减轻患者的负担有利。

二、医疗设备的发展趋势

随着科学技术的不断发展，医疗设备的原理、结果和性能，将不断地发生变革，其发展的趋势如下。

（一）医疗设备诊断的精确度逐步提高

医疗设备是医生诊断疾病的重要手段和工具，只有检测的高度精确性，才能保证诊断的准确性。医疗设备将从一般定性逐步向准确定量和定位的方向发展；从常量分析向微量分析和超微量分析方向发展，而且患者被测的时间将越来越短，承受到伤害程度将大大减少。

（二）医疗设备治疗的方法和手段更加先进

医疗设备作为医生为患者治疗疾病的工具和手段，既要能治好疾病，又要尽量减少患者的创伤和痛苦。新型的治疗设备逐步从大创伤到小创伤，从小创伤向无创伤方向发展，治疗的方法与手段更容易被患者接受。例如，无痛分娩、无痛肠镜检测等治疗检测手段的出现，就很好地说明了这种趋势。

（三）医疗设备的使用操作更为简便、直观和快捷

电脑与自动化的使用，使医疗设备具有人工智能化，能实时测试，实现图文并茂的"菜单"化选择方式，感应触摸式指令输入、数字显示、自动数据处理、储存及打印，使操作更为简便与快捷。例如，生化检测所使用的全自动生化分析仪，还有病理检测时使用的全自动显微镜自带激光照相机、打印机及电脑处理软机，可将检测结果在进行电脑自动处理后，直接打印。

（四）医疗设备的体积小型化、功能多样化，环境要求简易化

大型医疗设备的体积逐步向小型化、微型化方向发展，功能向多样化、实用化方向发展。遥控式、电话传输式、长时间全方位监控式的设备正在逐步研制，并被投入使用。医生能在患者自然生活状态下，实现监控。先进的医疗设备环境条件的要求也在大大降低，对环境的污染也大为减少。

（五）医疗设备将为预防医学与康复医学的发展提供新设备

随着卫生事业的发展，预防医学及康复医学的地位在日益提高，各种多功能、高效率的预防、康复医学专用医疗设备也层出不穷。这对进一步提高卫生保健及人民的生活质量产生了不可低估的作用。

三、医疗设备的功能分类

（一）诊断设备类

诊断类医疗设备包括X线诊断设备、功能检查类设备、超声诊断仪、核医学诊断类设备、内镜、实验室诊断类设备、五官科检查设备、病理诊断设备等。

（二）治疗设备类

治疗类医疗设备包括病房护理设备、手术设备、放射治疗设备、核医学治疗设备、理疗设备、激光设备、低温冷冻治疗设备、透析治疗设备、急救设备及其他治疗设备。

（三）辅助设备类

医疗辅助设备包括高温高压消毒灭菌设备——中心吸引及供氧系统、空气调节设备、制冷系统、血

液冷藏储存设备、超声波洗涤装置、制药机械设备、医用数据处理设备、医用摄影录像设备等。

（郭云萍）

第二节 医疗设备管理

现代医学的飞速发展，在某种意义上依赖于先进医疗仪器设备的诞生和使用。先进医疗仪器设备的使用，一方面大大提高了医院诊疗水平；另一方面使医学研究进入了分子时代，医学科研成果得到质的变化和进展，从而又促进诊疗水平的提高。国外有人认为医院已进入"仪器设备时代"，可见医院设备及其管理的重要性。医院的建设和发展既要有高水平的医学人才，又要有先进的医疗仪器设备，只有这样才能不断满足人民群众日益增长的医疗需求。

一、设备管理的意义和作用

（一）医疗设备是医疗技术的重要支持条件

医院医疗技术主要决定于两个方面：一是"硬件"，即物质条件保障系统；二是"软件"，即医疗技术人才。两者缺一不可。医疗设备是"硬件"中的关键。拥有一流医疗技术的现代化医院一定有反映现代化科学技术水平的医疗设备。

（二）医疗设备是开展医疗技术服务的工具和手段

"工欲善其事，必先利其器。"医疗设备是现代科学技术的物化形式，是开展和实施医疗技术服务的工具和手段。医院是以患者为对象、以医疗技术诊治疾病为目的的场所。现代医疗技术的发展，使人们对人体和疾病的认识，已从整体、细胞水平深入到分子、亚分子水平。没有先进的医疗设备，就很难达到正确定位、定性、定量地诊治疾病的目的。事实证明，当今日新月异发展的医疗技术方法，在先进医疗设备的配合下，已打开了人类一个又一个的诊疗"禁区"，大量的疑难杂症得到了准确的诊断和彻底的治疗，这无疑给患者带来了难以置信的福音。

（三）医疗设备是提高医疗技术水平的技术保障

现代科技的发展已经证明，医疗设备对提高医疗技术水平和医学的发展有着十分明显的作用。先进的新型医疗设备的问世，加速了医学科学和医疗技术的发展，并使医疗水平提高到一个新的高度。

二、医院设备管理的原则

（一）动态管理原则

动态管理原则是指医院医疗设备的管理应该因地制宜、因人制宜、因事制宜，即应该根据实际情况，对不同类型、不同科室和不同性能的仪器设备采取不同的管理方法。有时甚至要针对不同需要（如临床诊疗需要、研究工作需要或学科建设需要）制定不同的管理办法和政策。医院医疗仪器设备的管理要有一个导向性，要根据医院发展的目标制定配置规划。

（二）系统管理原则

系统管理是指要把对医疗仪器设备的管理作为医院系统下属的子系统来管理，要树立整体观念，克服部门所有的狭隘观念，要从整体功能的发挥和整体效益的大小，而不是局部功能和局部效益来考核仪

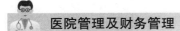

器设备管理的成效。同时，在决定是否要购置装备某仪器设备时，也必须从整体资源条件、技术条件、管理条件和市场条件角度来考虑，并进行优势分析，以防止仪器设备的不合理配置。

（三）经济管理原则

经济管理原则是指必须按照经济规律办事，按照价值规律办事，做到在医院仪器设备管理中，包括购置、使用、保管、领取、维修、更新过程中，都应进行经济核算，讲究效率，发挥资源效果。

（四）开放协调原则

开放协调原则是指在仪器设备管理中应坚持开放观念，充分提高资源利用率，重视仪器设备利用的信息交流和反馈，提倡资源共享。在仪器设备管理中，绝不可采取"闭关自守"的落后政策和封闭措施，尤其要防止和扭转少数科室或人员把购置装备先进仪器设备作为谋取小集团利益或个人利益的工具。

三、医院设备管理的组织

随着医院医疗仪器设备在数量和质量上的发展，绝大多数医院已建立了独立的设备管理的职能机构——设备科（处）。设备科（处）在院长领导下，在副院长的具体分管下开展工作。同时，为保证医疗仪器设备购置的正确性和管理的有效性，医院应成立以专家为主体的医疗仪器设备管理委员会。由于医院医疗仪器设备的结构、工作原理与功能越来越复杂（尤其是大型医疗设备），较多的仪器设备维修已依赖于生产与销售的厂商，因此目前许多医院设备科（处）的维修功能已有所弱化。

医院设备科（处）的主要职能如下。

1. 根据医院发展规划目标和医疗、教学、科研工作需要，制定医院仪器设备的装备规划和分阶段执行计划。

2. 根据各临床、医技科室申购计划和储备情况，编制年度采购计划，呈报院长批准后执行。

3. 制定医院仪器设备管理规章制度和具体管理办法、实施细则。

4. 具体组织实施医院仪器设备的装备规划，切实做好仪器设备管理过程中的采购、订货、验收入库、安装调试、领发使用、维修保养、调拨转让、更新改造、报损报废、计量检查、统计上报等一系列日常业务工。

5. 组织医院仪器设备管理的有关信息资料的收集、整理、综合、分析、保存、检索等工作，为医院领导提供相关决策依据。

6. 组织和帮助医务人员掌握使用仪器设备的方法和要领，提高医务人员有关医学工程技术的知识。

7. 协同医务人员合作开展有关仪器设备的技术革新和科学研究工作，推动医院技术开发和新设备的研制工作。

8. 严格执行规章制度，遵守医院职业道德建设规范，防止仪器设备购置中的不正之风，努力提高经济效益。

四、医院设备管理的主要内容

医院设备管理是对仪器设备物质运动形态和价值运动形态全过程的管理，主要内容包括装备管理、技术管理、经济管理和政策法规管理。

（郭云萍）

第三节　医疗设备的装备管理

医疗设备的装备管理是指设备从落实资金和预算，查明需要，经过综合平衡，编制计划，再选型订货，直至设备到货为止这个全过程的管理。做好装备管理必须充分地进行调查研究，选取最优的装备方案加以实施，才能合理使用资金，为临床医疗工作提供最恰当的技术装备。

一、装备管理

（一）中长期装备规划

从管理来说，每所医院都应有三年、五年的远景规划，在这个规划中必须考虑医院规模的扩大、人员的增加、科室的发展、业务的增长及医疗装备的更新、改造和更大的投入等问题。实践表明，医疗装备的投入与医疗质量的提高和业务收入的增加有密切的关系。因此，医疗装备的中长期规划是医院决策者不容忽视的重大问题。

（二）年度购置计划

年度购置计划是下一年度医院的装备计划。它是医院领导根据当年度及下一年度医疗、教学、科研的总目标，业务发展计划，各科室的需求及资金情况，从全局出发，综合平衡后确定的计划。年度装备计划有利于既确保重点，又照顾到全局；有利于大型设备的更新、改造和再投入；有利于科室间的平衡；有利于资金的合理安排和利用；有利于领导集中精力抓大事。

（三）平时的临时申购

在年度计划执行过程中，由于形势任务的变化或有新的科研课题产生，必然要对年度计划做必要的修正和适当的补充。这就要通过平时的临时申购工作来解决。具体做法是：由使用科室填报仪器设备申购表，写明用途、配套条件、人员培训、收费标准等事项，再由设备管理部门审核提出意见后报医院领导批准后进行购置。

（四）常规设备材料的计划管理

对使用量大、品种规格比较确定的常规医疗材料，如 X 线胶片、一次性输液器、注射器、敷料、试剂等，可由管理部门的经办人员根据上年度的使用情况并充分估计到医疗业务的发展后，按品种、规格、数量及估计金额等项目制定出月度及年度的购置计划，经设备管理部门审核并报医院领导批准后执行。

对不能确定计划的医疗设备材料，在需要补充或增添时，按临时申购的办法，按审批权限报批后执行。

二、医疗设备的装备原则

我国有各种类型各种规模的医院，各医院的任务、技术状况和条件不同，仪器设备的装备标准也不完全一致，但一些基本的原则是共同遵守的。

（一）有证的原则

所选购的医疗仪器设备必须具有医疗器械产品注册证。这些产品应该是经医疗器械行政管理部门审

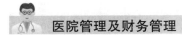

核合格准入市场的产品。对无证产品不能购买。

（二）经济的原则

所谓经济的原则，即按经济规律办事，讲究投资的经济效益和厉行节约，降低成本，减轻患者经济负担。

1. 确定价位　购买仪器设备时，首先要确定好价位，即出多少钱去完成这项装备工作。在科技发达的今天，同类产品到处可见，国外有，国内也有，大公司有，小公司也有。到底买谁家的产品？首要的一条要考虑你拥有的资金。

2. 首选国内产品　凡国内产品的性能、质量上能满足要求的就不必引进国外产品，凡只需进口关键主机，其配套附属设备可在国内购买。这样做既达到目的又可节约大量资金。

3. 追求高的性能价格比和低的成本消耗　在选购机型时，机器的性能同价格是一对矛盾，高性能必然要高价格。为了评价各厂商之间产品的优劣，性能价格比是一个重要的指标。我们希望在满足临床使用要求的前提下，使机器的价格尽量压低，即要追求高性价比。

另外，仪器设备投入使用后还有一个维持成本问题，如水、电、汽、人工、材料消耗等。特别要考虑消耗材料的来源与依赖性，引进国外设备，使用国内消耗性材料，是低成本消耗的选购原则。

4. 优惠的付款方式　仪器设备的订购，必然涉及付款方式问题，是分期付款还是一次性付款，是预付定金还是付全额，或是待货到安装、调试、验收合格后付款，各种方式，我们应选择一种付款时间最晚的，使仪器设备投资资金的风险降到最低。

（三）实用原则

1. 技术先进　技术先进是指该产品采用的原理、结构具有科学性、先进性，技术参数在同类产品中比较突出领先。要防止由于信息不灵而引进淘汰产品。

2. 产品成熟　产品成熟是指该产品为非试制品，是经过临床大量实践检验、有广大用户基础的。对厂商首次推出的试产品不要轻易采用，也不要轻信厂商的广告宣传。

3. 质量上乘　质量上乘是指产品的可靠性、安全性及耐用性在同类产品中是领先的。

4. 相信名牌　名牌产品是大家公认的优质产品。名牌产品是名牌厂商通过对其产品的性能、品质、工艺、可靠性的不断开发、改进、提高及对生产各环节的严格管理，经过激烈的市场竞争而获得的结果。所以，买名牌就是相信厂家的内在质量。另外，名牌厂商又比较注重售后服务，因此又可以买到"放心"。当然名牌产品的价格会比普通产品贵一些，这就要根据所定的价位来权衡了。

（四）功能适用的原则

功能适用就是物尽其用，充分利用和发挥仪器设备资源的作用，从临床实际工作出发选择比较实用的功能，过多地选择不常用的功能是不适用的。例如，选购门诊一般检查用的仪器设备就应如此。但是，对用于研究、开发的各类临床实验室的仪器设备，除了选择当前工作需要的功能外，还要考虑到学科发展中所需要增加的功能，也要选择比较齐全的功能。总之，根据临床工作的实际需要，实事求是地选择仪器设备的功能是功能适用的选购原则。

三、医疗设备的选择和评价

设备选择是医院设备管理的一个重要程序，无论对新医院的基本建设或者老医院的设备更新而言都很重要。

在选择设备时，必须充分研究下列因素。

（一）需求评价

购置此项设备是否合理？临床上为什么要购买？其需求的迫切性如何？有无其他可供选择的代替办法？譬如，内部有无潜力？能否将原有的设备修复使用？目前，医院正在逐步推广设备购置的可行性论证。

（二）可能性

可能性主要指 3 个方面：第一，资金来源，就是经费是否落实。我国医院购置设备的主要资金来源是医院的业务收入，必要时可采取租赁、分期付款等方式来弥补资金不足。第二，硬件条件，有足够的房屋空间来供设备使用，包括水、电、气等。第三，技术条件，即医院目前是否具备使用的技术力量，有无维护、维修的技术力量。若这些条件不具备，即没有足够的可能性，则不应急于选购。

（三）技术评价

该设备是否国内已生产？其质量如何？如需引进，国外哪些国家有生产？罗列国别、厂商、型号以及各型号的价格、性能、成本效益等，进行权衡，选择价廉物美的设备。

对于精度的选择，要从实际需要出发，不能盲目地追求高、大、精、尖，应讲求实效。对于引进设备，要注意不能引进国外已经或将要淘汰的仪器设备。选型时应注意主机和标准附件的完整性。

（四）维修性

维修性主要指两方面：第一，应选择维修性能好的设备，即指设备结构合理，零部件组合合理，易于拆卸修理，零部件互换性强；第二，应选择售后服务好的厂商或代理商，即当设备出现问题时，那些能及时上门提供高质量维修服务的厂商或代理商应成为首选。

（五）经济性评价

1. 最佳寿命周期费用 最佳寿命周期费用是指设备费用效率（或称费用效果）最高时的寿命周期费用。这时寿命周期费用最经济，其计算公式如下：

设备费用效率 = 设备综合效率/寿命周期费用

寿命周期费用由设备的生产费和使用费组成。生产费是指从设备设计、制造、调试、运输直至安装为止所发生的全部费用，实际工作中称设备购置费；使用费包括维护、能源消耗、环境保护、保险、教育培训、技术资料等所需费用。

设备的综合效率，不单纯是生产效益，而且还包括设备的可靠度、维修度、时间可利用率、能源消耗、安全性、人机因素等综合的系统效率。

2. 投资回收期 投资回收期是医院使用设备获得的收益回收其投资所需的时间。其计算公式如下：

设备投资回收期 = 设备投资总额/（每年工作日数 × 每日工作次数 × 每次收费数）

在其他条件相同的情况下，投资回收期越短越好。

3. 费用比较法 费用比较法又可分为现值法、年值法和终值法。

（1）现值法：将每年使用费折算成设备购置后投入使用的第一年年初的价值——现值，加上设备投资额。据此进行不同设备寿命周期总费用的比较，从中选优。

（2）年值法：将设备购置时的最初投资换算成相当于使用期间每年支出的费用，再加上每年的平均使用费，得出不同设备每年应分摊的费用，然后比较。

（3）终值法：将不同设备最初购置费和每年使用费的总和折合成最末一年的价值——终值，然后进行比较。

四、医疗设备的购置

（一）医疗设备购置途径

1. 集中订货　国产医疗设备可通过全国性医院设备订货展销会来解决，一般大部分医疗设备均可落实。进口设备涉及外汇使用的管理和规定，只能在对口的国际医疗器械展览会上，在外贸公司的协助下集中订货。

2. 市场采购及零星订货　随着市场经济的发展，国产医疗设备的销售走向市场化，由商业部门或生产厂家自行推销。部分进口医疗设备及配件，也将由商业部门以大批量进口零星出售的方式，来满足医院的需要。

3. 协作调剂和转让　对于少量急需的医疗设备及配件，一时采购不到，无法满足医疗上的紧急需要，而有的单位暂时不一定使用或积压在库，可以通过协作调剂的中介机构和网络，以内部调剂或转让的方式及时解决。

（二）医疗设备的购置方式

1. 现货交易　这是市场零星采购中常用的一种方式，是以商店标价为依据，用现金或支票等结算，当场验收及时提货的直接交易方式。

2. 合订　大型医疗设备订购及设备批量购置中，为维护双方的利益，常用签订经济合同的方式订购。订购合同应根据《经济合同法》的有关规定，经双方协商，对各项具体条款在取得一致的意见后，按规定的格式签订具有法律约束力的书面协议。合同应条款齐全，权利义务关系明确，一经法人或代理签字，双方都必须严格履行。

3. 招标　招标采购是国际贸易中常用的先进方式。它能引起厂商的激烈竞争，使用户得到较多的优惠条件。招标适用于大型医疗设备或大批设备的一揽子订购。国际财团、组织或银行的资助项目，一般都要通过公开招标才能认定订购项目。所谓招投标，是指用户（招标人）通过有关机构和媒介事先发出通知，说明购置医疗设备的要求和条件，写好招标文本，邀请厂商按一定程序前来购买招标文件，做好投标准备、投标人根据招标文件中规定的时间和提出的要求、条件填好投标文本，提出具有竞争性的优惠条件，以争取中标达成交易。招标人根据回收的标书，通过公正、合法的专家评标，选择条件最优越的一个投标人，作为购置医疗设备的成交伙伴，这种方式虽然手续烦琐，然而是较先进的、科学的一种购置方式。

（周　力）

第四节　医疗设备的使用管理

医疗设备的使用管理是指设备从到货起，经过验收入库、出库发放、财产账目、技术档案、使用率调查等一系列程序，直至设备报废为止这一全过程的管理。购置设备的目的是使用，仪器设备只有在使用过程中才能发挥其作用。而且，在设备物质运动的全过程中，使用所占时间最长，所以使用管理是一个重要的环节。这个环节的任务，可以概括为两个方面：保证设备的安全，包括数量上的准确性和质量上的完好性，以便完整地保持其使用价值；提高设备的使用率；充分发挥设备的医疗效果，追求更多的社会效益和经济效益。

一、医院设备的常规管理

（一）建立规范化的固定资产账务及卡片

医院设备属医院固定资产范围，为便于清产核资及管理，常采用账、卡双重制。设备管理部门的设备账务要与财务部门固定资产总账内的设备账务相符（账账相符）。设备管理部门对医疗设备可自立账务系统，设立总账、分类账和分户账三账。为了便于使用科室对设备的清点和核对，每台设备在建账的同时，又设有内容相同的正副设备卡片两张。正卡保存在设备管理部门，副卡随设备的流动而转移，直至设备自然寿命终止而报废，正副卡片与账务同时注销。每次清产核资，必须做到设备账务、卡片与实物三相符（账、卡、物相符）。

目前，医院设备的账务管理开始利用计算机信息系统，逐步实现计算机数据库代账，只要输入的数据正确，操作无误，设备的清产核资、对账、统计、报表和查询等都能做到实时处理，达到事半功倍的效果。

（二）做好医疗设备技术档案的统一管理

医疗设备的技术档案是启动设备发挥功能的钥匙以及维修寻找故障的指南。一旦丢失，设备前期管理的文件将消失，使用会发生困难，维修更是无从着手。技术档案资料应包括申购审批文件、可行性论证报告、谈判计划及记录、购置合同及附件、到货装箱单、技术验收记录、使用说明书及图纸、使用维修记录及其他技术资料等。在设备尚在使用阶段，设备技术档案原则上可由设备管理部门统一管理。设备报废处理后，技术档案按序装订成册，交医院技术档案管理部门收藏管理。

（三）制定和健全设备管理的各项规章制度

制度是管理的依据，是生产效益的保证。只有不断完善和健全医疗设备管理的各项规章制度，才能实现设备科学管理的目的。

根据上级主管部门对设备管理的有关文件精神，对照医院上等级的具体要求，结合医院的实际情况，可制定设备管理的各项制度和规定。设备管理的规章制度应包括：医疗设备申请及审批的程序；采购、谈判、验收、仓储及供应制度；医疗设备技术档案管理规定；医疗设备使用、维修制度；医疗设备计量管理规定；医疗设备报损、报废及赔偿条例；中心诊疗室（实验室）的管理制度；设备对外协作与服务的管理办法以及设备使用安全环保制度等。

二、技术管理

医疗设备使用的技术管理是使医疗设备完好运行、发挥效能的保障，是提高设备完好率的有力保证。设备的技术管理贯穿于设备的前、中、后三期的管理之中，从前期的可行性论证和谈判，中期的使用操作、功能开发和维修，到后期报损、报废的技术鉴定都离不开技术管理。设备使用阶段的技术管理主要包括技术验收、操作技术培训和维修3个方面。

（一）医疗设备的技术验收

医疗设备直接用于临床医疗服务，时刻关系到患者的安危。对于医疗设备的技术验收需认真负责，一丝不苟。一般的技术验收包括数量验收与质量验收两个方面。

1. 数量验收　根据合同（发票）及装箱单上所列品名、数量，逐一对照实物，进行清点验收。清点的同时，须仔细检查设备及附件的外观，观察漆膜有无撞击性损伤和改变。清点中发现数量不足或有损坏之处，应一一记录在案，以便日后进行数量索赔。

2. 质量验收　在认真阅读设备技术资料及使用说明书后，弄懂所有技术指标的含义，测试条件、测试仪器和测试方法，按规定要求安装、调试设备，逐个测量技术参数并记录在案，对照设备出厂技术指标及允许误差范围，分析评估设备的质量状况，做出验收鉴定结论。若达不到原定技术指标的医疗设备，可作质量索赔处理。

大型医疗设备往往由厂商派技术人员来医院实地开箱、安装、调试及测定技术参数。医院必须及时提供安装场地，满足设备运行的环境条件，医技人员共同参加安装。调试及技术参数测定，以达到技术标准作为验收认可的依据。

（二）医疗设备操作的技术培训

医疗设备的使用操作、维护保养及管理应定点由专人负责。实行中心化管理的通用性医疗设备，可根据各科室的工作需要，由科室指定的医技人员自行上机操作。然而，不论是专人操作，还是多人操作，所有能上机操作的医技人员，都必须经过上机操作培训和考核，未经上机培训和考核不合格者，一律不准操作。

设备操作的技术培训应包括了解医疗设备的基本原理、结构及主要功能；使用操作的规程和方法；正常运行状态与非正常运行状态的鉴别和处理以及测试结果的正确分析等内容。考核合格者，可发给自行上机操作许可证。

（三）医疗设备的日常维护保养与修理

医疗设备的正确使用和坚持日常维护保养与修理，是延长设备自然寿命及提高设备完好率的关键。设备的日常维护保养与修理，都必须在设备维修记录本上做详细的记录，以备日后查考分析。

1. 医疗设备的维护保养　设备的维护保养是指在日常运行过程中，必须经常（或定期）对影响设备功能和精度的某些不正常技术状态，如脏、松、漏、卡、堵的情况，进行擦洗、上油、疏通及调整等技术处理，使其恢复功能和精度的日常例行工作。一般性的技术维护保养工作应列入操作规程，由使用操作者自行解决。

2. 医疗设备的维修　医疗设备与其他仪器设备一样，使用中会出现各种各样的故障。因此，必须立即进行修理，修理有两种形式。

（1）康复性修理：故障发生后，才考虑到要排除故障。这是一种消极的事后性被动式修理方式，它的特点是故障波及范围大，零件损坏多，修复时间长，花的费用也大。

（2）预防性维护：在设备损坏之前，除使用操作者的日常维护保养以外，定期由工程技术人员对医疗设备进行不同程度的例行技术检查，及时更换即将损坏的零部件，调整和修复小的故障。预防性修理不仅可及时了解设备运行的技术状态，而且可以避免突然性的大故障发生，是一种科学的超前性修理方式。

（四）医疗设备的更新改造

设备的磨损与设备的寿命是设备更新、改造的重要依据。

设备的磨损有两类：一是有形磨损（也叫物质磨损），其中主要是使用磨损与自然磨损。二是无形磨损。后者一般在两种情况下产生：①仪器设备的技术结构、性能没有变化，但由于设备制造厂劳动生产率的提高，因而使新设备的再生产费用下降了，随着新设备的推广使用，使原有同种设备发生贬值。②由于新的具有更高诊治能力和经济效益的设备出现与推广，使原有设备的经济效能相对降低，同样使原有设备发生贬值。有形磨损造成设备的物质劣化，无形磨损造成设备的经济劣化。

设备存在着 3 种寿命：设备的物质寿命，这是由于物质磨损决定的使用寿命，即设备从开始使用，由于物质磨损使设备老化、坏损、直到报废为止所经历的时间。一般来说，设备的物质寿命较长，延长设备物质寿命的措施是修理。设备的经济寿命，这是由设备的使用费用决定的设备使用寿命。设备的物质寿命后期，由于设备老化，借助高额的使用费用来维持设备的继续使用在经济上往往是不合理的。设备的技术寿命，这是指设备从开始使用直至因技术落后而被淘汰为止所经历的时间。由于科学技术的迅速发展，在设备使用过程中出现了技术上更先进、经济上更合理的新型设备。从而使现有设备在物质寿命尚未结束时被逐步淘汰。

（周　力）

第五节　医疗设备的经济管理和效益评价

医疗设备使用的经济管理是一个产生效益的重要手段，自始至终都要有经济观点，加强管理，保证设备的使用率和完好率，提高经济性。经济管理包括仪器设备仓库的财产物资管理和仪器设备使用过程中的成本效益核算与分析及设备折旧、报废等有关问题。

一、购置设备所需资金的估算、筹集和投资回收的预测

（一）资金的估算与筹集

正确地估算需购置设备的金额数，有利于领导决策及财务部门合理安排、计划和调度资金。仪器设备按其规模大小、复杂、精密程度，投资估算的方法是不同的。一般中小型仪器设备配套设施简单，甚至没有，因此，仪器设备投资的数额主要决定于主机的价格。而大型设备，则配套设施多、要求高，资金占有量可观。例如，要装备一台 MRI，则要配套房屋，要建造磁屏蔽室，要具备空气的冷暖及湿度调节，要保证电力的供应及稳压和不间断供电等。因此，对大型设备的总投资估算，除主机外，还应包括配套设施费、运费、安装费、人员上岗培训费等。

资金的来源主要包括：医院大型设备的大修理更新基金、折旧基金及创收利润；政府方面的财政拨款，部分设备的免税指标等；海外侨胞及港澳台地区爱国同胞的捐赠及国内厂家或有关人士的资助。

（二）投资回收时间的预测

可用下列简单的公式来测算：

设备投资回收期（年）＝设备投资总额／（每年工作日数×每日工作次数×每次收费数）

其中，设备投资总额主要是设备购置的费用，同时也应考虑使用中的维持费用以及由于采用该设备所带来的提高劳动生产率和节约能源、原材料消耗等的年度开支节约额。当设备使用后产生的经济收益累计值达到自购入以来的投入总值时，这段使用时间，称为该设备的投资回收期。回收期的长短直接表示了医院购置医疗设备经济效益的高低。达到投资回收期的医疗设备，很可能正值它的"黄金时期"，距设备的更新还有较长的一段时期，这样的医疗设备才是高效益的设备。对中小型设备而言，一般希望的投资回收期以 1～2 年为宜，对大型设备最好控制在 5 年之内。

二、医疗设备的折旧管理

设备在使用过程中不断磨损，价值逐渐减少，这种价值的减少叫作折旧。其损耗必须转移到产品的成本中去，构成产品成本中的一项生产费用，叫折旧费。当产品销售后，折旧费转化为货币资金，作为设备磨损的补偿。因此，设备在生产过程中，其实物形态部分的折余净值不断减少，转化为货币资金的部分不断增加。到设备报废时，其价值全部转化为货币资金。为了保证在设备报废以后，有重新购置设备的资金，必须把所转化的货币资金分期保存积累起来，称为设备的基本折旧基金。此外，为了保证设备的正常运行，尚需进行维护保养和大修理。其费用也需计入设备提供的服务成本中，并在服务收费中得到补偿，其分期提存积累的资金称为大修理基金。

折旧费的数值通常用折旧率的形式来算得。正确的折旧率既反映有形磨损，又反映无形磨损，从而有利于设备更新，促进医院发展。正确制定折旧率是正确计算成本的根据，因此要求尽量符合设备实际磨损情况。如规定得过低，则设备严重陈旧时还未把其价值全部转移到服务成本中去，这就意味着把老本当收入，虚假地扩大利润，使设备得不到及时更新，影响医院的发展。如折旧率规定过高，就人为地缩小利润，影响资金积累，妨碍再生产的进行。因此，正确制定折旧率，对更新政策的正确推行、促进新技术的应用及保证医疗服务的正常提供有着重要的意义。

（一）折旧年限

确定折旧年限的原则是：既要考虑仪器设备使用所引起的有形损耗，又要考虑技术进步而引起的无形损耗。《工业企业财务制度》规定了各类固定资产的使用年限，并提出了折旧年限的弹性区间。但是，在卫生系统还没有提出统一的折旧规定和折旧年限，各单位正在摸索试行。一般来说，医院是按仪器设备原值的10%来提取设备折旧费，即折旧年限为10年。

（二）折旧的方法及计算

目前通行的折旧方法有使用年限法、工作量法、双倍余额递减法及年限总和法4种，其中后两种属于加速折旧法。

1. 使用年限　使用年限法是按照仪器设备的预计使用年限平均计提仪器设备折旧的一种方法。

仪器设备年折旧率＝（1－预计净残值率）/折旧年限×100%

月折旧率＝年折旧率/12

月折旧额＝仪器设备原值×月折旧率

其中：

仪器设备预计净残值率＝（预计残值－预计清理费用）/仪器设备原值×100%

这种方法最大的优点是简单明了，计算容易，每年计提的折旧额相等，主要适用于有形损耗大，且这种损耗又是逐年发生的仪器设备，如贵重仪器设备及机械类设备。

2. 工作量法　工作量法是按仪器设备完成的工作时数、工作次数或行驶里程计算折旧的方法。其计算公式为：

每次（小时）折旧额＝仪器设备原值×（1－预计净残值率）/预计工作总次数

月折旧额＝每次（小时）折旧额×当月工作次数（小时数）

此法适用于折旧额与工作量的负荷成正比的仪器设备，如纤维内镜、救护车等。

以上两种计算折旧的方法是按照仪器设备的使用年限、使用次数平均求得折旧额，通常称为直线法。它在各个年限和月份上的折旧额都是相等的，基本上反映了仪器设备的平均损耗程度。但没有充分考虑这些设备的技术过时而引起的无形损耗。对于那些技术含量高的高科技仪器设备用直线折旧则有些不妥，应采用加速折旧法，一般采用双倍余额递减法和年数总和法。以实现在使用早期提取折旧费多一些，使用晚期提取折旧费少一些的目的。

3. 双倍余额递减法　双倍余额递减法是以使用年限法计算的折旧率的 2 倍，乘以逐年递减的仪器设备账面净值来计算折旧的方法。其计算公式为：

年折旧率 = 2/预计使用年限 × 100%

月折旧率 = 年折旧率/12

月或年折旧额 = 仪器设备账面净值 × 月折旧率或年折旧额/12

双倍余额递减法的特点是各年折旧额从大到小呈递减趋势，仪器设备最初投入使用时，折旧额很大，而后年份增大，折旧变小，属于加速折旧法，主要用于无形损耗大的仪器设备，特别适用于高科技的电子医疗设备。

4. 年数总和法　年数总和法是将仪器设备的原值减去预计净残值的净额乘以一个逐年递减的分数，来计算每年的折旧额。这个分数的分子为该项仪器设备尚可使用的年限，分母为全部使用年数的逐年数字之和。例如有某项设备的使用年限为 5 年，则其分母为 1 + 2 + 3 + 4 + 5 = 15，其分子依序为 5、4、3、2、1，各年的折旧率即为 5/15、4/15、3/15、2/15、1/15。将此折旧率乘以该项设备应折旧的价值，即得各年的应折旧额。

三、医疗设备的效益评价

随着改革开放的深入，社会主义市场经济体制的建立，医疗服务的价格也在有利于社会主义事业的前提下，正在摆脱过去长期计划经济体制的影响，逐步改变了以往价格严重背离成本的扭曲局面，逐渐走上按成本收费的轨道。但是，尽管近年来国家对卫生事业的收费标准做了一些调整，仍然存在着收费标准与成本偏离甚大的现象。因此，无论从控制成本上涨角度出发，还是从单位内部效益分析的目的出发，开展成本核算和效益分析的研究工作是非常重要的。

（一）成本的分类及结构

1. 固定成本　固定成本是指那些不因诊疗例数变化而变化的磨损和消耗，如设备折旧、房屋折旧及其他固定资产折旧。但是，单位固定成本则随着诊疗例数的增加而减小。

2. 变动成本　变动成本是指随着诊疗例数变化而变化的消耗和支出，如材料费、劳务费、水电费、维修费和管理费，还包括某些按工作量法折旧的设备折旧费。单位变动成本则是固定不变的，不随诊疗例数的变化而变化。

3. 直接成本　直接成本是指提供诊疗时直接消耗的部分，是设备直接占用或消耗的成本，如设备（包括主机、辅助设备、共用设备等）折旧、设备主机用房和辅助用房的房屋折旧、其他固定资产折旧、医用材料费、医务人员的劳务费、水电费、设备维修费等。

4. 间接成本　间接成本是指行政、后勤管理部门的固定资产折旧和消耗分摊在设备上的成本，也就是间接为患者服务的消耗分摊在设备土的成本。间接成本需考虑行政、后勤管理部门的设备、房屋的折旧、劳务费、维持医院运行的公务费等。

5. 设备总成本的结构　设备总成本 = 固定成本 + 变动成本 = 直接成本 + 间接成本。

（二）成本构成的分析

1. 固定成本与变动成本　通过对某些设备固定成本和变动成本比例关系的分析发现，可以把设备划分为两种类型：一类是以材料消耗为主（变动成本比例较高）的设备，其固定成本、主机折旧占总成本的比重较低；另一类是以磨损为主（固定成本比例较高）的设备，其主机的折旧占总成本的首位。

为了降低成本，对前一类设备必须在增加检查例数和节约材料消耗上进行控制。对后一类设备必须加强维护、保养，在延长使用年限上努力。

2. 直接成本与间接成本　价值越高的设备其直接成本占总成本的比重越大，而且直接成本对总成本具有决定性的影响。材料消耗则是影响直接成本的第二个因素。间接成本中的管理费用是影响间接成本的主要因素。

为了降低成本，对于直接成本高的大型设备，要加强管理，提高设备利用率、降低材料消耗；控制间接成本的主要目标是降低管理费用，这些管理费用的主要内容是行政管理、后勤人员的工资、全院离退休人员的费用和维持医院运转的公务费等。

3. 标准成本　标准成本是在现有技术条件下，通过医院有效经营应该达到的平均社会成本，它考虑了正常的损耗和不可避免的损失。

标准成本管理是根据事先确定的标准成本，分析实际成本与标准成本之间的差异，其目的是通过对实际成本偏离标准成本的差异进行深入细致的分析，找出发生差异的原因，明确经济责任，为管理决策提供资料，从而实现对成本的有效控制。

在分析仪器设备的实际成本与标准成本的差异时发现，这个差异实质上转换了实际工作量与标准工作量之间的差异，造成固定成本分摊时的差异。所以，我们的管理工作要抓住工作量这个要点，即提高设备利用率。

四、设备经济效益的评估方法

（一）小时投资分析法

小时投资分析法是根据设备每运转一个小时所需要的投资额，来作为评价设备的依据。

计算公式：设备小时投资额 = 设备投资金/使用寿命

（二）年平均费用法

年平均费用法是当设备的寿命周期费用不同时，通过计算和比较各设备的寿命周期内年平均费用的大小，以评价设备的一种方法。其计算公式为：

设备年平均费用 = （设备购置费 + 设备使用期内各年维持费之和）/设备的经济寿命

五、提高设备经济效益的方法探索

（一）大型、通用医疗设备的中心化管理制

医疗设备结构精密、价格昂贵、技术管理复杂，不可能分散布局，特别是大型、通用的医疗设备，只有实行中心化管理制，集中装备，统一管理，实行内外开放性服务，才能产生较大的效益。

（二）专用特需设备的专管共用制

医院通过相关专项经费购置的科研、教学仪器设备，往往利用率不高，经济效益不大，完好率也难

以保障。为了提高这些专项经费购买的仪器设备效益，在保证科研、教学特定任务的前提下，应大力提倡开放服务的专管共用制。

（三）特种医疗设备施行有偿占用制

对于一些医疗上迫切需要，使用率较高，肯定有较大经济效益的特种医疗设备，在购置前就应明确是属于医院直属管理的设备。使用科室应与医院签订有偿占用的协议，把设备使用的额定机时、折旧年限和折旧费、收费标准、成本核算、两个效益及奖罚措施等以量化的形式规定下来。充分调动医技人员积极性，挖掘设备使用的潜力，更好地为医疗服务，产生较大的效益。

（四）高效医疗设备可探索社会化租赁合同制

少数能高效率连续使用的医疗设备，只要医院的医疗特色享有一定的声誉和有足够的诊疗人数，由厂商提供最新医疗设备，以中外合作的形式或签订租赁合同的方法，定期从该设备的服务收益中提取一定比例的分成，作为补偿或租赁的费用。使用一定年限后，设备归属医院所有。这类办法对医院而言风险较小，不需事先投入就能产生一定效益。

（周　力）

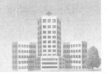

第九章　医院科教管理

第一节　医院科教管理概述

一、医院科研管理概述

（一）医院科研的意义

科研是现代医院的基本特征和职能之一。医院科研工作是创新医疗科技的根本。随着医疗技术的发展，医院科研管理越来越成为促进临床服务技术进步的重要手段，规范医院科研管理是培养医疗人才、保证医疗质量、提高医疗水平、实现医院管理现代化、促进医院可持续发展的必然要求。加强医院科研管理的意义在于以下几点。

1. 满足人民群众日益增长的医疗卫生保健需求的根本要求　随着我国社会经济的进步，不断增长的社会医疗卫生保健需求使医疗服务的对象、内容、范围和形式发生了深刻变化。医院科研工作者只有加快、加深对生命科学的探索，不断丰富和发展医学理论，不断创新和提升医疗技能，不断拓宽和延伸服务领域，才能满足人民群众日益增长的医疗卫生服务需求。

2. 促进医院学科建设的重要手段　学科建设是医院建设的基础。通过科研工作，对临床实践经验进行总结，发现问题、研究问题、解决问题，同时在科研活动中跟踪、吸收、掌握国内外医学领域新成果，对于促进医院学科发展，培养高素质医学人才和优秀学科带头人具有积极意义。

3. 培养医学人才的必由之路　医学进步和发展日新月异，只有掌握了医疗卫生服务的技术，才能使医院在激烈的医疗竞争中立于不败之地。科研活动的过程是培养医学人才的过程。对于医务人员来说，创新性思维只有在不断思考和探索的过程中才能形成，而科研活动正是使医务人员在不断总结、不断思考和推陈出新中进步。

（二）医院科研的特点

科研活动具有继承性、探索性和创新性等根本特征，但医学科研还具有一般科研活动所不具备的一些特点。

1. 研究对象特殊　医院科研一般是以人为研究对象，因为关系到人的生命权和健康权，因此必须树立以人为本的理念，坚持安全第一的原则。医院开展科研必须符合国家法律，符合伦理道德，尊重和体现被研究对象的知情同意权，体现合法、合理、合情。医院开展科研工作不只是在硬件条件、基础设施方面有高标准，而且对研究人员的职业道德、科学作风等方面也有严要求。医院涉及人体研究项目必须通过伦理委员会的审核。

2. **研究条件有限** 医院医疗任务繁重，大部分科研人员是临床医务人员，精力和时间有时难于保证。另一方面，医院的科研基础设施相对研究机构较弱。这就要求医院管理者妥善解决好医、教、研三者的关系，积极为科研人员创造有利于科技创新的条件和环境，制定相应的激励政策，保护科研人员的积极性，保证科研工作的开展。

3. **管理环节诸多** 当今医院科研往往具有多学科交叉融合的特征，它需要多科室、多部门、多领域的协作，特别是对于一些重大的医学科研项目，更是需要多个系统的协同配合。因此，医院科研涉及的人、事、物繁多，给管理带来了一定的难度。医院科研工作应注意简化管理环节，明确管理制度，避免出现管理重复、管理不力和管理盲区。

4. **体现公益性质** 生理－心理－社会医学模式下的医学活动不再单纯是个人或集体行为，而是整个社会各组成要素共同关注和参与的活动，医院科研活动具有公益性质，应该把社会效益放在首位。作为医院管理者，无论是组织科研活动，还是科研成果奖励，首先应该关注科研工作对社会的贡献程度。医院要提倡和鼓励医务人员的奉献精神，同时也要采取激励措施，激发医务人员开展医学科研的积极性，尊重和保护科研人员的劳动成果。

（三）医院科研管理的任务

医院科研工作应服从医院工作大局，服务于临床，努力为临床提供科学可靠的技术支撑，为临床培养医学技术力量，培养创新思维，丰富医学理论，发展医疗卫生事业。医院科研管理应努力为科研工作做好保障，其主要任务如下。

1. **整合科研资源** 医院科研管理是系统工程，人、财、物、时间、信息五要素的合理安排是医院科研管理的主要任务。医院应建立一套行之有效的科研管理制度，加强后勤、临床、医技等部门间的横向联系，加强与卫生行政主管部门和科研主管部门的纵向联系，简化运转程序，理顺环节关系，明确部门职责，优化人员配置，形成科研活动各要素的最佳组合；最终实现科研活动的有序高效进行。

2. **调动人员积极性** 医院科研管理的过程应充分调动科研人员的主观能动性。一方面要在管理中贯彻科研先行的理念，激发科研人员的创新精神，形成支持科研的良好氛围；另一方面，要切实在经济物质条件方面给科研工作以倾斜，对于做出成果的科研人员给予与贡献一致的报酬和奖励。

（四）组织管理

1. **学术委员会** 开展经常性科研活动的医院应成立学术委员会，一般由院长或科研分管副院长担任主任。成员由相关科室主任或学术水平较高的专家组成，成员中中青年技术骨干应占一定比例。学术委员会办公室一般设在科教（研）科（处）。其职能主要是：负责审议科研规划；组织设计重大科研课题；审核年度科研计划；组织经常性的科研讨论；负责科研成果的内部评价等。

2. **研究所** 具有较高科研水平的医院应设立研究所。研究所应是独立建制，但应与医院保持密切联系，研究所规划应从属于医院整体规划。研究所应有明确的职责和任务；设置必要的科室，如动物实验室、流行病室、中心实验室、情报资料室、图书室、设备维修室等；配备一定的研究技术人员和专门设备。医院应保证必要的运转经费和一定的研究经费。

3. **科教（研）科（处）** 科教（研）科（处）是医院常设机构，是医院科研工作的主要管理机构。主要职能是：在院长或分管副院长的领导下，在学术委员会的指导下，负责医院年度科研计划的编制、设计和实施；对医院科研工作进行宏观管理，制定科教管理的各项规章制度；负责医院课题的申请、检查和验收，督促科研课题和项目的落实；对研究项目（课题）进行组织协调，提高科研工作效率；选拔、培养学科带头人；负责科研基地的建设；加强内外合作，开展科研讨论和交流。

医院在科研管理中应注意发挥各组织机构的职能，尽量避免职能重叠，尤其应注意突出服务意识，切实转变管理职能，变指手画脚为上门服务，变负重加压为因势利导。申请科研课题应与医院实际和临床实践相结合；注意重点突出，特别要重视应用性研究和重点学科建设的投入；在经费投入上引入竞争机制，择优支持，抓好对大型设备和中心实验室的统一管理，注意培养中青年技术骨干；注意加强学科间的横向联系，形成系统综合的科研优势。

二、医院教学管理概述

教学是现代医院的另一职能。医院教学管理是按照管理原则，合理组织教学过程中的人、财、物、时间和信息等管理要素，建立相对稳定的教学秩序，保证医学教育目标的实现，培养医药卫生专门人才。医院教学管理涉及临床教学基地建设管理、临床教学管理、住院医师培训管理和继续医学教育管理等。

（一）医院教学管理的意义

1. 保证临床教学任务的基础工作　通过有效的教学管理，合理安排医院教学资源，从而保证临床教学工作的顺利进行。

2. 提高医学教育质量的关键环节　医学教育的一个重要目标是实用性人才的培养。临床技能是医学教育的主要方面，它必须通过规范严谨的教学过程获得。医院教学管理是培养合格医学人才的重要环节。

3. 促进医院人才建设的有效途径　在医院教学管理制度的约束下，医学教学人员为提高教学质量，会不断规范、提高基础理论的教学和临床技能的培训。完善的医院教学管理也推动了医院科技人才的培养。

（二）医院教学管理的任务

医院教学管理的任务有：建立健全教学组织机构和教学管理制度；建设临床师资队伍，保证临床教学质量；合理安排教学投入，改善教学条件和环境；加强医学教学的目标管理，加强教学质量控制；推进临床教学课程体系、教学内容和教学方法改革；开展医学教育研究。

（三）医院教学管理的组织

1. 科教科（处）　临床教学的组织实施主要由医院科教科（处）具体负责，医学院校配合做好实习的安排、协调与后勤工作。科教科（处）的主要职责是：根据医学院校临床医学专业的教学计划及医院的教学条件安排毕业实习；审核各教研室拟订的实习大纲；检查教学计划的执行情况，研究解决教学中存在的问题，保证教学质量；建立教学管理和质量监控网；遴选带教人员或导师，制定聘任条件及责任范围，规范教学活动，监控教学质量；实施教与学的双向评议制度；采用多种方法提高学生学习积极性；抓好实习生的思想政治工作和医德医风教育，负责制定切合实际的政治思想教育计划。

2. 临床科室　临床科室是具体实施实习计划的部门。其主要职能是：负责本科室教学和医德医风教育工作；编写教学大纲，优化教学方案，教学大纲应体现对理论、技能及学科间融合的要求；体现医学技能素质培养的目标；了解、检查学生学业完成情况，保证教学计划的实施；定期召开会议，检查教学状况，开展经验总结和交流。

3. 带教教师和导师　各临床科室应指定高年资住院医生具体负责临床教学。带教教师和导师的职责是：介绍病区的一般情况，包括人员制度、职责等，并分配工作；根据教学大纲制定具体的教学计划与教学日程，对学生进行辅导，指导诊疗工作、技术操作，检查修改病史等；督促检查医学生的工作，了解他们的服务态度、劳动纪律、学习成绩等，并及时向教研室或科室主任汇报；对学生德、智、体状况做出综合测评。

（冯　欢）

第二节　医院科研管理

医院是医学科研成果的重要载体，医学技术的安全性、有效性、经济性往往要在医院进行验证。同时，医学科研的动力也是来源于临床医疗需求。医院科研管理就是将现代化管理原理、方法应用于医院科研活动的过程。

一、医院科研课题管理

（一）课题申请

医院科研课题申请有许多途径，按照经费来源主要包括国家级项目、部级项目、省级项目和其他科研项目。

1. 国家级项目

（1）国家自然科学基金：国家自然科学基金由国家自然科学基金委员会进行管理，其经费主要来源于中央财政拨款。内容包括面上项目、重点项目和重大项目，还包括国家杰出青年科学基金、青年科学基金项目、创新研究群体科学基金、海外及港澳学者合作研究基金、国家基础科学人才培养基金等。

面上项目资助以自由探索为主的科学研究工作。重点项目主要支持结合国家需求，把握世界科学前沿，有较好基础和积累的重要研究领域或新学科生长点的创新性研究工作。重大项目主要资助：科学发展中具有战略意义，达到或接近国际先进水平的前沿性基础研究；国家经济发展的重大科学问题，对开拓发展高新技术产业具有重要影响的基础研究；围绕国家可持续发展战略目标或为国家宏观决策提供依据的重要基础性研究，以及具有深远影响的科学数据积累等基础性工作；基金面上、重点项目多年资助基础上凝练出来的、需加大资助力度可望取得重大突破的问题。

（2）科技项目：科技项目主要包括 863 计划、国家科技支撑计划、973 计划、科技基础条件平台建设计划、政策引导类科技计划等。

863 计划即国家高科技研究发展计划项目，它坚持战略性、前沿性和前瞻性，以增强我国在关键高科技领域的自主创新能力为宗旨，重点研究开发前沿技术，并积极开展前沿技术的集成和应用示范，培育新兴产业生长点，发挥高科技引领未来发展的先导作用。

国家科技支撑计划是面向国民经济和社会发展需求，重点解决经济社会发展中的重大科技问题的国家科技计划。国家科技支撑计划以重大公益技术及产业业共性技术研究开发与应用示范为重点，结合重大工程建设和重大装备开发，加强集成创新和引进消化吸收再创新，重点解决涉及全局性、跨行业、跨地区的重大技术问题，着力攻克一批关键技术，突破瓶颈制约，提升产业竞争力，为我国经济社会协调发展提供支撑。973 计划即国家重点基础研究发展规划项目，是以国家重大需求为导向，对我国未来发展和科学技术进步具有战略性、前瞻性、全局性和带动性的基础研究发展计划，主要支持面向国家重大战略需求的基础研究领域和重大科学研究计划。973计划的主要任务是解决我国经济建设、社会可持续发展、国家公共安全和科技发展中的重大基础科学问题，在世界科学发展的主流方向上取得了一批具有重大影响的原始性创新成果，为国民经济和社会可持续发展提供科学基础，为未来高新技术的形成提供源头创新，提升我国基础研究自主创新能力。

（3）国家社会科学基金项目：国家社会科学基金由国家哲学社会科学规划办公室主管，主要资助以我国改革开放和社会主义现代化建设中的重大理论问题和实践问题作为主攻方向，积极探索中国特色社会主义经济、政治、文化的发展规律的研究，它注重基础研究、新兴边缘交叉学科和跨学科综合研究，积极推进理论创新，支持具有重大价值的历史文化遗产的抢救和整理工作。

2. 省部级项目 我国教育部、卫健委、国家中医药管理局和各省、直辖市都有一些科研基金，支持研究项目的开展，如教育部的人文社会科学基金高等学校博士学科点专项科研基金、留学回国人员科研启动基金等，卫健委的卫生行业科研专项经费，国家中医药管理局也有一些专项研究经费以资助中医药科学技术的发展等。此外，各省、自治区、直辖市一般也设立了省级重点项目、省自然科学基金、省青年科技基金等。

（二）课题实施

课题实施是科研工作的核心。课题实施管理是为实现科研目标，课题负责人或科研管理人员在课题实施过程中对各管理要素进行有效控制的过程。它主要包括科研人员的管理、科研经费的管理和科研资料的管理等微观管理内容。课题实施管理要点是：明确科研任务，确定分工职责，掌握工作进度，定期进行检查，及时总结验收。

2001年12月20日科技部、财政部、计委、经贸委联合颁布了《关于国家科研计划实施课题制管理的规定》，明确了对国家科研计划实施课题制管理。课题制管理主要包括：课题立项管理；课题负责人负责制，一个课题确立一个责任人；依托单位必须具备必要的课题实施条件，有健全的科研、财务、资产管理制度和会计核算制度，一个课题确立一个依托单位；课题责任人对完成课题任务承担法律责任；允许跨部门、跨单位择优聘用课题组成员；国家科研计划实行归口管理；根据实际需要，课题实行"项目－课题"或"课题－子课题"两级管理；实行重大事项报告制度；加强预算管理；完善课题验收工作；明确知识产权的归属；归口部门、财政部门应对课题的各方面情况进行监督检查。

二、医院科研成果管理

（一）成果鉴定

科技成果的表现形式有专利、科技论文、专著等。科技成果的鉴定是由政府有关管理部门组织对某项科学研究结论采用不同形式（会议或书面通讯方式）进行严格的科学审查；从科学意义、学术水平、成熟程度、实用价值、研究难度以及研究工作的效率等方面做出实事求是的学术评价，形成鉴定证书的过程。鉴定方式主要有检测鉴定（检验、测试）、会议鉴定（现场考察、测试、答辩）和函审鉴定（书面审查）等。

不同级别的成果由不同级别的组织鉴定，鉴定组织有：国家科委、省（自治区、直辖市）科委、国务院各部委、被授权的省级人民政府的主管部门。申请人可根据科研课题任务的来源和隶属关系来申请，隶属关系不明确的可向所在省、自治区、直辖市申请鉴定。鉴定程序包括初审、复审和鉴定。由项目负责人提出成果鉴定申请，同时提交有关材料后，所在单位进行初审。初审合格后，递交主管部门对申报的成果材料进行复审。复审合格的科研成果，由成果鉴定委员会组织鉴定，做出鉴定结论，并颁发科技成果鉴定证书。

（二）成果登记

根据科技部 2000 年 12 月 7 日颁发的《科技成果登记办法》和教育部 2001 年 4 月 13 日公布的《科技成果登记办法实施细则》，科技成果完成人（含单位）可按直属或属地关系向相应的科技成果登记机构办理科技成果登记手续。按科技成果类别分为应用技术成果、基础理论成果、软科学研究成果，登记时应按照《科技成果登记办法实施细则》分别报送要求提供的技术文件、资料、证明等。凡存在争议的科技成果，在未解决前，不予登记；已经登记的科技成果，如发现弄虚作假、剽窃、篡改或者以其他方式侵犯他人知识产权的，注销登记。

（三）成果奖励

1. 国家科学技术奖　为了奖励在科学技术进步活动中做出突出贡献的公民、组织，调动科学技术工作者的积极性和创造性，加速科学技术事业的发展，提高综合国力，国务院颁布《国家科学技术奖励条例》，设立下列国家科学技术奖。

（1）国家最高科学技术奖：用于奖励在当代科学技术前沿取得重大突破或者在科学技术发展中有卓越建树，在科学技术创新、科学技术成果转化和高科技产业化中创造巨大经济效益或社会效益的科学技术工作者。国家最高科学技术奖每年授予人数不超过 2 名。

（2）国家自然科学奖：授予在基础研究和应用基础研究中，阐明自然现象、特征和规律，做出重大科学发现的中国公民。

（3）国家技术发明奖：授予运用科学技术知识做出产品、工艺、材料及系统等重大技术发明的中国公民。

（4）国家科学技术进步奖：授予在技术研究、技术开发、技术创新、推广应用先进科学技术成果、促进高新技术产业化，以及完成重大科学技术工程、计划等过程中做出创造性贡献的中国公民、组织。

（5）中华人民共和国国际科学技术合作奖：授予的目的及宗旨就是奖励在与中国科技合作与交流中，为推进科技进步，增进中外科技界合作与友谊，为中国科学技术事业做出重要贡献的外国科学家、工程技术人员和科技管理人员及组织。

2. 省部级科学技术奖　科技部 1999 年 12 月 26 日出台的《省部级科学技术奖励管理办法》规定：省、自治区、直辖市人民政府可以设立一项省级科学技术奖，分别奖励在科学研究、技术创新与开发、推广应用先进科学技术成果以及实现高新技术产业化等方面取得重大成果或者做出突出贡献的个人和组织。省、自治区、直辖市人民政府所属部门不再设立科学技术奖；省、自治区、直辖市人民政府可以成立省级科学技术奖评审机构。省、自治区、直辖市科学技术行政部门负责评审的组织工作和日常管理工作；国家部委所属科研院所、大专院校、企业等完成的科学技术成果及其完成人，可以在成果实施应用地或者本机构所在地参加省级科学技术奖的评审；科技部负责省、部级科学技术奖的备案审查工作。如发现省、部级科学技术奖的设立、评审等与有关法律、行政法规相抵触、违背或者有矛盾的，可以责成制定机关进行修改，或者依照法律规定的权限，提请有关机关予以改变或者撤销；省级科学技术奖由省、自治区、直辖市人民政府颁发获奖证书和奖金，奖励经费由地方财政列支。

3. 社会力量设立科学技术奖　社会力量设奖是指国家机构以外的社会组织或者个人利用非国家财

政性经费，在我国境内面向社会设立的经常性的科学技术奖。社会力量设奖是我国科技奖励体系的重要组成部分。为鼓励社会力量支持科学技术事业，加强社会力量设立科学技术奖的规范管理工作，保证社会力量设奖的质量和有序发展，科技部于 2006 年 2 月 5 日对 1999 年 12 月 26 日发布的《社会力量设立科学技术奖管理办法》进行了修改，对社会力量设奖的有关管理办法做了规定。

4. 中华医学科技奖　中华医学科技奖由中华医学会设立，包括自然科学、技术发明、科学技术进步、国际科学技术合作等奖励内容。中华医学会根据《国家科学技术奖励条例》《国家科学技术奖励条例实施细则》及《社会力量设立科学技术奖管理办法》的有关规定，在 2001 年 3 月 24 日通过了《中华医学科技奖奖励条例》，这是中华医学奖奖励的规范性条例。

（四）科研开发

医院科研的重要目的之一就是科研成果的开发、推广、应用和转化，使科研成果尽快转化为生产力，发挥其经济和社会效益，为健康服务。医院科技开发包括两个方面："择善而许嫁出去"，将先进成熟、具有自主知识产权和实用价值的科研成果推广出去；"量体裁衣娶进来"，根据自身医疗服务需求，引进科研课题或项目，组织科研攻关。

现代医院管理者必须强化科研开发的意识，高度重视科研成果的开发和应用。不但要看重科研开发带来的眼前既得利益，而且要放眼长远，充分认识科研开发带来思想和理念上的连锁反应。在科研开发中，要注重科技人才的培养和激励，要注重依据客观市场经济规律，制定和完善奖励制度，激发医务人员的科研积极性。

三、医院实验室管理

（一）重点实验室管理

2002 年科技部颁布的《国家重点实验室建设与管理暂行办法》、2003 年教育部颁布的《高等学校重点实验室建设与管理暂行办法》和 2007 年原卫生部颁布的《卫生部重点实验室管理办法》，对重点实验室的管理职责、立项与建设、运行与管理、考核与评估等做了具体规定。

我国重点实验室实行分级、分类管理。医院内的重点实验室可能是科技部、教育部或卫健委的重点实验室，也可能是省市级重点实验室。作为重点实验室的依托单位，医院或其所属院校应负责实验室的建设和运行管理。

重点实验室的立项与建设管理主要包括申请、评审、实施、验收、调整等。依据各级各类重点实验室的管理办法，符合申报条件的实验室，由依托单位提出申请，主管部门择优推荐，由有关部门（如科技部、卫健委、教育部、省市相关管理部门）对实验室进行审核；对通过审核的实验室可批准立项，进入建设实施期，并且依托单位在建设实施期要定期向主管部门报告进展情况；建设期结束，由依托单位提交实验室验收申请，经主管部门初审后报有关部门（如科技部、卫健委、教育部、省市相关管理部门）进行验收。

各级各类重点实验室应实行"开放、流动、联合、竞争"的运行机制，试行依托单位领导下的主任负责制。重点实验室的学术委员会主要负责实验室发展目标、任务、研究方向、重大学术活动、年度工作的审议和开放研究课题的审批。重点实验室要建立健全内部规章制度，要重视学风建设和科学道德建设，加强数据、资料、成果的科学性和真实性审核以及保存工作。重点实验室是学术机构，不允许以其名义，从事或参加以盈利为目的的商业活动。依托单位应当每年对实验室工作进行年度考核，考核结果报主管部门备案。此外，各级各类重点实验室还将接受有关部门（如科技部、卫健委、教育部、省市相关管理部门）的周期评估，评估结果将作为升级、降级或淘汰的依据。

（二）实验室生物安全管理

国务院于，2004 年 11 月 12 日颁布了《病原微生物实验室生物安全管理条例》，原卫生部依据此条例于 2006 年 8 月 15 日又发布了《人间传染的高致病性病原微生物实验室和实验活动生物安全审批管理办法》，对病原微生物实验室生物安全管理做了以下具体规定。

1. 采集病原微生物样本必须具备相应的设备、专业技术人员、防护措施以及相应的技术方法和手段。工作人员在采集过程中应当防止病原微生物扩散和感染，并对样本的来源、采集过程和方法等做详细记录。

2. 运输高致病性病原微生物菌（毒）种或者样本，应当通过陆路运输；没有陆路通道，必须经水路运输的，可以通过水路运输；紧急情况下或者需要运往国外的，可以通过民用航空运输。运输目的、高致病性病原微生物的用途和接收单位应当符合国务院卫生或兽医主管部门的规定；运输容器应当密封，容器或者包装材料还应当符合防水、防破损、防外泄、耐高（低）温、耐高压的要求；容器或者包装材料上应当印有国务院卫生或兽医主管部门规定的生物危险标志、警告用语和提示用语。运输须经省级以上卫生或兽医主管部门批准。需要跨省、自治区、直辖市运输或者运往国外的，由出发地的省级卫生或兽医主管部门进行初审后，分别报国务院上级主管部门批准。

3. 根据实验室对病原微生物的生物安全防护水平，并依照实验室生物安全国家标准的规定，将实验室分为 4 级：一级、二级实验室不得从事高致病性病原微生物实验活动；三级、四级实验室应当通过实验室国家认可，需要从事高致病性病原微生物实验活动的，还应具备其他相应条件。

4. 卫健委负责三级、四级生物安全实验室从事高致病性病原微生物实验活动资格的审批工作；卫生部和省级卫生行政部门负责高致病性病原微生物或者疑似高致病性病原微生物实验活动的审批工作；拟从事未列入《人间传染的病原微生物名录》的高致病性病原微生物或者疑似高致病性病原微生物实验活动的实验室，应当由卫健委审批。

5. 三级、四级生物安全实验室申请《高致病性病原微生物实验室资格证书》，除通过实验室国家认可，取得相应级别的生物安全实验室认可证书外，还应符合规定要求的条件。取得高致病性病原微生物实验室资格的三级、四级生物安全实验室，申请开展某种高致病性病原微生物或者疑似高致病性病原微生物实验活动，应当符合规定条件。国家对从事特定的高致病性病原微生物或者疑似高致病性病原微生物实验活动的单位有明确规定的，由国家指定的实验室开展有关实验活动。

6. 《病原微生物实验室生物安全管理条例》规定，县级以上地方卫生、兽医主管部门依照各自分工，对下列活动履行监管职责：病原微生物菌（毒）种、样本的采集、运输、储存；相关实验活动的实验室是否符合条例规定的条件；实验室或者实验室的设立单位培训、考核其工作人员以及上岗人员的情况；实验室是否按照有关国家标准、技术规范和操作规程从事病原微生物相关实验活动；实验室的设立单位及其主管部门对高致病性病原微生物实验室的生物安全防护和实验活动。

（三）实验动物管理

医学实验动物是指来源清楚（遗传背景及微生物控制），用于医学科学研究教学、医疗、生产、检定及其他科学实验的动物。1998 年 1 月原卫生部根据国家《实验动物管理条例》，发布了《医学实验动物管理实施细则》，对医学实验动物的管理做了规定。

1. 卫健委医学实验动物保种中心负责全国医学实验动物的保种和种用动物供应。从事医学实验动物的饲育、生产供应的单位，应当取得当地省级相应医学实验动物管理委员会核发的《医学实验动物环境设施合格证书》和《医学实验动物合格证书》。医学实验动物饲育、生产人员应当持有《医学实验动物技术人员岗位资格认可证书》。

2. 医学实验动物和实验动物设施分为 4 级　一级为普通级；二级为清洁级；三级为无特定病原体（SPF）级；四级为无菌级。医学实验与研究应当根据不同目的，选用相应合格的医学实验动物，并在合格的相应级别动物实验环境设施内进行。普通实验动物（一级）只能用于教学实验和某些科研工作的预实验。部级课题及研究生毕业论文等科研实验必须应用二级以上的实验动物。进行动物实验的研究课题在实验前，应当向同级医学实验动物管理委员会提出研究报告，经专家论证后方可进行。

3. 我国医学实验动物工作实行三级管理，即卫健委、省级和单位医学实验动物管理委员会（或小组）的管理；对医学实验动物质量实行两级检测制度，即卫健委和省级医学实验动物质量检测中心，分别负责全国和地方医学实验动物质量检测工作，对医学实验动物和动物实验质量进行质量检测和抽查，省级检测中心接受卫生部检测中心的业务指导和技术监督。

（冯　欢）

第三节　医院教学管理

终生性教育是现代医学教育的发展趋势。目前，我国医学教育终生模式包括正规医学院校教育、毕业后教育和继续医学教育 3 个阶段。这 3 个阶段都与医院关系密切，达到临床教学基地管理要求的医院承担医学院校的临床教学和临床研究生培养任务，住院医师培训和继续医学教育主要是在具有教育培训资质的医院中实施。

一、临床教学基地管理

临床教学基地按照与医学院校的关系和所承担的任务可以分为附属医院、教学医院和实习医院 3 类，这 3 类医院根据职责和义务承担一定的临床教学任务。1992 年 11 月，原国家教委、卫生部、国家中医药管理局联合下发了《普通高等医学院校临床教学基地管理暂行规定》，对临床教学基地的建设、评定和管理做了明确规定。1998 年，原卫生部科教司和原国家教委高教司共同颁布了《关于开展普通高等医学院校临床教学基地评审工作的通知》，对临床教学基地的评审管理做了补充。

（一）建设

临床教学基地的建设必须在医院规模、科室设置、师资力量、教学资源等方面达到《普通高等医学院校临床教学基地管理暂行规定》要求的有关条件。

（二）评审

临床教学基地的评审分为 3 个阶段。

1. 自查自评　高等医学院校和申请临床教学基地的医院自行成立自评领导工作小组开展自查自评。

2. 专家评审和整改　高等医学院校和申请临床教学基地的医院成立专家评审组，一般专家评审组分为教学条件、管理和实施 3 个评审小组。专家评审组对学校和基地自查自评报告进行评阅，按照评审指标体系的要求，对照基地实际建设情况形成评审意见，对未达标的部分提出整改意见，反馈给学校和基地。学校和基地依据专家评审意见，制定整改措施，并在整改后再评审。

3. 审定　高等医学院校附属医院和教学医院由所在省、自治区、直辖市的教育、卫生、中医药主管部门成立的审定工作组审定认可。审定合格后，由评审部门签证发牌。

（三）管理

对临床教学基地的管理应严格按照《普通高等医学院校临床教学基地管理暂行规定》和《全国医院工作条例》的规定执行。

1. 附属医院　附属医院由于隶属关系的不同形成了多种管理体制并存的格局。隶属高等院校的附属医院一般实行系院合一的管理模式，由高等院校管理，临床医学院的系主任担任附属医院的院长。非隶属高等院校的附属医院一般实行独立建制的管理模式，由卫生主管部门或上级政府任免。附属医院应设有专门的教学管理处，并配备足够数量的专职教学管理人员，接受高等院校或上级政府的领导，同时接受卫生行政部门在医疗卫生方面的业务指导。

2. 教学医院与实习医院　被批准为教学医院的各级医院。其隶属关系不变。教学医院开展教学的经费应由高等院校的上级主管部门解决。教学医院用于教学和学生生活的房间只能为教学专用。教学医院在教学工作上接受高等医学院校的管理、指导、监督和检查。被批准的教学医院张挂教学医院院牌，可在国内外交流中使用此称号。教学医院应有一名院领导负责教学工作，并设立专门的教学管理机构，配备专职或兼职管理人员。教学医院应把教学工作列入医院人员考核的范畴，医院收入的一定比例应用于教学及教学管理人员的教学补贴。教学医院享有国家有关政策的优惠，有关教学人员享受规定的待遇和权利。实习医院的管理与教学医院基本相同。

二、本科生临床教学管理

（一）教学计划实施

1. 医院教学管理部门是教学计划实施的组织者　各类临床教学基地（医院）的科教科（处）依据医学院校的临床教学任务制定符合医院实际的临床教学计划。医院临床教学计划应反映临床医学生培养目标，在临床教学进度、基础理论和实习时数的分配与安排上有个总体安排和部署，并应明确教学计划具体实施的临床教研（科）室的职责和任务。

2. 临床教研（科）室是教学计划的具体实施者　临床教研（科）室的主要任务有：个人备课和集体备课相结合开展理论教学、专题讲座、病例讨论等；以临床服务为中心开展的临床示教；开展经常性的教学研讨，改进教学手段和形式；检查考核学生的临床知识和技能。临床教研（科）室一般包括：教研（科）室主任、教学秘书、专职教师、兼职教师和带教教师（或导师）。临床教研室在教学管理中，应将临床教学计划责任到人，各责任人依据职责规定的要求和内容开展临床教学工作。

3. 带教教师和导师是教学计划的具体执行者　带教老师和导师应身先垂范，正确示教，悉心指导，严格要求，教育学生养成规范的临床工作思维和习惯，及时纠正学生的错误。同时应将学生的思想道德和职业道德教育贯穿于临床教学过程的始终。

（二）学生日常管理

承担临床教学任务的各类教学基地（医院）应制定切实有效的学生管理制度和措施，配备专职或兼职的教学管理人员，开展医疗安全教育，负责学生日常生活的管理，保证学生临床见习、实习任务的顺利完成。

（三）临床教学档案管理

各类教学基地（医院）应建立教师教学业务档案，记录带教教师和导师的教学活动，并将教学业务档案作为年终考核和职务晋升的参考。同时，应建立教学活动档案，包括学生业务学习档案；记录教学活动开展情况和学生考核成绩，作为科室和学生考评的依据。

（四）临床教学效果评价

医学生学业的评价指的是对其知识和能力掌握程度的评定，包括考试、考察和考核。其中，对学业成绩的考核是医学生评价的核心。学生成绩的考核，常用的有考试法、观察法、调查法、自陈法等。在临床教学中，最常用的是考试法与观察法相结合，特别强调对基础理论知识和临床技能的考察。

（五）临床教学水平评估

教学评估是强化医院教学工作的基本环节，对于医院教学管理系统的高效科学运作具有重要的反馈作用。通过教学评估，衡量医院整体或各临床教研（科）室的教学建设水平，掌握教学资源配置情况和教学管理运转状况。通过优劣评定，明确优势和不足，促进医院或科室加强相关建设，增强教学积极性，提高教学质量。医院教学工作的评估可以由医学院校或上级主管部门组织，也可以由医院内部组织自评。对于教学评估工作，指标体系的建立是重要的环节。医院教学评估的考核指标一般包括教学条件、教学管理、教学状态和教学改革 4 个方面。

三、临床研究生教学管理

临床研究生的培养由临床研究生招生资格的医学院校和师资力量达到要求的教学基地（医院）共同参与，临床专业学位研究生的教学主要是在医院进行。

（一）教学目的

临床研究生以培养临床高级专业技术人员为目标，侧重临床实践技能的研究和训练。临床硕士研究生应达到高年资住院医师水平，具有独立处理本专业常见病、多发病的知识体系和实践技能，并具有对下级医师进行指导的能力。临床博士研究生还应该达到低年资主治医师水平，能够独立处理本专业疑难杂症。

（二）组织管理

1. 研究生教学领导小组　具备研究生培养资历的医院（教学基地）应建立完善的研究生教学管理和领导体系，成立由主要领导担任组长的研究生教学领导小组，定期召开会议，研究协调研究生培养过程中遇到的困难和问题并及时做出处理。

2. 研究生教学指导小组　我国的研究生培养采用研究生指导小组制，即导师负责和集体指导相结合的培养方式。研究生指导小组一般由导师所在科室或本学科研究方向其他专家及相关学科专家共同组成，一般由 2~3 人组成。指导小组应根据各自优势，明确各自在研究生培养过程中的职责和任务，制定培养计划，定期召开小组会议，听取研究生学习和课题研究进展情况，指导研究生的开题、课题实施和学位论文的撰写。

3. 研究生导师　研究生导师是临床研究生教学管理第一责任人，在研究生管理部门或教研室的领导下，负责研究生的学习、课题研究的全面指导。

四、住院医师规范化培训管理

医学院校毕业的临床医学生须到有资质的培训基地参加住院医师培训。经住院医师培训，临床医师可成为全科医师或专科医师。开展住院医师培训是建立专科医师准入和管理制度的前提。

（一）住院医师规范化培训管理

我国卫健委统一领导住院医师规范化培训工作。按照《住院医师规范化培训合格证书颁发管理办法（试行）》，"住院医师规范化培训合格证书"（以下简称"合格证书"）由卫健委科教司或者授权省级卫生行政部门审核和颁发；省级卫生行政部门和高等医学院校根据《住院医师规范化培训大纲》（以下简称《培训大纲》）和《住院医师规范化培训试行办法》的规定，制定地方性制度或实施细则，组织并审核下属医疗机构的培训工作。住院医师按照《培训大纲》要求完成培训任务，达到《住院医师规范化培训试行办法》要求，且考核、考试成绩合格后，可获得"住院医师规范化培训合格证书"。

（二）专科医师培训（试点）管理

专科医师培训是指医学专业毕业生完成医学院校教育之后，在经过认可的培训基地中，以住院医师的身份，接受以提高临床能力为主的系统、规范的培训。分普通专科培训和亚专科培训两个阶段。目前，我国专科医师培养尚在试点阶段，管理运行机制仍在摸索中。现阶段对专科医师培训的管理主要依据卫健委《专科医师培训暂行规定（征求意见稿）》、《专科医师培训基地认定管理办法（供试点基地用）》和《专科医师培养标准总则（供试点基地用）》等进行。

专科医师培训实行全行业属地管理。卫健委和省级卫生行政部门成立的毕业后医学教育委员会是专科医师培训工作的研究、指导、协调和质量监控组织。国家委员会负责审批、监督、检查和评估亚专科医师培训基地；考核亚专科医师培训，颁发"亚专科医师培训合格证书"。省级委员会负责普通专科医师培训基地审批和亚专科医师培训基地初审；考核普通专科医师培训，颁发"普通专科医师培训合格证书"。

各高等学校、医疗机构和培训基地负责培训工作的组织实施，各医疗机构面向社会承担培训任务。培训基地及受训人员所在的医疗机构应建立完善的培训技术档案，在《专科医师培训考核登记手册》中记录培训内容。综合医院和专科医院的临床科室，可依据专科医师培训基地标准由所在医疗机构提出申请成为培训试点基地。培训试点基地实行主任负责制，实行动态管理，一般每5年重审公布一次。专科医师培训经费采取多渠道筹集的方法解决，实行专款专用。

（三）全科医师培训管理

全科医师培训是面向个人、家庭与社区，培养从事社区卫生服务工作的全科卫生技术人才的主要途径。原卫生部科教司颁布的《全科医师规范化培训试行办法》对全科医师的培训管理做了明确的规定。

卫生部科教司总体负责全科医师规范化培训工作。省级卫生行政部门依据该办法，制定具体培训及考核实施方案，负责培训基地的认可与撤销，指导检查培训工作，组织评比。培训基地由综合医院相关临床科室和社区卫生服务机构共同组成，由综合医院提出申请，省级毕业后教育委员会审批。培训按《全科医师规范化培训大纲》要求分为理论学习、医院轮转和社区实践3个阶段；前两个阶段由各培训基地组织考核，第三阶段培训由省级卫生行政部门组织考试、考核。各阶段考试、考核均合格者，经省卫生行政部门审核后，发给卫生部统一印制的"全科医师规范化培训合格证书"。

五、继续医学教育管理

为了规范对继续医学教育的管理，卫健委先后出台《全国继续医学教育委员会章程》《继续医学教育暂行规定（试行）》《国家级继续医学教育项目申报、认可办法》《继续医学教育学分授予办法》《国家级继续医教育基地认可标准及管理办法》《继续医学教育评估体系与实施办法》等。

（一）组织管理

继续医学教育工作实行全行业管理。全国和省继续医学教育委员会负责对继续医学教育的指导、协调和质量监控工作。继续医学教育委员会的主要职能是：研究、拟订继续医学教育方针、政策、规划和实施计划、细则，全国委员会还负责拟订项目评审标准、申报、认可办法和学分授予办法等；评审继续医学教育项目；组织文字、音像教材和远程课件的编写、出版和发行工作，开展远程教育；对下级继续医学教育委员会工作进行指导、检查和评估；评审继续医学教育基地等。

卫健委和省级卫生行政部门定期认可继续医学教育项目。全国继续医学教育委员会按《国家级继续医学教育项目申报、认可试行办法》评审国家级继续医学教育项目；省级继续医学教育委员会按各省（自治区、直辖市）制定的省级继续医学教育项目申报、认可办法负责评审省级继续医学教育项目。

（二）管理制度

1. 学分制度　项目主办单位授予相应项目类别的学分，学分的授予和登记应严格执行继续医学教育学分授予的有关规定。

2. 登记制度　省级继续医学教育委员会负责继续医学教育登记证的印制和发放，各单位负责继续医学教育建档及学分登记。

3. 评估制度　全国和各省级继续医学教育委员会定期对开展继续医学教育情况进行检查评估。

（三）考核

参加继续医学教育活动的卫生技术人员的考核由主办单位负责，所在单位负责审核。考核、审核的具体办法由各省级卫生行政部门会同人事行政部门共同制定，解放军总后卫生部、卫健委直属单位的考核办法由各单位制定。

（四）经费管理

继续医学教育经费采取国家、集体、个人等多渠道筹集的办法解决；各级卫生行政部门应将继续医学教育经费列入预算；各单位应保证一定的继续医学教育费用，可通过其他途径筹集资金，实行专款专用。

（五）国家级基地管理

国家级继续医学教育基地经全国继续医学教育委员会评审后，由卫健委批准公布。在全国继续医学教育委员会的指导下，在主管部门和所在单位的领导下开展工作。国家级继续医学教育基地举办的国家级继续医学教育项目，实行年度备案，由所在单位报主管部门和全国继续医学教育委员会，并由卫健委统一公布。国家级继续医学教育基地的继续医学教育活动应符合国家级继续医学教育项目标准，按卫健委颁发的《继续医学教育学分授予办法》的规定严格学分和证书管理。此外，国家级继续医学教育基地实行滚动式管理，每3年评估一次，评估不合格者由卫健委予以撤销。

（冯　欢）

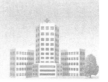

第十章 医院财务管理

第一节　医院财务管理概述

　　财务管理是伴随企业生存与发展而产生，是企业对投资、筹资、资金运用以及利润分配等经济活动的管理。根据企业发展所处的发展阶段、资本结构、运营目标的不同，财务管理的目标和策略也不同。但不论是哪些策略，财务管理在企业整体管理中都发挥着重要作用。因此，财务管理是企业管理活动的一个分支活动。企业管理作为实践活动，是许多功能性活动的组合，包括战略、营销、生产、运营、会计、财务等等，而财务管理是企业管理的一个功能性领域，有关财务管理的理论和方法体系自然而然地应被视为企业管理学科体系的一部分。同时，财务管理的主要原理和体系框架又出自微观经济学，特别是财务经济学（financial economics，又称"金融经济学"）。上述特点使得财务管理课程既是实践性很强的课程，又是理论体系相当完整且具有严谨学科背景的课程。

　　医院作为一个独立的经济实体，由于其组织形态的特殊性，特别是公立医院所具有的公益性特性，在很长一段时期内，医院只重视医疗业务管理，而在一定程度上忽视了财务管理。随着医药卫生体制改革的深化，公立医院逐步从粗放型、规模扩张型向精细化、内涵型发展模式转变。为实现这种转变，以筹资活动、投资活动和医疗业务活动为载体，以资金管理活动为主线，财务管理的重要性日益凸显。随着公立医院步入高质量发展时代，健全运营管理体系、加强全面预算管理、完善绩效评价机制等经济管理活动已成为公立医院高质量发展的新效能，而这些方面正是医院财务管理的重点内容。这些经济管理活动，归根到底表现为资金资源的取得、配置、耗用与管理，在抽象形式上统一表达为价值管理。与企业财务管理相比较，公立医院财务管理的内涵、目标、方法和策略存在较大差异。

　　就经济管理活动而言，医院是经济活动的主体。医院在为社会提供服务（即为社会创造价值）的同时，也消耗社会资源。为了取得必要的资源，医院需要从资金形态上取得相应数量的资源，再向其他类型的资源转化。财务管理就是要在资金形态基础上，获取资源并对这些资源加以运用以达到医院整体目标的医院管理的分支功能。

　　据此，医院财务管理的定义：对医院资源在资金形态上的获取和在使用过程中加以管理从而履行医院有关责任并达到医院价值管理目标的理论、方法和组织体系。

　　根据医疗机构的特性，医院财务管理过程主要涉及组织医院各项经济活动、处理医院各种经济关系、实施医院各项经济管理策略等各项经济管理活动。

二、医院经济活动

医院是为病患提供检查、治疗、手术等诊疗活动的场所。在为患者提供服务的过程中，离不开医院经济活动。医院提供门诊、住院服务，需配置门诊部、住院部、医技检查部等空间资源；开展影像检查服务需购置超声、CT、核磁等大型医用设备资源；开展血样、尿样等检验服务需购买主试剂、化学试剂、质控品等消耗品；为患者做手术需购置麻醉机、手术机器人、腔镜等设备，支架、人工关节、人工晶状体等高值耗材；在为患者提供检查检验、诊断、手术、治疗、药事服务的过程中，医院向患者收取一定的诊疗费用。有些集医疗、教学、科研、预防等功能于一体的大型综合医院，在提供医疗服务的同时，还要开展医学生培养、临床科研、疾病预防和应对突发公共卫生事件等活动，这些活动都会涉及购买货物、服务等价值交换，这些活动都是医院的经济活动。通常医院经济活动分为以下几种。

（一）医院筹资引起的经济活动

筹资是医院最重要的经济活动之一。公立医院由于其主办方是政府且必须坚持其公益性，政策允许的公立医院的筹资渠道主要有两个，即政府的财政投入和通过提供医疗服务所获得的价格补偿，个别地方的公立医院有政府发行的医疗卫生专项债。营利性医院与企业的筹资活动基本相同，为了拓展医疗活动或是为了扩大规模，可以从多种渠道采用不同的方式开展筹资活动，如吸收投资人资本投入、向银行贷款、发行债券或股票等，这些筹资渠道都会形成医院的资金流入；而医院偿还贷款、支付银行利息或债券利息等则会形成医院的资金流出。这种因筹资行为而导致的医院资金流入、流出的活动即为医院筹资引起的经济活动。

（二）医院投资引起的经济活动

医院投资是指医院将取得的自有资金投入医、教、研、防等业务活动之外的经济活动。投资通常可分为对内投资和对外投资两大类，其中，购置大型医疗设备、新建房屋设施等属于对内投资；而把资金用于购买国债、与其他组织开展合作进行药物研发或器械生产、收购医院等，属于对外投资。无论是对内投资还是对外投资，医院都会发生资金流动。这种因投资活动而产生的资金活动即为医院投资而引起的经济活动。

（三）医院开展医疗业务引起的经济活动

医院开展医疗业务过程中会频繁发生资金活动。首先，医院每天接诊患者，为患者提供诊断、检查检验、住院、手术等服务，还要供应药品、耗材等，这些都会产生一定费用。这些费用中有一部分由患者自费承担及支付，其余由医疗保险基金（简称"医保"）负担的部分则按照医院与医保部门签订的协议由医保进行结算，医院因此会产生资金的流入。采购药品耗材、支付外包劳务等运行费用，以及支付员工工资等都会产生资金流出。这种因开展医疗业务而产生的资金活动即为医院开展医疗业务而引起的经济活动。

（四）医院开展科研教学活动引起的经济活动

很多大型医院除了提供医疗服务活动外，还要开展临床科研和医学教育工作。医院开展科研业务会有科研经费到账、拨付，医院需购置科研用材料、试剂，支付科研人员薪酬等；医院承担教学工作会有上级部门的拨款，医院需发放学生津贴、支付教师报酬、购置教学用的模拟设施设备等，这些科研教学业务产生的资金活动即为医院开展科研教学活动引起的经济活动。通常科研教育经费要求专款专用。

（五）医院完成重大项目引起的经济活动

医院承担国家重大科技攻关项目、重大公共卫生事件及重大疾病防治等项目，或受政府部门委托承建并托管一些国家重大基础设施等，这些重大事项通常以项目的形式进行立项、建设、安排并使用资金、对项目进行验收和绩效评价等，在重大项目执行过程中也会产生资金流入、流出的经济活动。

三、医院资金活动

医院在不同的环节开展经济活动均会产生资金的流动，医院的资金流动大致可以分为资金流入、资金流出和资金结存三种形态。

（一）医院资金流入

医院的资金流入主要来源于以下几个方面：一是因筹资活动带来的资金流入，如财政补偿款入账、银行贷款到账、股东投资到账，采用授权支付方式时医疗卫生专项债资金额度到账，各种应收、预收款项到账等；二是在提供医疗业务过程中患者交纳预交金、患者支付的自付费用、医保机构支付结算款、商业保险机构支付的结算款等；三是科研教学经费的到账，以及其他交易行为引起的资金流入。

（二）医院资金流出

医院资金流出主要用于以下几个方面：一是因购买药品耗材等医疗用品，或为科研教学活动购买实验材料而支付给供应商的结算款，支付科研协作单位测试加工费等；二是发生水、电、暖气、燃气等费用需支付的资金；三是购买保安、保洁、物业等外包服务的人员支出；四是为大型设备购买维保、购买配件备件等支出；五是支付员工的工资、津补贴、社会保障费等；六是新建、改建、修缮房屋及其配套设施等建设性支出；七是进行信息化建设，购置软硬件所发生的费用；八是购置大型设备等发生的资本性支出；其他如员工进修培训、参加学术会议等支出。

（三）医院资金结存

医院资金结存是指医院资金流入减去资金流出后的净额。资金流是财务管理的核心，所以资金结存状况直接反映医院的可支配资金情况及财务状况。

四、医院经济关系

处理好各种经济关系是医院财务管理的重要内容，为此有必要明确医院主要的经济关系及其特点，从而确定医院开展财务管理的目标和策略。营利性医院的经济关系与企业类同，这里主要分析公立医院的经济关系。

公立医院的经济关系是指公立医院在组织其财经活动的过程中与各相关利益方发生的关系。公立医院的经济关系主要包括以下几方面。

（一）医院与政府之间的经济关系

我国公立医院为政府出资主办，与政府间的经济关系是出资人与被投资人之间的关系，是委托人与被委托人之间的关系。政府是公立医院资产的产权所有者，公立医院是国有资产的使用者与管理者。政府对公立医院的预算执行情况、各项经济活动有监管权，公立医院应接受财政、审计、行业主管部门的监管。政府各相关部门是政策制定者，公立医院是政策执行者。

（二）医院与医保部门之间的经济关系

医保部门是政府职能部门之一。医保部门不仅代表政府管理医保基金，同时又代表患者向医院购买医疗服务，所以医院与医保部门之间的关系需从两个层面进行理解和掌握：一是从行政管理的角度，医保部门代表政府行使医保基金的管理职能，制定、出台与医保基金使用相关的报销目录、报销范围、报销比例、适应证、禁忌证、最高限额和起付线等政策，医院必须严格执行；医保部门制定医疗服务项目的收费标准以及价格动态调整的机制，医院必须严格执行；医保部门对药品、医用耗材进行集中招标采购，医院需按集中招标采购确定的目录、供应商、品规和价格进行采购；医保部门主导医保基金支付方式和付费标准的改革，医院必须严格执行；医保部门对医保基金使用情况进行监督检查（如飞行检查），医院有义务接受并配合检查。二是医院作为医疗服务的提供方与医保部门作为医疗服务的购买方之间的契约关系。医院为医保患者提供医疗卫生服务后，医保部门与医院结算应由医保基金报销部分的费用，采用什么方式（按项目付费、按人头付费、按床日付费或是按疾病诊断相关组付费）以及付费标准由医保部门综合平衡确定，医疗机构按规定执行。医保部门购买医疗服务的具体工作由医保经办机构即医疗保险事务管理中心具体负责。各地医疗保险事务管理中心与医院签订服务协议，约定双方的权益。医保服务协议的条款包括就医管理、诊疗项目管理、药品管理、医疗信息管理、预算管理、药品耗材集中采购管理、费用给付、违约责任等，这些条款对医院、执业医生、护士、药师的诊疗行为提出要求，医院应认真解读并严格遵守这些条款。

（三）医院与患者之间的经济关系

在美国等西方国家，医院、医生分属不同的主体，患者、医生、医院之间是三方关系。在我国，医生在其注册的执业地点进行执业，其法律关系主要由医院代表和主张，患者与医院间产生法律关系，与医生之间不产生法律关系。一旦患者预约某位医生的门诊服务或者办理了入院手续，医院与患者就形成了一种契约关系，双方就是一种服务提供方与服务消费方的关系。既然是契约关系，双方就有了法定的权利和义务。《中华人民共和国基本医疗卫生与健康促进法》（以下简称《基本医疗卫生与健康促进法》）第三十二条规定，公民接受医疗卫生服务，对病情、诊疗方案、医疗风险、医疗费用等事项依法享有知情同意的权利，不得实施过度医疗。同理，契约相对方——患者也有相应的责任和义务，如真实客观地回答医生的问诊、遵守医疗规则和流程、支付医疗费用等。当然，医疗服务与一般消费性服务有较大差异：首先，生命科学的复杂性使得治疗手段和方法可能落后于疾病，如有些疾病至今尚未找到治愈方法；其次，每个个体都是独一无二的，同一种疾病采用同样治疗方法，但针对不同的个体所产生的治疗效果可能存在较大差异。所以不能简单地以购买服务的契约关系来定义医院与患者之间的关系。

（四）医院与药品、耗材、试剂、设备等供应商之间的经济关系

医院与药品、耗材等供应商是按照市场规则进行交易的双方，双方的关系是一种对价交易关系。供应商按照市场规则为医院提供货物，医院按照合同约定支付货款。但由于药品、耗材、试剂、医用设备等均与疾病的诊断和治疗相关，所以双方除了买卖关系外，还有其特殊性：医用设备、药品、耗材等对产品质量的要求特别高，供应商必须具备权威部门（如国家药品监督管理局）签发的相关资质证件，如上市的药品要取得证明其性能安全性、有效性及质量可控性的"药准字"注册证，进口药品要有进口药品注册证。药品企业和医院双方要对药品、试剂的批号和有效期进行严格追踪管理。医用器械供应商必须"三证"（医疗器械生产企业许可证、医疗器械经营许可证、准字号的医疗器械注册证）齐全、内容吻合且在有效期内，供应商和医院双方要对耗材的批号和有效期进行追踪管理，特别是对植入人体的耗材要实行从出厂到供应商，到医院，再到用于患者的全过程、全生命周期的跟踪。一旦某批次耗材出现不良事件需召回时，医院应找到使用该批次耗材的每一个患者。因此，医院与药品、耗材、试剂、

设备等供应商之间的联系会更加紧密、更加持久，共同为患者提供质量高、性能好的医疗用品。

（五）医院与员工之间的经济关系

根据医院的组织形态不同，医院与员工的关系也不同。营利性医院可以将部分股权让渡于核心员工，如首都医科大学三博脑科医院的部分骨干员工，既为医院工作，又是医院的股东。对公立医院而言，医院与员工之间的关系则是一种劳动契约关系，医院为员工开展工作实现其自身价值提供平台，并为员工的工作支付劳务报酬；员工为医院工作，是医院为患者提供医疗服务最核心的资源。

参与医疗、教学、科研、预防等业务，并能为医院创造价值的生产要素包括医疗场所、医疗设备以及医护人员的技术劳动等。在这些要素中，医护人员提供技术劳动是最核心的资源。人力资源是推动整个社会经济增长所有要素中最重要的。对医院而言，医院的口碑声誉、解决疑难杂症的能力、发展的可持续性主要取决于医护人员的能力与水平，所以如何处理好医院与员工间的关系，激发员工的积极性、主动性、创造性是医院财务管理的重点之一。

为正确理解医院与员工间的关系，必须把握作为创造价值最核心要素的人力资源的特殊属性。根据著名经济学家周其仁先生在《真实世界的经济学》中所阐述的观点，人力资源有三个特殊属性：人力资本每一个要素都天然归属自然人；人力资本的产权权利一旦受损，其资产可以立刻贬值或荡然无存；人力资本总是自发地寻求实现自我的市场。人力资源的这三个特性决定了尽管员工与医院之间有劳动合同关系，但医院无法完全拥有对人力资源的所有权和控制权。

由于人力资源具备特殊属性，为管理好医院与员工的关系，医院既不能仅采用简单的考勤打卡的方式，也不能采取放任自由的方式，而应该用科学的方法在医院与员工之间营造以下三种关系。

1. 医院和员工作为契约双方认真履行各自权利和义务的关系　既然医院与员工之间是一种劳动合同关系，双方就必然要承担约定的权利和义务，医院聘任员工在一定的岗位上工作，约定其岗位职责，并对其履职情况进行考核和评价，根据考核结果决定薪资报酬、职业晋升、续聘、解聘等等；员工接受医院分配的工作岗位，并在自己的岗位上认真履职，完成好各项工作。

2. 医院和员工在共同的愿景、价值观和文化的引领下建立起合作的关系　现代外科之父裘法祖先生引用《裴子言医·序》曾说："才不近仙者不可为医，德不近佛者不可为医。"对医院的经营者、管理者和医护人员而言都是如此。医院的所有者、管理者、医护人员都应该身怀仁爱之心，坚持"敬佑生命、救死扶伤、甘于奉献、大爱无疆"的职业信仰，恪守希波克拉底誓言，用仁心仁术为患者解除病痛。在共同的愿景导引下，医院为员工搭建平台、提供支持，员工本着一切为了患者的理念服务好患者，共同为人类的健康做出贡献，最终体现医院的价值，实现员工的人生追求和理想。

3. 用科学有效的机制建构医院和员工激励与被激励的关系　我国著名经济学家张五常先生在《卖橘者言》中指出，知识、劳力等人力资源是主动性资源，只能由其天然的所有人控制这种资产的启动、开发和利用。人力资源这种主动性的特性，决定了医院在处理与员工间的关系时，必须建立科学有效的激励机制来调动员工的积极性、主动性，发挥员工内在的潜能。如果员工的积极性、主动性不能调动起来，人力资源的价值就无法发挥出来，甚至消失殆尽。有效并持久发挥人力资源效能要靠科学的激励机制。激励机制包括精神激励、薪酬激励、荣誉激励、工作激励、事业激励等。

（六）医院与物价管理部门之间的经济关系

根据《中华人民共和国价格法》，与国民经济发展和人民生活关系重大的重要的公益性服务价格属于政府定价的范畴，公立医院开展的医疗服务项目及价格都属于政府部门行政审批的事项。所以，医院与价格管理部门之间的关系是申报与审批、监管与被监管、检查与被检查的关系。

为了理顺医疗服务项目价格关系，让医疗服务价格更多体现医护人员的劳动价值和技术含金量，2021年8月，国家医保局等8个部门联合发布了《深化医疗服务价格改革试点方案》，提出在未来的3~5年，将探索建立医疗服务价格分类管理、医院参与、科学确定、动态调整的医疗服务价格机制，探索将医疗服务分为通用和复杂两种类型、采用不同的定价机制，对于难度大、风险高，对医务人员个人能力、医疗机构技术支撑体系要求高的项目，则采用政府"定规则、当裁判"，引入医院参与的机制。该项改革方案的出台将直接影响医院与物价主管部门的关系，公立医院将由现在的被动执行政府指导价格转变为参与高难度高技术含量项目的定价，这一机制的建立将调动医院在规范诊疗行为、控制成本和费用等方面主动作为的积极性。

（七）医院与税务部门之间的经济关系

医院与税务部门之间的关系主要体现在两方面。一是医院作为纳税义务人、医院的经济活动作为纳税对象所产生的医院与税务部门之间的关系：首先，医院要主动进行税务登记；其次，要根据税收政策区分经济活动是否属于征税对象，如果属于征税对象则应及时、准确进行纳税申报，准时足额缴纳税款；再次，要做好税收筹划、控制纳税成本，如税务政策规定，非营利性医疗机构从事非医疗服务取得的收入，如培训收入、对外投资收入等应按规定征收各项税收，但如果将这部分收入直接用于改善医疗卫生服务条件，则经税务部门审核批准可抵扣其应纳税所得额，为此，医院应主动向税务部门申请，获得税务部门批准后才能抵扣，否则将会有涉税风险；最后，税务机关有权对医院进行税收检查，医院有义务接受检查并予以配合。二是医院与税务部门之间，医院员工作为纳税主体、医院作为代扣代缴义务人所产生的关系。医院发放员工工资薪酬时应从员工的应付工资中预扣应缴的个人所得税，并由医院财务部门直接汇缴给税务机关，这种做法容易产生纳税主体的错位，所以在处理这层经济关系时，一定要明确个人所得税的纳税主体是取得收入的自然人，自然人是纳税义务人，应履行纳税义务人的义务。医院财务部门只是依法履行代扣代缴、代收代缴税款的义务。代扣代缴义务人不能替代纳税义务人的责任。

（周路明）

第二节　医院财务管理目标

一、医院财务管理目标的概念

医院财务管理目标是在一定政治、经济、社会环境下，医院开展财务管理活动最终应达到效果的一种界定，是用以评价医院所开展的经济活动是否科学、合理的标准。医院财务管理目标决定了医院财务管理的方向、方法、路径和策略以及组织体系。医院财务管理目标与医院在行业中的地位、发展愿景以及所处社会、政治、经济环境密切相关，并随环境的变化而变化。

二、医院财务管理目标的内涵

医院财务管理目标与医院生存及战略发展的目标是一致的，医院财务管理目标应服务于医院生存与战略发展的目标。医院生存与战略发展的目标是维护人民健康，救死扶伤，治病救人。所以，从根本上讲，医院财务管理目标就不能追求利润最大化和股东财富最大化，也不能追求以资本市场价值为形式的"价值最大化"，无论出资办医方是政府还是资本都应如此，这是医院财务管理目标与企业财务管理目标根本的区别。从财务管理的职能看，公立医院财务管理依然可以理解为价值管理过程，但这里的价值是社会价值和经济价值的统一。因此，医院财务管理目标是医院财务管理活动的指南针，有其特有的内涵，归纳起来主要为以下几个方面。

（一）医院长期存续与稳步发展

医院是一个独立的经济实体，要存续和发展必须保证其财务状况良好，员工收入有保障并得到有效激励，设备房屋等得到及时维修和更新，人才得到培养，学科能力得到提升。医院要达到上述目标，其成本必须能得到合理的补偿，新的诊断方法和治疗技术的运用得到必要的资源支持。《2018 年度全国三级公立医院绩效考核国家监测分析有关情况的通报》中的数据显示，全国公立医院平均资产负债率高于 40%，约 1/3 的医院负债率大于 50%。数据表明，公立医院经济运行存在较大压力，如何实现医院社会价值和经济价值协调统一，是医院财务管理工作面临的重要挑战之一。

（二）患者利益得到保护

医院服务的对象为患者，诊疗活动是一种没有选择余地的刚性需求，伴随疾病疑难程度的增高、治疗技术的进步，治疗的费用在逐年增长，即使在医保基金负担的范围逐渐扩大、报销比例逐渐提高的条件下，一些重大疾病的医疗费用也可能会让患者无力负担。为了缓解患者过重的负担，国家出台多项政策。对医院而言也应将降低患者就医负担、保护患者权益不受侵害作为财务管理的目标之一。医院要主动作为、多措并举维护患者利益：不仅要关注收费环节是否存在多收费、乱收费、重复收费等问题，还要关注医疗业务内涵的经济行为，关注医疗行为本身是否规范合理，是否存在大处方、重复检查等过度医疗的行为。如何实现患者价值与医院价值协调统一，是医院财务管理工作面临的重要挑战之一。

（三）医保基金安全得到维护

尽管医院与医保之间的关系是医疗服务的提供方与购买方的关系，但是鉴于医保基金的安全关系到每一个参保人的利益，公立医院的公益性决定其应将维护医保基金安全作为医院财务管理的目标之一。为此，在医院财务管理过程中不仅要确保按照医保基金使用监督条例的要求规范使用医保基金，不能侵占医保基金，还应该规范医疗行为，用科学的治疗方法、适宜的医疗技术、最经济的时间消耗和费用消耗为患者提供高质量、安全可靠的医疗服务，提高医保基金使用效率，维护医保基金安全。因此，如何实现医院价值与医保基金安全之间的合理统筹，是医院财务管理工作面临的重要挑战之一。

（四）财政补助得到合理保障

取消药品和耗材加成后，公立医院补偿渠道从原来的三个变为了两个，即财政补偿和价格补偿。在目前医疗服务价格普遍偏低、比价关系未理顺、医疗服务成本不能完全从价格得到补偿的大背景下，财政补偿尤为重要。但我国的经济发展已经进入新常态，各种减税降费措施都会影响财政收入，各项财政支出的压力越来越大，所以在考虑财政对公立医院的补偿力度时也应考虑财政承受力。因此，如何实现争取财政补贴与国家财政能力限制两者的平衡，是医院财务管理工作面临的重要挑战之一。

（五）员工积极性得到有效激励

医院员工的合理激励，是保证医院高质量发展的关键因素之一。如何处理好医院员工激励、员工积极性与医院社会公益目标的关系，是医院财务管理工作面临的重要挑战之一。关于这一点，在阐述医院与员工之间的经济关系时进行了详细讲解，在此不再赘述。

三、医院财务管理目标与利益冲突，以及多边利益协同

如上所述，在医院财务管理过程中，利益相关方（医院、患者、医保基金、政府）在一定程度上存在利益冲突，即医院要发展可能会加重患者负担，增加医保基金支出，需要更多财政投入等；而减少财政投入，降低患者、医保与医院间的结算标准则可能会影响医院的存续与发展，影响医院员工积极性的发挥。因为医院收入来源（或成本补偿）、资金流入主要有三个渠道——各级财政对医疗机构的财政补偿、医保部门支付医保基金应负担的医疗费用、患者负担自费的医疗费用；其主要支出、资金流出也可以分为三个方面——药品耗材、运维保障等运行支出，人员支出和购置医疗设备等资本性支出。收入与支出、资金流入与流出是一对矛盾，在医疗机构收入一定的情况下，当取消药品和耗材加成后，其成本是没有压缩弹性的，水电气暖等运维性费用节约的空间有限。虽然人员支出有一定的支出弹性空间，但是，有些医院为购置新设备促进学科发展而压低员工薪酬水平，后果则是医护人员积极性受挫，甚至大量优秀员工辞职。为了解决这个困境，部分医院鼓励科室、医护人员更努力提升收入，则可能会出现大处方、重复检查等过度医疗的现象，进而损害患者的利益，增加医保基金的负担。如何同时应对医院可持续生存与发展、病患权益得到保护、医保基金安全得到维护、财政补助可承受、医护人员积极性得到激励五个方面的挑战，首先需要在财务管理目标方面做好统筹管理，从以下几个方面协同多方利益。

（一）按事权划分财政补贴的边界，保证公立医院维持公益性所必需的财政投入

医疗是主要的民生工程之一，公立医院既是一个独立的经济实体又担负民生事业的责任，既要维持良性运行又要坚持公益性，这容易造成政府与公立医院在财政补偿事项上边界不清。所以应按事权明确政府与公立医院的责任边界，事权为政府的应由财政补贴，事权为医院的应由医院负担。在医疗改革文件中已经明确规定了应由政府投入的六个方面：公立医院基本建设和设备购置、重点学科发展、人才培养、符合国家规定的离退休人员费用和政策性亏损补贴。但这六项投入的表述过于笼统，政府应结合事权进一步明确，其后建立相对应确定的渠道予以落实，确保财政投入的稳定性。

（二）提升公立医院内部管理水平，建立公平有效的绩效考核和分配机制

医院要实现财务管理的目标，增加内生动力最关键。当前，公立医院收支规模不断扩大，医教研防等业务活动愈加复杂，亟待在坚持公益性的前提下，加快补齐内部运营管理短板，向精细化管理要效益。同时，还应建立公平有效的绩效考核和分配机制，调动医护人员的主动性、积极性、创造性，提升人力资源的效率，为医院创造更多价值。

（三）改革医保支付方式，建立中国特色的医保基金结算模式

医保部门与医院以往主要采用按项目付费的结算方式，这种方式不利于激发医院节约成本的内驱力。近年来，医保部门加大了支付方式改革，探索多种付费方式，如总额预付制、按疾病诊断相关组（DRG）付费、基于按病种付费用大数据技术进行分类组合后进行的分值付费（DIP）、按床日付费、按人头付费等。这些付费方式共同的特点是，医保部门按确定的付费额作为与医院结算的标准，医院主动控费则能将节约的部分留给医院，增加医院的效益。因此，医疗保障支付方式改革需要不断深化，以建立服务国情的医保基金结算模式。

（四）加大商业健康保险的力度，拓展医院筹资渠道

商业健康保险是以被保险人的身体健康为保险标的，保障被保险人在疾病或意外事故所致伤害时产

生的直接费用或间接损失可获得补偿，包括医疗意外保险、疾病保险、医疗保险、收入保障保险和长期看护保险等。商业健康保险是对基本医疗保险最有力的补充。在美国医疗保险以商业保险为主导，在其他很多国家商业健康保险系统也十分发达，是对基本医疗保险的一个重要补充。在我国商业健康保险还处于起步阶段，商业健康保险赔付的医疗费用还很少，这种局面与我国人口规模、人民对健康的需求是不匹配的，商业健康保险还有着很大的发展空间。政府、参保人个人、商业保险公司、医疗机构等应多方发力，共同促进商业健康保险的发展。

（周路明）

第三节　医院财务管理环境

医院财务管理环境是指对医院财务活动或财务管理产生作用和影响的各种内外部条件或因素。医院财务管理作为价值管理职能，是对各项经济活动及其经济关系进行管理，而各种经济活动与经济关系是受各种环境影响和制约的，必须分析影响医院经济活动和经济关系的内外部环境，其中内部环境与各医疗机构自身在行业中的定位、学科发展与医疗技术水平、医院管理水平等相关，而外部环境包括政治环境、法律环境、市场环境。同时，在信息技术（云计算、大数据、互联网、物联网）迅速发展的今天，数字化已经成为医院管理与技术服务不可缺少的重要支撑。因此，信息（化）环境作为一种独立的环境因素，对医院财务管理工作产生重要影响。

一、医院财务管理的政治环境

尽管财务管理属于经济学的范畴，但经济是政治的基础，政治是经济的集中反映，从事财务管理工作必须站在政治高度，不断提高政治判断力、政治领悟力、政治执行力，看任何问题、做任何决策、抓任何工作都要常怀"国之大者"。当前把握好医院财务管理的政治环境：首先，要坚持党的领导，坚持党委领导下的院长负责制；其次，要树立以人民为中心的发展理念，最终构建人民健康水平提升、医学科技创新能力全面提升的新局面；再次，要把握公立医院已经进入了高质量发展新阶段，要将高质量发展作为医院财务管理的目标和战略发展总体目标，在财务管理中要做到将问题导向与结果导向相结合、业务管理与经济管理相结合、规范管理与提质增效相结合、改革创新与长效机制相结合。

二、医院财务管理的法律环境

医院财务管理的法律环境是指影响医院财务活动的有关法律法规和规章制度。随着习近平法治思想的普及和我国法制体系的不断健全，医院财务管理的法律环境也日臻完善。医院财务管理的法律环境可以分为两大类：一类是医院作为法人层面和医疗业务层面应遵循的法律法规，一类是医院经济活动应遵循的法律法规。

（一）医院或医疗行为层面必须遵循的法律法规

医疗卫生与健康事业应当坚持以人民为中心，为人民健康服务，医院和医护人员的行为也必须合规合法。依据《中华人民共和国民法典》《中华人民共和国基本医疗卫生与健康促进法》《医疗机构管理条例》的有关规定，医疗机构以救死扶伤，防病治病，为公民的健康服务为宗旨，医院提供疾病诊治，特别是急危重症和疑难病症的诊疗，突发事件医疗处置和救援以及健康教育等医疗卫生服务，并开展医学教育、医疗卫生人员培训、医学科学研究和对基层医疗卫生机构的业务指导等工作。医院及医务人员应严格按照《中华人民共和国医师法》《中华人民共和国药品管理法》《中华人民共和国传染病防治法》《中华人民共和国社会保险法》《护士条例》等法律法规之规定，遵守有关临床诊疗技术规范和各项操作规范以及医学伦理规范，使用适宜技术和药物，合理诊疗，开展执业活动。

医院应特别掌握的是自 2021 年 5 月 1 日起施行《医疗保障基金使用监督管理条例》（以下简称《条例》），《条例》按照医疗保障行政部门、医疗保障经办机构、定点医药机构和参保人员等不同主体，分别对其在基金使用中应该做什么、不得做什么做出了具体的规定，并对同一行为建立双向约束机制，医院、医生、护士和药师必须严格按照《条例》进行执业。

（二）医院经济活动层面应遵守的财经法律法规

医院作为一个组织、医护人员作为特殊职业者除了应遵循医疗行为层面的法律法规外，医院经济活动还应遵循财政财经法律法规。这些法律法规主要包括《中华人民共和国预算法》《中华人民共和国预算法实施条例》《行政事业性国有资产管理条例》《中华人民共和国政府采购法实施条例》《中华人民共和国招标投标法》《中华人民共和国招标投标法实施条例》《中华人民共和国价格法》《中华人民共和国税收征收管理法》，以及政府会计制度和政府会计的一系列准则等等。这些法律法规制度，不仅涉及医院的预决算管理、国有资产管理、采购管理、招投标管理等各个领域，还规范了医院的财务核算、税收申报等行为。这要求医院管理者必须熟悉这些法律法规制度，在合规合法的前提下履职履责，做好财务管理，实现财务管理的目标。

三、医院财务管理的市场环境

医院财务管理的市场环境是指影响医院财务管理的各种市场因素，如医疗服务的对象、医疗服务的内容、医疗服务的定价与成本补偿机制等等。由于医疗服务的特殊性，医院市场环境有如下几方面的特点：一是医疗服务是主要由政府（或医保基金）购买的准公共产品，我国的医保覆盖面已经达到了95%，2019 年全国职工医保实际住院费用基金支付比例已经达到了 75%，居民医保实际住院费用基金支付比例也达到了 60%。准公共产品有着非竞争性、市场与政府共同承担、容易被浪费的特性。二是尽管医疗服务有公共产品的属性，但具有收费标准，是对价交换。然而对价交换不等于等价交换，对价交换的内容、价格由国家予以明确规定，价格政策的合理性直接关系到医院的成本能否得到补偿。三是在医院提供医疗服务的全过程要消耗各种资源，如消耗药品耗材、设备房屋的折旧，以及医护人员提供的诊断、治疗、手术、药品审核与配置、挂号、结算、病案管理等服务消耗的人力资源，医院需按市场定价获取这些资源。医院面临复杂的市场环境对其财务管理是一个挑战。

四、医院财务管理的内部环境

医院财务管理的内部环境主要侧重三个方面：医院在医疗服务体系中的定位、内部管理水平和信息化能力水平。医院的组织形态决定医院财务管理的目标，进而影响医院的财务管理的手段、方法和决策。医院可按大类分为营利性医院和非营利性医院，本节主要分析非营利性医院财务管理的内部环境。

（一）医院在国家医疗服务体系中的定位

在国务院办公厅发布的《关于推动公立医院高质量发展的意见》（国办发〔2021〕18 号）中，对如何构建公立医院高质量发展新体系进行了明确的规定，将全国的医疗服务体系分为三个层次：一是医学中心，包括国家医学中心、临床医学研究中心、区域级医学中心和中医药传承创新中心。医学中心的主要职能除了诊治疑难杂症外，还包括集中力量开展疑难危重症诊断治疗技术的攻关，开展前沿医学科技创新研究和成果转化；注重高层次医学人才的培育培养；加强对其他医疗机构的指导，促进优质医院资源的下沉。二是城市医疗集团，是指按照网格化布局管理，组建由三级公立医院或代表辖区医疗水平的医院牵头，其他若干家医院、基层医疗卫生机构、公共卫生机构等为成员的紧密型城市医疗集团，其主要职能是统筹负责网格内居民预防、治疗、康复、健康促进一体化、连续性医疗服务。三是县域医共体，即按照县乡一体化、乡村一体化原则，建立的以县级医院为龙头的紧密型县域医共体。其主要职能是解决县域内居民看病的问题，做到大病不出县。同时，加强县级医院对乡镇卫生院、村卫生室的统筹管理，发挥县级医院对家庭医生的技术支撑作用。综上所述，不同类型的医疗机构其主要职能是不同的，各医院应首先明确自己在国家医疗服务体系中的定位，再根据定位确定自身战略定位、学科发展方向、资源配置领域，从而确定自身的财务管理目标和策略。

（二）医院内部管理水平

国务院办公厅《关于推动公立医院高质量发展的意见》将提升医院管理水平作为公立医院高质量发展的新效能，足以证明医院内部管理水平的重要性。医院的内部管理涉及面广，包括医疗质量与安全管理、就医流程管理、人员管理、预算管理、成本管理、内控建设、绩效评价与管理等，涉及医院治理能力与水平的方方面面。特别是自 2019 年国家卫生健康委员会开启"经济管理年"活动以来，将经济管理的重点转向关注医疗、教学、科研等业务活动的内涵经济行为（即该项活动可以获取收入或耗费人财物等资源）的事项，聚焦关键业务环节，将财务管理从结果审批管理转向流程管控。将内控管理和风险监控措施嵌入关键业务控制点，不仅规范业务管理，还满足风险防控精准化要求。但各个医院的管理水平参差不齐，财务管理需根据各医院的实际管理情况和治理能力水平确定相应的方法和策略。

（三）医院业务与管理的信息化能力水平

虽然医疗是一个非数字原生态的传统行业，但在数字经济时代，医疗、教学、科研等业务活动越来越依赖信息化、数字化和智能化。财务管理服务并服从于业务活动，是对业务活动所产生的经济活动和经济关系的管理，因而医院业务活动的信息化水平，如数据的可信度和一致化程度、各业务系统间协同互联与数据共享的程度、业务与财务一体化程度、业务管理与经济管理相融合的程度、数据参与并辅助决策的程度等等，都会影响医院财务管理的水平。

（周路明）

第四节　医院财务管理监管

公立医院财务监管体系分为外部监管体系和内部监管体系两个层面。

一、外部监管体系

外部监管体系包括巡视、国家审计机关审计、委托社会审计组织开展的审计等。

（一）巡视

巡视是党章规定的一项重要制度，是加强党的建设的重要举措，是加强党内监督的重要形式。巡视主要是政治巡视，但被巡视单位的经济活动和财务收支是被巡视的主要内容之一，包括与之相关的"三重一大"决策制度的执行情况，"八项规定"的执行情况，各项经济活动是否合法合规等。

（二）国家审计

国家审计是指由国家审计机关所实施的审计。根据《中华人民共和国审计法》规定，我国的审计机关依照法律规定独立行使审计监督权，不受其他行政机关、社会团体和个人的干涉。各级审计机关除了对行政事业单位（含公立医院）预算执行和财政财务经济活动进行审计外，还开展各项专业审计。特别是自2018年3月成立中央审计委员会后，加强了党中央对审计工作的领导，构建了集中统一、全面覆盖、权威高效的审计监督体系，加大了审计执法力度，更好地发挥了审计监督的作用。各级审计机关对公立医院审计的主要内容包括贯彻落实国家有关重大政策措施情况的审计，预算执行、决算和其他财政财务收支审计，专项审计和专项审计调查等。

（三）社会审计

社会审计组织是指根据国家法律或条例规定，经政府有关主管部门审核批准，注册登记的会计师事务所和审计事务所。社会审计是社会审计组织受托对公立医院开展的预算执行情况和年度财务收支审计、领导干部任期内经济责任审计、领导干部离任经济责任审计以及其他专题专项审计等。

（四）医保飞行检查

医保飞行检查是医保部门跟踪检查医院医保政策执行情况的一种检查形式，是指由医保管理部门主导的、事先不通知被检查医院实施的现场检查。医保检查重点关注医院是否存在以下行为：①虚构医药服务，伪造医疗文书和票据，骗取医疗保障基金。②为参保人员提供虚假发票。③将应由个人负担的医疗费用记入医疗保障基金支付范围。④为不属于医疗保障范围的人员办理医疗保障待遇。⑤为非定点医疗机构提供刷卡记账服务。⑥挂名住院。⑦串换药品、耗材、物品、诊疗项目等骗取医疗保障基金支出。⑧定点医疗机构及其工作人员的其他欺诈骗保行为。

为了发挥巡视和外部监管的作用、维护外部监管制度严肃性和权威性、强化医院领导的整改责任，国家要求被巡视、审计和检查的医院对监管过程中发现的问题必须做到认真整改，即凡是能立行立改的要做到即知即改；凡不能立行立改的则要制定切实可行整改方案尽快整改，做到"件件有着落、事事有回音"，充分发挥外部监管的治根治本作用。

二、内部监管体系

除外部监管外，医院内部的监管也十分重要。医院财务内部监管体系主要由内部控制机制、财会监督、内部审计监督、纪检监察组成。

（一）内部控制机制

医院内部控制是医院对经济活动及相关业务活动的运营风险进行有效防范和管控的一系列方法和手段的总称。医院内部控制应以量化评价为导向，以信息化为支撑，突出规范重点领域、重要事项、关键岗位的流程管控和制约机制，建立与本行业和本单位治理体系、治理能力相适应的，权责一致、制衡有效、运行顺畅、执行有力的内部控制体系。达到规范权力运行，促进依法依规办事，推进廉政建设；保障资金、资产安全和使用的有效性，提高资源配置和使用效益，保障事业发展的目标。

（二）财会监督

财会监督是指医院内部的财务部门、会计人员依据经授权的特殊职责和职权，对医院各项经济活动和开支进行检查和督促。主要包括：对原始凭单的审核与监督，确保原始单据的真实、合法、合规、准确、完整；对会计处理和账簿的检查监督，即对会计处理的正确性、会计账簿的安全完整性进行监督，确保会计账簿真实完整地反映医院的所有经济活动，不存在"账外账"或"小金库"等；对资产、账款等的监督，确保账实相符；对招标文件、合同等内容的监督，确保医院的合法权益不受侵害；对财务收支活动的监督，确保收支活动本身的真实合理性，确保审批手续齐全、流程规范，确保财务支出范围和标准符合国家规定；财务报告监督，即对财务部门编制的财务报告的质量进行监督，确保财务报告所披露信息的真实性、准确性、可靠性、相关性和可比性。

（三）内部审计监督

内部审计监督是相对外部审计（如国家审计、社会审计）而言的，是由医院内审部门在医院主要负责人的领导下，运用系统规范的审计方法、按照规范的审计程序对医院各项财务管理活动的合规合法性、内部控制的健全有效性进行检查和评价。内部审计的目标是帮助医院完善治理、增加价值，从而实现财务管理目标和医院战略发展目标相统一。医院内部审计包括财务收支的合规合法性，医疗收费的合规合法性，医用设备使用的效率效益情况，药品耗材采购、使用、管理的规范性，合同签订流程的合规性和合同条款的合理性，基建工程的全过程跟踪审计等主要内容。

（四）纪检监察

纪检监察是党的纪律检查机关和政府的监察部门行使的职能。公立医院设有纪检监察部门，其主要工作职责为：负责党员和党员领导干部执行党的路线方针政策的监督检查；制定党风廉政建设和反腐败工作的规章制度并监督执行；负责党风廉政建设和反腐败工作的宣传教育；对"三重一大"制度执行过程中存在的突出问题进行监督检查并督促整改；受理群众对党员和党员领导干部违规违纪问题的举报；查处违规违法案件等。纪检监察的部分职能涵盖了财会监督的内容。

除上述监督形式外，一些医院还应接受并配合财政监督检查、物价监督检查、税收征管执法检查等专项检查工作。总之，由于公立医院特殊事业单位定位，其经济活动受到多方面监管，且随着预决算公开越来越规范，财务监督的方向越来越趋于社会化。

（周路明）

第十一章 医院预算管理

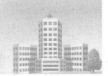

第一节 医院预算管理概述

一、医院预算管理的概念

根据 2010 年 12 月 28 日财政部和卫生部联合修订的《医院财务制度》，医院预算定义为医院按照国家有关规定，根据事业发展计划和目标编制的年度财务收支计划。

预算是通过对医院内外部环境的分析，在科学预测与决策的基础上，用财务数字反映医院未来一定时期的运营计划和战略规划。

预算是管理者的一项工具，以定量计划的方式协调和控制既定时期内有限资源的配置和使用；预算包含的内容不仅是预测，还涉及有计划地应对产生重大影响的变化，以努力达到医院的战略目标。

预算的内容可以简单地概括为三个方面。①何事：为实现医院一定时期的战略目标要开展什么业务工作。②多少：该项业务工作的收入与投入分别是多少。③何时：什么时候实现该项工作的收入以及什么时候支出，必须使收入与支出取得平衡。

预算管理是以医院战略发展规划和年度计划目标为依据，实行全口径、全过程、全员性、全方位的管理。全口径是指把医院所有收入和支出全部纳入统一预算管理，不能存在游离于预算外的收支。全过程是指贯穿预算编制、审批、执行、监控、调整、决算、分析和考核等各个环节。全员性是指医院所有部门、所有科室均纳入预算管理体系，确保预算责任能够分解落实到各级预算责任单元。全方位是指医院的各项经济活动都应纳入预算管理的范畴，覆盖人、财、物全部资源。

预算管理不单纯是财务部门的工作，而是医院综合的、全面的管理，是具有全面控制约束力的一种管理工具。

二、医院预算管理的体系

（一）医院预算管理背景

1. 法律和制度要求 我国在 1994 年 3 月 22 日颁布了《中华人民共和国预算法》；2010 年 12 月 28 日印发的《医院财务制度》第十条中提出医院要实行全面预算管理；2021 年 5 月 14 日，国务院办公厅《关于推动公立医院高质量发展的意见》（国办发〔2021〕18 号）对公立医院提出了构建新体系、引领新趋势、提升新效能、激活新动力、建设新文化和加强党的全面领导六大重点任务。其中"提升新效能"要求公立医院要加强全面预算管理，依据医院战略发展规划和年度计划目标，贯穿预算编制、审批、执行、监控、调整、决算、分析、考核等各环节，从数量、质量、实效、成本、效益等方面实施预算绩效管理，强化预算约束，促进资源有效分配和使用，定期公开医院相关财务信息。

2. 医院可持续发展的要求 预算存在上下限。医院预算存在一个"看不见的天花板"，如有些企业运用财务杠杆，通过贷款等方法无节制地发展，突破了自身可控制的上限，最终走向破产。在医院管理中要充分运用预算工具，把控好预算上限，严格控制借款规模、履行相关报批程序，保证医院财务风险可控。预算同样存在下限，即基本运营保障费用，属于可变动幅度小的固定支出。

医院的主要发展阶段分为初建阶段、成长阶段、稳定阶段，医院在不同发展阶段应采用不同的预算管理策略。预算管理原则上需要讲求收支平衡，但在初建阶段，医院需要大量的基础建设投入、设备投入和人员投入，有一个逐步发展、成长的过程，在此阶段，不能简单地运用平衡要求来限制医院发展。

（二）医院预算管理实践

中国有关医院预算管理的研究一直在不断发展中。在中国知网中以关键词进行搜索，相关研究可以追溯到 1985 年；截至 2021 年 12 月底，医院预算管理相关期刊文章共 876 篇，从 21 世纪初期相关文章的寥寥无几，到 2015—2019 年期间每年发表近百篇相关文章，对于医院预算管理的研究热度空前高涨，预算管理方法在医院管理实践中逐步得到推广。

公立医院通过多年的探索与研究，构建了适合医院的预算管理模式，形成了以收支平衡为起点，以社会效益最大化为管理目标，以控制成本、提高资源使用效率为预算管理重点的预算管理模式。

（三）医院预算管理外部监督

《中华人民共和国预算法》第八十九条规定：县级以上政府审计部门依法对预算执行、决算实行审计监督。对预算执行和其他财政收支的审计工作报告应当向社会公开。第九十条规定：政府各部门负责监督检查所属各单位的预算执行，及时向本级政府财政部门反映本部门预算执行情况，依法纠正违反预算的行为。各级公立医院接受上级部门安排的相关审计和专项检查。

根据中共中央办公厅、国务院办公厅印发的《关于进一步推进预算公开工作的意见》的通知（中办发〔2016〕13 号）要求，单位要在规定时间通过门户网站公开预决算内容，真实反映医院收支总体情况、预算执行情况和绩效管理等情况，接受社会公众查询监督。

（四）医院预算管理组织机构

按照 2020 年 12 月 31 日国家卫生健康委员会和国家中医药管理局印发的《公立医院全面预算管理制度实施办法》（国卫财务发〔2020〕30 号）要求，医院应当建立健全预算管理组织机构，建立由全面预算管理委员会、全面预算管理办公室、预算归口管理部门和预算科室组成的全面预算管理组织体系，确保医院所有部门、所有科室均纳入预算管理体系，确保预算责任能够分解落实到各级预算责任单元。

全面预算管理委员会是医院全面预算管理工作的领导机构，主要负责人任主任，总会计师或分管财务工作的院领导任副主任，相关职能部门负责人任委员。全面预算管理委员会的主要职责包括：审议医院预算管理制度、预算方案和预算调整方案、预算编制和执行中的重大问题、预算执行报告、决算报告等预算管理工作中的重大事项。

全面预算管理委员会下设全面预算管理办公室，牵头负责全面预算管理日常工作。办公室设在预算管理部门或财务部门，部门负责人任办公室主任。医院根据规模和业务量大小，明确负责预算管理工作人员，各归口部门、各预算科室要设立兼职预算员。

全面预算管理办公室的主要职责包括：拟定各项预算管理制度，组织、指导预算归口管理部门和相关预算科室编制预算，对预算草案进行初步审查、协调和平衡，汇总编制医院全面预算方案，检查预算执行情况并编制报告，组织编制医院决算报告，开展预算绩效考核评价及编制报告等。

预算归口管理部门包括收入预算归口管理部门和支出预算归口管理部门。预算归口管理部门的主要职责：牵头会同预算科室编制归口收入、支出预算，并监督归口收入、支出的预算执行情况。

收入预算归口管理部门主要包括医务、财务、科研、教学、医保等业务管理部门，负责编制医院收入预算。其中，医疗收入预算不得分解下达至各临床、医技科室，效率类、结构类指标可分解下达。

支出预算归口管理部门包括人事、总务、设备、药剂、基建、信息、科研、教学等业务管理部门，其职能划分应当能够覆盖医院全部支出业务，且责任分工清晰明确。

预算科室包括医院所有临床、医技等科室以及行政后勤等全部预算责任单元，是全面预算管理执行层。预算科室的主要职能：在全面预算管理办公室和预算归口管理部门的指导下，开展本科室预算管理工作。

（周路明）

第二节　医院预算管理的政策体系

一、预算管理政策时间轴

（一）《中华人民共和国预算法》

为了规范政府收支行为，强化预算约束，加强对预算的管理和监督，建立健全全面规范、公开透明的预算制度，保障经济社会的健康发展，制定《中华人民共和国预算法》（简称《预算法》），于1994年3月22日第八届全国人民代表大会第二次会议通过。根据2014年8月31日第十二届全国人民代表大会常务委员会第十次会议《关于修改〈中华人民共和国预算法〉的决定》，第一次修正《预算法》；根据2018年12月29日第十三届全国人民代表大会常务委员会第七次会议《关于修改〈中华人民共和国产品质量法〉等五部法律的决定》，第二次修正《预算法》。

《预算法》明确了预算内容、预算原则、预算管理职权、预算收支范围和法律责任，并对预算和决算的编制、审查、批准、监督，以及预算的执行和调整提出具体要求。其中，第五条明确预算包括一般公共预算、政府性基金预算、国有资本经营预算、社会保险基金预算。详见图11-1。

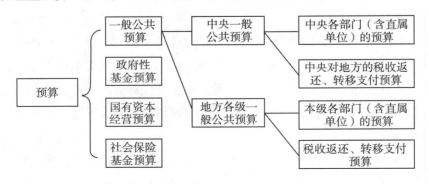

图 11-1　《中华人民共和国预算法》预算分类

《预算法》第三条中明确，国家实行一级政府一级预算，设立中央，省、自治区、直辖市，设区的市、自治州，县、自治县、不设区的市、市辖区，乡、民族乡、镇五级预算。作为事业单位的公立医院的预算，按照上级主管部门的预算层级分别纳入"一般公共预算－中央一般公共预算－中央各部门（含直属单位）的预算"或"一般公共预算－地方各级一般公共预算－本级各部门（含直属单位）的预算"。如果作为事业单位的公立医院有纳入国有资本经营预算实施范围的企业，按照国有资本经营预算管理相关规定执行。

（二）《中华人民共和国预算法实施条例》

1995 年 11 月 22 日中华人民共和国国务院令第 186 号发布《中华人民共和国预算法实施条例》（简称《实施条例》），2020 年 8 月 3 日通过中华人民共和国国务院令第 729 号修订该实施条例，细化了《预算法》有关规定，将财税体制改革和预算管理实践成果以法规形式固定下来。《实施条例》进一步规范部门预算管理，提高预算编制的完整性；进一步规范预算执行，强化全流程管理；进一步深化预算绩效管理，提高资金使用效益；进一步加大预算信息公开力度，增强预算透明度。

（三）其他政策

以下列举国家相关机构关于预算管理方面的政策。

1. 全国人民代表大会常务委员会（简称"全国人大常委会"）　2019 年 12 月 28 日，第十三届全国人大常委会第十五次会议表决通过《中华人民共和国基本医疗卫生与健康促进法》，规定政府举办的医疗卫生机构应当坚持公益性质，所有收支均纳入预算管理，按照医疗卫生服务体系规划合理设置并控制规模。

2. 中国共产党中央委员会（简称"中共中央"）　2009 年 4 月 7 日，《中共中央国务院关于深化医药卫生体制改革的意见》作为新一轮医改的纲领性文件，其中要求建立规范的公立医院运行机制，在财务管理方面要进一步完善财务、会计管理制度，严格预算管理，加强财务监管和运行监督。

2014 年 6 月 30 日，中共中央政治局会议审议通过了《深化财税体制改革总体方案》，在改进预算管理制度方面，以推进预算公开为核心，把建立透明预算制度放在预算改革首位；强调改进年度预算控制方式，建立跨年度预算平衡机制，实行中期财政规划管理，研究编制三年滚动财政规划。

2016 年 2 月 23 日，中共中央办公厅、国务院办公厅印发《关于进一步推进预算公开工作的意见》的通知，提出了中央和地方使用财政资金的部门和单位应当积极推进部门预决算公开。以公开为常态、不公开为例外，积极稳妥公开本部门和单位预决算（涉密信息除外）。通过预决算公开促进财税体制改革和其他相关领域改革，为实现国家治理体系和治理能力现代化提供动力。各部门各单位预决算公开的内容包括本部门本单位职责、机构设置、一般公共预算收支情况、政府性基金预算收支情况、机关运行经费情况等，涵盖财政拨款收支情况、非财政拨款收支情况。各部门各单位应当及时公开政府采购信息，结合工作进展情况逐步公开预算绩效信息和国有资产占有使用情况。

2018 年 9 月 1 日，《中共中央国务院关于全面实施预算绩效管理的意见》（中发〔2018〕34 号），对全面实施预算绩效管理进行统筹谋划和顶层设计，是新时期预算绩效管理工作的根本遵循。实施预算绩效管理，更加注重结果导向、强调成本效益、硬化责任约束，力争用 3 ~ 5 年时间基本建成全方位、全过程、全覆盖的预算绩效管理体系，实现预算和绩效管理一体化，着力提高财政资源配置效率和使用效益，改变预算资金分配的固化格局，提高预算管理水平和政策实施效果，为经济社会发展提供有力保障。

3. 国务院 2014 年 9 月 26 日，国务院印发《关于深化预算管理制度改革的决定》（国发〔2014〕45 号），对改进预算管理制度提出了明确要求，立足于改进预算管理，实施全面规范、公开透明的预算制度。

2015 年 1 月 3 日，国务院《关于实行中期财政规划管理的意见》（国发〔2015〕3 号）中明确实行中期财政规划管理，由财政部门会同各部门研究编制三年滚动财政规划，对未来三年重大财政收支情况进行分析预测，对规划期内一些重大改革、重要政策和重大项目，研究政策目标、运行机制和评价办法，通过逐年更新滚动管理，强化财政规划对年度预算的约束性，有利于实现财政可持续发展。

2017 年 7 月 14 日，国务院办公厅《关于建立现代医院管理制度的指导意见》（国办发〔2017〕67 号）在健全财务资产管理制度方面，要求建立健全全面预算管理，公立医院作为预算单位，所有收支纳入部门预算统一管理。

2021 年 3 月 7 日，国务院《关于进一步深化预算管理制度改革的意见》（国发〔2021〕5 号）中明确了六个方面的重点改革措施：一是加大预算收入统筹力度，盘活各类存量资源；二是规范预算支出管理，加强重大决策部署财力保障，合理安排支出预算规模，大力优化支出结构，推进支出标准体系建设；三是严格预算编制管理，将项目作为部门和单位预算管理的基本单元，预算支出全部以项目形式纳入预算项目库；四是强化预算执行和绩效管理，增强预算约束力，强化预算对执行的控制，推动预算绩效管理提质增效；五是加强风险防控，增强财政可持续性；六是增强透明度，改进预决算公开，提高预算管理信息化水平。

2021 年 5 月 14 日，国务院办公厅《关于推动公立医院高质量发展的意见》（国办发〔2021〕18 号），要求公立医院发展方式从规模扩张转向提质增效，运行模式从粗放管理转向精细化管理，资源配置从注重物质要素转向更加注重人才技术要素。在提升公立医院高质量发展新效能部分，强调加强全面预算管理。

4. 财政部 2010 年 12 月 28 日，财政部和卫生部联合修订《医院财务制度》，明确医院要实行全面预算管理。

2015 年 5 月，财政部《关于印发〈中央部门预算绩效目标管理办法〉的通知》（财预〔2015〕88 号）进一步规范中央部门预算绩效目标管理。文件明确，按照预算支出的范围和内容划分绩效目标包括基本支出绩效目标、项目支出绩效目标和部门（单位）整体支出绩效目标；按照时效性划分，包括中长期绩效目标和年度绩效目标。对绩效目标的设定、审核、批复、调整与应用提出要求。

2017 年 6 月，财政部《关于进一步完善中央部门项目支出预算管理的通知》（财预〔2017〕96 号）提出加强项目评审、评估和绩效评价；完善激励约束机制，绩效评价结果与项目支出预算安排挂钩，预算评审情况与部门整体预算安排挂钩。

2018 年 11 月，财政部发布《关于贯彻落实〈中共中央国务院关于全面实施预算绩效管理的意见〉的通知》（财预〔2018〕167 号），从充分认识全面实施预算绩效管理的重要意义、结合实际制定贯彻落实方案、抓好预算绩效管理的重点环节、加强绩效管理监督问责和健全工作协调机制五方面贯彻落实全面预算绩效管理。

2019 年 7 月 26 日，财政部印发《中央部门预算绩效运行监控管理暂行办法》（财预〔2019〕136 号），文件明确由财政部、中央部门及其所属单位依照职责，对预算执行情况和绩效目标实现程度开展监督、控制和管理，按照"全面覆盖、突出重点，权责对等、约束有力，结果运用、及时纠偏"的原则，由财政部统一组织、中央部门分级实施。

2020 年 2 月 25 日，财政部印发《项目支出绩效评价管理办法》（财预〔2020〕10 号），文件明确由财政部门、预算部门和单位，依据设定的绩效目标，对项目支出的经济性、效率性、效益性和公平性进行客观、公正的测量、分析和评判。

2020 年 2 月 27 日，财政部《关于印发〈预算管理一体化规范（试行）〉的通知》（财办〔2020〕13 号），提出将制度规范与信息系统建设紧密结合，用系统化思维全流程整合预算管理各环节业务规范，通过将规则嵌入系统强化制度执行力，为完善标准科学、规范透明、约束有力的预算制度提供基础保障。

2021 年 4 月 7 日，财政部《关于推进部门所属单位预算公开工作的指导意见》，要求各级财政部门和各部门、各单位要高度重视，提高认识，坚持以公开为常态、不公开为例外，明确和落实工作责任，夯实部门所属单位主体责任，切实履行职责，做好相关工作。

2021 年 8 月 18 日，财政部《关于印发〈中央部门项目支出核心绩效目标和指标设置及取值指引（试行）〉的通知》（财预〔2021〕101 号），明确了指标设置思路，突出了高度关联、重点突出、量化易评的指标设置原则，规范了绩效指标类型和设置要求，并细化了绩效指标的具体编制方法。

2022 年 4 月 8 日，财政部印发《关于推广实施中央预算管理一体化建设的通知》（财办〔2022〕19 号），要求在已经基本确立的现代预算制度框架基础上，加强财政工作数字化转型与预算制度改革的衔接。于 2022 年在中央各部门和预算单位推广实施中央预算管理一体化系统。

5. 国家卫生健康委员会 2006 年 10 月 23 日，《卫生部关于全面推行医院院务公开的指导意见》（卫医发〔2006〕428 号）中，向内部职工公开的医院院务主要内容中含年度财务预、决算主要情况。

2019 年 12 月 12 日，国家卫生健康委员会印发《预算项目支出绩效指标库（2020 年版）》。

2020 年 12 月 31 日，国家卫生健康委员会、国家中医药管理局印发《公立医院全面预算管理制度实施办法》（国卫财务发〔2020〕30 号），要求公立医院实施全面预算管理工作，严格预算管理，强化预算约束，规范公立医院经济运行，提高资金使用和资源利用效率，根据相关政策文件，结合医院经济运行实际制定该实施办法。

2021 年 3 月 15 日，国家卫生健康委员会办公厅印发《医院智慧管理分级评估标准体系（试行）》，指导医疗机构科学、规范开展智慧医院建设，提升医院管理精细化、智能化水平。针对医院管理的核心内容，从智慧管理的功能和效果两个方面进行评估，对评估结果进行分级。其中在财务资产管理方面，对预算智慧管理提出具体要求。

2021 年 4 月 12 日，国家卫生健康委员会、财政部、国家中医药管理局印发《卫生健康领域全面实施预算绩效管理实施方案》（国卫财务发〔2021〕14 号），推动卫生健康领域全面实施预算绩效管理工作，建成全方位、全过程、全覆盖的卫生健康预算绩效管理体系。

2022 年 4 月 24 日，国家卫生健康委员会办公厅印发《关于做好中央预算管理一体化实施工作的通知》（国卫办财务函〔2022〕130 号），要求全面、准确掌握预算管理一体化建设总体要求，切实转变预算管理理念，健全完善单位预算管理制度、财务管理制度和内部控制制度，强化预算绩效管理，进一步提升预算和财务管理水平。

二、预算管理的关键环节

上一部分按时间顺序全面梳理了预算管理相关的国家制度要求，本部分整理汇总了国家政策文件中对于"预算编制、预算执行和控制、预算调整、预算考核、预算绩效管理、预算公开"六项关键环节的主要制度要求，见表 11-1。

表 11-1　预算管理关键环节的主要制度要求汇总

关键环节	关键内容	主要制度要求	制度来源
预算编制	编制时间	按照国务院规定的时间编制预算草案	《中华人民共和国预算法》
	编制原则	坚持以收定支、收支平衡、统筹兼顾、保证重点的原则，不得编制赤字预算	《医院财务制度》
	编制内容	所有收支全部纳入预算管理	《中共中央国务院关于深化医药卫生体制改革的意见》《医院财务制度》《中华人民共和国基本医疗卫生与健康促进法》
		实行中期财政规划管理，编制三年滚动财政规划	《中共中央政治局深化财税体制改革总体方案》
预算执行和控制	管理和监督	支出必须按预算执行，不得虚假列支	《中华人民共和国预算法》
		对预算支出情况开展绩效评价	
		严格执行预算，强化预算约束，不得擅自扩大支出范围、提高开支标准	《中华人民共和国预算法实施条例》
		定期向本级政府财政部门报送预算执行情况和绩效评价报告	
	制度建设	制定单位预算执行制度，建立健全内部控制机制	
	过程控制	定期将执行情况与预算进行对比分析，及时发现偏差、查找原因，采取必要措施	《医院财务制度》
		改进年度预算控制方式，建立跨年度预算平衡机制	《中共中央政治局深化财税体制改革总体方案》
预算调整	严格控制	严格控制不同预算科目、预算级次或者项目间的预算资金调剂	《中华人民共和国预算法》
		财政部门核定的财政补助等资金预算及其他项目预算执行中一般不予调整	《医院财务制度》
	调整条件	事业发展计划有较大调整；根据国家有关政策需要增加或减少支出，对预算执行影响较大	
	调整流程	按规定程序提出调整预算建议，经主管部门审核后报财政部门按规定程序调整预算；收入预算调整后，相应调增或调减支出预算	
预算考核	考核内容	将预算执行结果、成本控制目标实现情况和业务工作效率等一并作为内部业务综合考核的重要内容	《医院财务制度》
	结果应用	建立与年终评比、内部收入分配挂钩机制	
		按 10% 设置预算评审容忍度，财政部开展的项目预算评审，凡整体审减率超出容忍度的部门，要压减部门下一年度预算，并扣减三年支出规划数	《财政部关于进一步完善中央部门项目支出预算管理的通知》

续 表

关键环节	关键内容	主要制度要求	制度来源
预算绩效管理	管理范围	覆盖各级预算单位和所有财政性资金	《国务院关于深化预算管理制度改革的决定》
		绩效评价重点由项目支出拓展到部门整体支出	《国务院关于进一步深化预算管理制度改革的意见》
	制度建设	完善预算绩效管理流程；健全预算绩效标准体系	《中共中央国务院关于全面实施预算绩效管理的意见》
	事前绩效评估	论证立项必要性、投入经济性、绩效目标合理性、实施方案可行性、筹资合规性等	
	目标设定	"谁申请资金，谁设定目标"；绩效目标要能清晰反映预算资金的预期产出和效果，并细化、量化为绩效指标	财政部关于印发《中央部门预算绩效目标管理办法》的通知
		包括成本指标、产出指标、效益指标和满意度指标	财政部《关于印发〈中央部门项目支出核心绩效目标和指标设置及取值指引（试行）〉的通知》
	事中运行监控	对绩效目标实现程度和预算执行进度实行"双监控"	《中共中央国务院关于全面实施预算绩效管理的意见》
		每年8月开展一次中期绩效监控汇总分析	财政部《中央部门预算绩效运行监控管理暂行办法》
	事后绩效评价	通过自评和外部评价相结合的方式开展	《中共中央国务院关于全面实施预算绩效管理的意见》
	结果应用	绩效评价结果作为调整支出结构、完善财政政策和科学安排预算的重要依据	《国务院关于深化预算管理制度改革的决定》
	责任约束	单位主要负责同志对本单位预算绩效负责，项目责任人对项目预算绩效负责，对重大项目的责任人实行绩效终身责任追究制	《中共中央国务院关于全面实施预算绩效管理的意见》
预算公开	基本原则	公开为常态，不公开为例外	中共中央办公厅国务院办公厅印发《关于进一步推进预算公开工作的意见》的通知
	公开时间	在部门批复后20日内由单位向社会公开	《中华人民共和国预算法》
	公开内容	公开基本支出和项目支出。按其功能分类公开到项；按其经济性质分类，基本支出公开到款	
		说明单位职责及机构设置情况、预决算收支增减变化、"三公"经费、政府采购等重点事项，结合工作进展情况逐步公开国有资产占用、预算绩效管理等情况，涉及国家秘密的除外	《财政部关于推进部门所属单位预算公开工作的指导意见》
	公开方式	在本单位门户网站公开	

（周路明）

第三节 医院预算管理实务

一、预算管理的基本原则

（一）战略性原则

坚持以战略发展规划为导向，确定年度计划目标并合理配置资源，实现可持续健康发展。

（二）全面性原则

实行全口径、全过程、全员性、全方位预算管理，覆盖人、财、物全部资源，贯穿预算编制、审批、执行、监控、调整、决算、分析和考核等各个环节。

（三）约束性原则

强化预算硬约束，原则上预算一经批复不得随意调整。要明确预算执行管理责任，严格执行已经批复的预算，增强预算统筹能力。

（四）绩效性原则

建立"预算编制有目标、预算执行有监控、预算完成有评价、评价结果有反馈、反馈结果有应用"的全过程预算绩效管理机制，推进预算效益效果提升。

树立绩效管理理念，逐步建立健全绩效管理机制。在预算编制时设置绩效目标，对预算执行和绩效目标完成情况进行追踪问效，绩效评价结果与下一年度预算安排挂钩。不断提高预算资金的支出效果和使用效益。

（五）适应性原则

符合国家有关规定和医院实际，依据外部政策环境和医院经济活动变化，及时调整完善预算管理制度、机制、流程、办法和标准。

二、预算内容

《公立医院全面预算管理制度实施办法》规定，医院预算包括业务预算、收入费用预算、筹资投资预算。

（一）业务预算

业务预算主要反映医院开展日常运营活动的预算，包括医疗业务工作量预算、财政专项预算、科研教学项目预算等，是收入费用预算、筹资投资预算编制的主要基础和依据。

（二）收入费用预算

收入费用预算主要反映预算期内与医院业务活动直接相关的预算，包括收入费用总预算、医疗收入和医疗费用预算（包括管理费用预算）、财政补助收入费用预算、科教项目收入费用预算和其他收入费用预算。

（三）筹资投资预算

筹资投资预算主要反映预算期内医院进行筹资活动和投资活动的预算。

筹资预算主要指借款预算、融资租赁预算和引入第三方合作预算。医院借款、融资租赁和第三方合作必须符合国家有关政策规定。

投资预算主要包括设备、车辆和无形资产购置预算，基本建设和大型修缮预算，对外投资预算等。

三、预算编制

（一）预算编制方法

在预算编制过程中，针对不同的业务性质和预算项目的特点，合理选择并灵活运用不同的预算编制方法：按照编制时间是否固定，分为定期预算和滚动预算；按照编制所依据的业务量是否可变，分为固定预算和弹性预算；按照编制的基础数据是否确定，分为增量预算和零基预算。

1. 定期预算　是以不变的会计期间作为预算期间的一种预算编制方法，主要适用于内外部环境相对稳定的、有周期性规律的业务活动和预算项目，可与固定预算法、增量预算法等编制方法综合运用。

定期预算法的主要优点是有利于将实际结果与预算数进行比较、分析和评价；主要缺点是不利于长期规划在各个预算期间的衔接，不利于业务活动的全过程预算管理。

2. 滚动预算　是与定期预算相对应的一种预算编制方法，是按照"近细远粗"的原则，根据上一期间预算执行情况和重新测算结果，按照既定的预算编制周期和滚动频率，对原有的预算方案进行调整和补充，逐期滚动，持续推进的预算编制方案，可与弹性预算综合运用。如按照三年滚动方式编制的中期财政规划，第一年预算执行结束后，对后两年规划及时进行调整，再添加一个年度规划，形成新一轮中期财政规划。

滚动预算的主要优点是能够实现预算的动态反映和跨期平衡，强化预算控制功能；主要缺点是预算编制工作量大，沟通成本高。

3. 固定预算　是指以预算期间内正常的、最可能实现的某一业务量水平为固定基础，不考虑可能发生的变动来编制预算。主要适用于业务量水平较为稳定的费用预算的编制，如医院职能部门的业务费预算、延续性的维修维保合同预算、长期租赁合同预算等。

固定预算的主要优点是编制方法相对简单，编制依据较为固定且易于取得和审核；主要缺点是容易忽略外部环境、部门职责和业务量的变化，造成资源配置冗余和浪费。

4. 弹性预算　是与固定预算相对应的一种预算编制方法，是指在分析业务量与预算项目之间数量依存关系的基础上，分别确定不同业务量及其对应预算项目所消耗资源的预算编制方法。收入和大部分类型的运营支出预算均可以采用这一方法，以业务量的增减变化为基础进行编制，如药品耗材、后勤保障物资、水电气费用、绩效工资等。

弹性预算的主要优点是充分考虑了预算期间内不同事项的业务量变化，更贴近实际情况；主要缺点是编制工作量大、方法相对复杂，能否依据内外部环境和发展规划合理准确预计业务量，能否合理分析并确定业务量与预算项目关联关系，直接影响预算编制的准确性。

5. 增量预算　是指以历史期实际业务活动及其预算为基础，综合预算期间内业务活动及相关影响因素的变动情况，通过调节历史期业务活动项目及金额形成预算的编制方法。

增量预算将注意力主要集中在计划与以前年度支出水平相比所产生的变化量上，默认增量的"基础"是大家所认可的，无须进行额外检查或评估的，将"增量"视为判断和分析的重点，如医院人员费用中国家规定的基本工资、津贴补贴和社会保险缴费需求测算，一般将人数和标准变化作为参考依据。

增量预算的主要优点是编制方法相对简单，省时省力；主要缺点是随着预算规模逐步扩大，容易造成预算松弛及资源浪费，且历史数据的环境和前提发生变化时会影响预算编制的准确性。

6. 零基预算　是与增量预算法相对应的一种预算编制方法，是指医院不以历史期业务活动及其预算为基础，以零为起点，从实际需要出发分析预算期间内业务活动的合理性，形成预算的编制方法。

零基预算适用于不经常发生的或预算编制基础变化较大的预算项目，在编制医疗设备购置、信息化建设项目、基本建设和大型修缮预算时会用到零基预算。

零基预算的主要优点是不会受到历史期业务活动中不合理因素的影响，预算编制更贴近预算期间内实际业务和资金需求；主要缺点是预算编制工作量大、成本较高，且预算编制的准确性受预算项目方案和相关数据标准准确性的影响较大。

（二）预算编制流程

1. 预算编制的关注点　医院应重视预算编制工作，完整、准确、及时地完成预算编制工作。根据医院特点和有关要求，预算编制应当统筹考虑以下方面。

（1）合法合规：编制要符合《中华人民共和国预算法》和其他法律法规的要求，充分体现国家的方针政策。预算安排的收入和支出项目的内容、范围、标准等要以国家法律法规为依据编列。

（2）体现公益性：编制应坚持公益性，正确处理社会效益和经济效益的关系，在保障基本医疗服务正常有序开展的基础上，提高医疗服务质量和水平，促进医疗、教学、科研协调发展。

（3）厉行节约：不折不扣落实过"紧日子"要求，量入为出，从严从紧编制预算。优化支出结构，严控一般性、非刚性支出。

（4）以战略为导向：医院的预算编制坚持以战略发展规划为导向，根据区域卫生健康规划、卫生资源配置标准和年度事业发展计划，将战略目标和业务计划具体化、数量化，科学预测年度收入支出目标，合理配置内部资源，促使医院战略更好地"落地"。也就是说，医院年度经营目标必须从医院战略出发，而不是仅从医院所拥有的资源出发，以确保年度经营目标和医院战略目标一致。正确的理念是：战略要求我们达到的目标是什么？我们该如何实现？为了实现这些目标我们需要哪些资源？

（5）全面反映：医院在编制预算时，应当将所有收入和支出全部涵盖在内，实行统一核算、统一管理，全面、准确地反映各项收支情况。各项收入预算需结合近几年实际取得的收入并考虑增收减收因素测算，不能随意夸大或隐瞒收入；支出要按规定的标准，结合近几年实际支出情况测算，不得随意虚列支出。

（6）保证基本、支持重点：编制预算时，有两部分基本支出必须优先予以保证，一是刚性支出，如人员工资、社会保障费用、水电气费；二是满足医疗运营必不可少的支出，如药品、卫生材料、必要的设备购置等。支持重点就是要基于医院的资源，将需要完成的事项按照重要性进行排序，用有限的资源保证重点事项的完成。

（7）公开透明：医院的预算编制要充分听取医院领导班子、各职能部门、业务部门和专家的意见，实行民主决策。

2. 预算编制的内容和流程

（1）部门预算：作为事业单位的公立医院，按照上级主管部门的要求上报部门预算。比如，国家卫生健康委员会预算管理医院，应按照国家卫生健康委员会的要求，遵循"二上二下"程序，结合单位事业发展需求编制部门预算，将单位全部收支纳入预算编制范围。

在预算编制准备阶段，医院要牢固树立"先谋事后排钱""先有项目再安排预算"的理念，开展项目储备，提前启动项目论证、立项和申报入库等工作。全部预算支出均应以预算项目的形式纳入项目库，为后续部门预算编制和执行等打好基础。

预算项目是预算管理的基本单元，根据项目类别划分为人员类项目、运转类项目（包括公用经费项目和其他运转类项目）和特定目标类项目。其中，人员类项目支出和运转类项目中的公用经费项目支出对应目前的基本支出，其他运转类项目支出和特定目标类项目支出对应目前的项目支出。图11-2为预算项目类别。

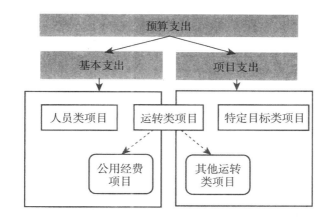

图 11 - 2 预算项目类别

在预算编制"一上"阶段，医院按照规定填报基础信息数据，人员编制、实有人数、机构设置等情况如果较上年有变化的，需说明原因并提供证明文件；申报三年财政滚动项目，填报项目申报文本并完成项目论证，填报中期和年度绩效目标及相应绩效指标；医院通过租用、购置、建设等方式配置的资产，应当按规定编制年度新增资产配置相关预算；编制住房改革支出预算，优先消化财政拨款结转资金，动用公房出售收入和其他资金；进行养老保险和医疗保险单位缴费补助支出测算；预计非财政拨款收支情况。

在预算编制"二上"阶段，医院根据财政部下达的"一下"控制数，编制医院全部收入和支出预算。医院要充分、合理预计各项收入，按规定全部纳入预算统筹安排使用；合理编制包含财政拨款和非财政拨款在内的全口径支出预算，细化到支出经济分类款级科目；重大支出要履行事前论证、决策、审批等程序。如基本建设等需审批类支出，按照"先审批后预算"原则，纳入预算前需取得国家发改委等部门关于项目实施方案和概算的批复文件；充分预计项目支出结转资金，按规定列入"二上"预算，并结转下年按原用途继续使用；严格按照有关规定和支出经济分类科目说明的口径编列"三公"经费预算；部门预算支出凡涉及政府采购的均应编制政府采购预算。

部门预算的编制要求，强化了医院工作的计划性，医院要提前做好战略规划，各科室做好工作计划，以满足部门预算编制的时间及内容要求，见图 11 -3。

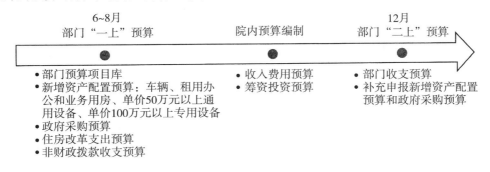

图 11 -3 医院预算编制时间及内容
院内预算编制时间由医院自行安排

（2）院内预算：具有落实医院战略、优化资源配置的功能。本着"预算跟着事项走，事项跟着规划走，规划跟着目标走"的管理思路，将医院整体战略目标分解为年度经营目标，再将年度经营目标层层分解为各科室以及每个职工的工作计划，将工作计划转化为具体的预算事项，据此编制业务预算，以业务预算为基础，编制收入费用预算、筹资投资预算。

医院预算编制应按照"上下结合、分级编制、逐级汇总"的程序，层层组织做好预算编制工作，见图 11-4。

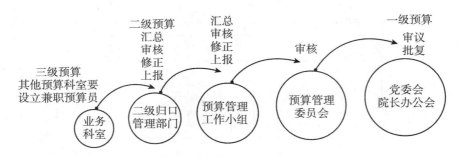

图 11-4　医院预算编制程序

医院预算编制主要包括以下四方面的工作。

1）启动预算编制工作：医院年度预算编制的起点是明确医院下一年度发展规划和工作计划，一般以预算编制专题会议的形式，由预算管理办公室组织召开，传达年度预算总体目标、预算管理要求、预算编制要点、预算表格填报说明和时间要求等。

同时，预算管理办公室应通过解读制度和编制说明、开展培训等多种形式帮助科室了解需要提交的预算信息和应掌握的相应标准，指导预算归口管理部门和相关预算科室编制预算。避免负责编制预算和最终执行预算的部门不了解预算的基础原理，避免预算沟通过程的价值大打折扣、预算承诺难以落实，导致编制无效的预算。

2）申报预算需求：各预算科室，包括医院所有临床、医技等科室以及行政后勤等全部预算责任单元，是预算管理执行层，应设立兼职预算员，按照预算总体目标，结合本科室下一年度工作计划，据实编制预算需求，并根据不同事项分别报送对应的预算归口管理部门。

在预算编制过程中要充分发挥医院各专业委员会的作用，依托专业委员会对于业务的熟悉度和专业优势，对预算进行严格审核。例如，设备部门在汇总各科室的设备购置需求后，对同类设备存量情况、年工作量、使用效率、投资回收期、是否需要更新、可否在院内调配、新增资产效益测算等多维度进行评价和论证，提交专业委员会进行审核。

3）编制预算草案：预算管理办公室对预算需求进行初步审查、协调和平衡，综合运用固定预算、弹性预算、增量预算、零基预算等预算编制方法，审核数据的完整性、合理性、与目标的一致性；确保基本建设、大型设备购置和其他重点项目等进行了充分论证；统筹考虑公益性和厉行节约的方针，按照"以收定支、收支平衡、统筹兼顾、保证重点"的编制原则，汇总编制医院全面预算草案，并提交预算管理委员会审议。

4）审议批准预算方案：预算管理委员会对预算草案和预算编制中的重大事项进行审议，预算草案提交党委会、院长办公会审议。预算管理办公室按照审议结果对医院年度预算草案进行修正，向各预算归口管理部门反馈结果并指出变化。预算归口管理部门将修正后的预算指标分解下发各预算科室。各预算科室结合本科室工作计划进行修正并再次上报。按照"二上二下"的路径，通过上下结合反复修改形成医院年度预算方案并下发执行，同时按照部门预算编制要求上报主管部门。

按照国务院《关于进一步深化预算管理制度改革的意见》要求，严格预算编制管理，将项目作为预算管理的基本单元，预算支出全部以项目形式纳入预算项目库，强化预算约束。医院预算管理要求也会随着制度的变化进一步强化。

四、预算执行

（一）预算执行与控制

预算执行是预算经过审核和批准后进入具体实施的阶段，是把预算目标变成行动的一种方式。预算执行贯穿于预算年度始终，涉及每一笔预算收支活动，是一项日常性、基础性，具有较强政策性和程序性的工作。

预算执行的目标是把预算收支的计划通过合理的组织安排和开展业务活动变为现实，促进和保障医院年度工作计划和发展规划的顺利实现。加强预算执行管控，是严格预算管理、强化预算约束、规范公立医院经济运行的一种重要手段。

1. 预算控制关注点　预算执行控制指以预算为标准，通过预算分解、过程监督、差异分析等促使日常工作不偏离预算标准的管理活动。预算控制的质量和效果直接关系到预算目标的实现，具有重要的意义，预算控制应当统筹考虑以下方面。

（1）规范性：医院应当严格执行经批复的预算，建立并完善各项预算管理规章制度，严格遵守预算执行授权审批制度和各项审批程序，将预算作为开展各项业务活动和经济活动的基本依据。

（2）全面性：预算控制必须贯穿医院各个业务过程、各个管理活动，覆盖医院所有部门和岗位。

（3）预算责任：对于预算执行部门，预算额度是一种资源，也是一种责任，预算执行部门既要合规合理使用预算资金，也要充分发挥资金使用效益。医院应当建立预算执行督导机制，建立财务与业务部门之间协调有效的工作机制，通过高效的管理措施，加快预算项目实施进度，加快预算执行进度，提高资金的使用效率。

（4）差异性：对不同的预算项目，控制方法应体现差异性。对重点预算项目严格管理；对于非重点项目应尽量简化审批流程。对于关键性指标的实现情况，应按月、按周，甚至进行实时跟踪，并对其发展趋势做出科学合理的预测。

（5）业务控制与财务控制相结合：预算控制应通过对各项业务活动及相关财务活动的审批或确认，实现业务、财务一体化的控制。通过对各种单据之间的互相核对，判断业务开展的合规性和合理性，并实施相关业务与财务控制。

2. 预算控制方法　从资源投入到目标实现是一个过程，这一过程是否符合医院预期，能否实现医院的战略目标，不仅有赖于医院预算编制的准确合理，更取决于多种控制方法的综合运用。

（1）支出范围控制：每项经费规定相应的支出范围，限定用途，确保部门工作不越位，杜绝超预算的行为发生。

（2）审批权限控制：根据预算事项的不同性质、控制要求，建立与各预算责任人相适应的授权及审批制度，分级授权，职责明确。重大事项决策、重大项目安排作为"三重一大"事项内容必须由医院领导班子集体研究做出决定。每位审批者在职责范围内，对业务事项发生的正确性、合理性、合法性加以核准。

（3）刚性与柔性控制：按照"刚柔相济"的理念，严格按照预算批复方案执行，以预算值为约束指标，严禁超预算、无预算安排支出，确保预算的权威性。同时，医院业务开展有一定变动性和不确定性，所以控制要具有一定的柔性，适应形势变化。

医院应建立预算调整制度，涉及以下三个层面：一是赋予预算归口管理部门和业务科室一定的自主权，允许在规定预算项目间和额度内调剂；二是在医院层面设立后备金，以应对不确定事项，动用后备金需经过医院领导班子集体决策；三是当遇到政策变化、突发事件等客观因素影响，变化幅度超过前两个层面能应对的范围时，需要调整医院整体的预算。

（二）医院预算执行与控制实例

1. 财政资金国库集中支付管理　国库集中支付，是指部门预算财政拨款支出通过国库单一账户体系，采取财政直接支付或者财政授权支付的方式，将资金支付到收款人。

国库集中支付管理主要包括用款计划管理、财政直接和授权支付、资金对账和年终结余资金管理等环节。国库集中支付的控制机制是预算指标控制用款计划，用款计划控制资金支付。

用款计划管理是医院执行部门预算财政拨款的起点，是财政直接支付和财政授权支付的主要依据。医院应当根据批复的部门预算，按照资金支付方式划分标准，编制基本支出和项目支出分月用款计划。基本支出用款计划按照年度均衡性原则编制；项目支出用款计划按照项目实施计划编制，并保持与执行一致。

医院应当在批复的用款计划额度内，按照确定的支付方式支付资金，当年累计支付金额不得超过当年累计已批复的用款计划。财政资金的支付方式实行财政直接支付和财政授权支付两种方式。

为了保障财政资金使用安全，医院应当建立岗位责任制，建立完善国库集中支付联络员机制；指定专岗负责对账业务，加强日常账务核对，保证国库集中支付资金准确无误、核对及时；建立复核机制，对账后指定专人进行复核，加强制约和监督，强化内部监管。

2. 新增资产配置与预算执行管理　医院应加强国有资产配置管理，实现资产管理与预算管理相结合，提高资产配置的科学性。医院购置、建设、租用资产应当提出资产配置需求，编制资产配置相关支出预算，并严格按照预算管理规定和财政部门批复的预算配置资产。部门预算中的新增资产配置相关预算一经批复，原则上不得调整。在预算执行中出于特殊原因确需调整的，应当按照规定程序提出调整申请，经财政部门同意后方可执行。医院配置纳入政府采购范围的资产，应当按照政府采购有关法律法规及制度规定执行。

3. 政府采购与预算执行管理　医院应当加强政府采购管理，做好政府采购与预算管理的衔接，部门预算支出运转类项目和特定目标类项目涉及政府采购的，必须纳入政府采购预算编报范围，应编尽编。批复的政府采购预算是政府采购活动的依据。医院应当建立从采购预算到采购计划、计划执行、信息统计并反馈至预算编制环节的闭环管理。采购部门的预算控制是采购过程中的重要环节，实际采购的项目要做到无预算不采购。

五、预算分析和考核

（一）预算分析

医院应当建立预算执行情况分析制度，定期召开预算执行分析会议，通报预算执行情况，将预算执行情况与预算进行对比，采取改进措施，以保证预算的严肃性以及整体目标的顺利完成。

1. 预算分析的内容和流程　医院预算分析主要包括以下内容：预算编制分析，反映医院业务预算、收入费用预算和筹资投资预算等预算编制情况；预算执行分析，反映医院当期预算执行进度，进行预算执行差异原因分析；预算结果评价，全方位综合评价医院当期预算完成情况；绩效考核分析，反映医院预算绩效考核制度建立及执行情况、当期绩效目标完成情况。

预算执行分析是预算全流程管理的重要组成部分，医院应当建立分析指标预警机制，对核心指标实时监控，展现实际和预算数额以及各数值之间的差异，定期进行预算差异分析，厘清差异产生的原因。需要注意的是，正负差异同样重要，都应当受到重视。

预算管理办公室应当对医院年度预算的整体执行情况开展月度、季度和年度全面分析，定期对特定预算、特定项目开展专项分析；应当针对不同业务事项和预算项目设定不同的重要性标准，明确重点分析范围；应当通过召开预算执行分析会议等形式，对预算实际执行情况及时进行通报，组织预算归口管理部门和业务科室对预警项目和预算执行差异较大的事项进行专项分析，研究解决预算执行中存在的突出问题，提出相应的建议或改进措施，对于分析反映的突出问题编制书面报告，提交预算管理委员会研究决定。

2. 预算分析的方法　医院应当根据实际情况选择适当的方法进行预算分析，包括比较分析法、因素分析法和结构分析法等。同时，还应当充分收集有关财务、业务、政策等方面的信息资料，根据不同情况分别采用各种分析方法，从定性与定量两个方面充分反映预算执行情况。

（1）比较分析法：包括实际执行数与预算数的对比分析、同比分析、环比分析。同比分析，将本期实际数与上年同期实际数进行对比分析；环比分析，将本期实际数与上期实际数进行对比分析。

（2）因素分析法：将分析内容的构成分解为几项因素，并对这些因素进行逐一替换分析。例如，对当期实际医疗收入与预算数的差异进行计算时，分别对门急诊收入和住院收入进行分析，再进一步细化到对门急诊人次、每门急诊人次平均收费水平、出院人数、出院者平均医药费用等因素进行深入分析。

（3）结构分析法：结构是指某一子项占其总项的百分比，结构分析就是分析结构变化对预算完成情况的不同影响。例如，人员费用、药品耗材支出、后勤保障费用和科研教学投入占总支出的比例，体现了保证基本、支持重点、助力医教研协调发展的预算管理思路；医疗收入中门诊和住院收入的结构比重、医疗服务收入（不含药品、耗材收入）占医疗收入比例等，体现了深化医药卫生体制改革的政策方向和目标。

（二）预算考核

预算考核是预算管理的重要环节，具有承上启下的作用。医院应当建立从编制、执行过程控制、分析考核等方面的预算全过程评价标准，科学合理地利用预算考核来提高预算管理水平。

1. 预算考核的关注点　预算考核是通过对各预算责任单元的预算完成情况进行检查、考核和评价，为改进预算管理提供意见和建议，是加强预算管理与监督、提高预算执行进度、保障资金使用安全、提高资金运行效率与使用效益的一种重要的预算管理手段。

预算考核的合理性和有效性，受到考核主体和对象的选择、考核标准和指标的设定、考核过程的公开透明、考核评价结果的有效落地等因素的影响。为了保证预算考核不流于形式，应统筹考虑以下方面。

（1）目标导向：预算考核的目的是更好地实现预算目标，在预算考核内容、流程和标准等体系的设计中，应围绕预算管理的目的，以考核促管理，引导各预算责任单元的行为，提高预算编制的准确性和执行的合规性，提高资源的配置效率和资金的使用效益，更好地实现医院发展规划。

（2）职责明确：预算考核体现了各预算归口管理部门和各预算科室的职责划分，是预算执行结果的责任归属过程。在预算执行和考核过程中，应明确各预算责任单元的可控范围和可控因素，以权责范围为限，对其可以控制的预算差异进行考核，作为结果应用和考核奖惩的依据。

（3）公平公正公开：预算考核的标准应该公平公正，对于相同类型的预算指标和业务事项应采用统一的考核标准，执行相同的奖励和惩罚标准。预算考核还应该以公开的预算管理考核办法为基础进行，并在一定范围内公开考核结果。

2. 医院预算考核的内容和流程　医院预算考核工作一般由预算管理办公室牵头，依据预算管理考核制度，拟定年度预算考核具体实施方案。考核内容一般分为：上级主管部门对公立医院预算组织管理工作的考核，预算管理办公室对各预算责任单元开展的年度预算工作的考核。

对预算组织管理工作的考核，是以提高预算管理精细化水平为目的，对预算管理基础和创新工作进行定性评价，预算执行情况进行定量评价。主要考核内容包括：组织机构的设置情况；预算管理制度建设和落实情况；各预算责任单元职责划分和沟通协调机制的建设情况；预算管理要求的宣传和培训情况；预算编报和执行管理情况；预算管理改革工作创新情况。

对年度预算工作的考核，一般围绕预算编制、执行控制和分析调整等环节的工作质量进行定性、定量考核，不同预算分类的考核评价侧重点不同。主要考核内容包括：预算编制的质量和及时性；预算执行的规范性和执行率；预算调整频次和幅度；预算问题反馈、分析和改进情况；预算绩效管理情况等。

在前一个预算期间结束后，由预算管理办公室负责收集、整理预算考核相关资料，主要包括：财务资料，如预算执行情况表，用于反映各预算责任单元实际执行与预算目标的差异情况；业务资料，如制度和业务流程、项目实施进度报告等，用于反映业务开展情况。基于考核资料，以拟定的年度预算考核具体实施方案为依据，对各预算责任单元进行定量与定性相结合的综合考核；就考核结果撰写考核报告，并提交预算管理委员会讨论研究，医院领导班子集体决策，确定奖惩方案。

六、预算绩效管理

（一）预算绩效管理的含义

预算绩效管理是一种注重结果导向、强调成本效益、硬化责任约束的预算管理方式；是指在预算管理中引入绩效理念，在关注预算投入的同时重视预算产出和效果，将绩效目标设定、绩效跟踪、绩效评价及结果应用纳入项目立项、预算编制、执行、监督、考核全过程，以提高资金配置的经济性、效率性和效益性为目的的一系列管理活动。

（二）全面实施预算绩效管理的思路

按照"有钱必有责，花钱必问效"的绩效管理理念，建立全方位、全过程、全覆盖的预算绩效管理体系，实现预算和绩效管理一体化。建立医院预算绩效管理制度，设置有针对性、可操作性、持续改进的院内项目预算指标库，持续推行项目预算执行进度和绩效目标实现程度"双监控"，对项目实施情况和预期目标实现情况进行考核评价，并将考核结果与下一年度预算安排挂钩。

1. 健全制度、深化认识　按照"制度先行"的理念，医院应制定预算绩效管理制度和实施细则，明确组织领导机构和工作机制，明确各部门责任分工和工作流程，健全绩效指标体系，有序推进预算绩效管理工作。建立绩效结果与预算安排和政策调整挂钩机制，强化绩效管理激励约束，从"要我有绩效"转变为"我要有绩效"。

2. 设立目标、有效评价　绩效目标是编制预算、实施绩效监控、开展绩效评价等的重要基础和依据。医院应进一步强化预算绩效目标管理，分解细化各项工作要求，结合实际情况，设置绩效目标。随着预算绩效管理工作逐步推进，医院应将绩效目标设置作为预算安排的前置条件，加强绩效目标审核，将绩效目标与预算同步批复下达，并根据设定的绩效目标开展绩效监控和绩效评价。

3. 落实责任、加强协作　医院按照预算经费"谁使用，谁负责"的原则，落实绩效管理主体责任，单位主要负责人对医院预算绩效负责，各项目执行部门负责人对项目预算绩效负责。财务部门与其他科室协同合作，建立上下协调、部门联动、层层抓落实的工作责任制，将绩效管理责任分解落实到具体执行部门、明确到具体责任人，确保每一笔资金花得安全、用得高效。

4. 全面覆盖、逐步推进　建立以绩效目标实现为导向，以绩效评价为手段，以结果应用为保障，以改进预算管理、优化资源配置、控制节约成本、提高医疗服务质量和水平为目的，贯穿预算编制、执行、监督全过程的预算绩效管理体系。将医院预算收支全面纳入绩效管理中。但由于预算绩效管理工作的复杂性，推进过程中需要循序渐进，可以从项目预算绩效开展试点，逐步覆盖医院全部预算收支。

（三）项目预算绩效的闭环管理

预算绩效管理应嵌入预算管理编制、执行和监督全过程，构建"事前评估、事中监督、事后评价"三位一体的绩效管理闭环系统，一是建立事前绩效评估机制，二是对项目执行过程实施定期或非定期的监督，三是加强绩效评价和结果应用。

1. 强化绩效目标管理　按照"谁申请资金，谁设定目标"的原则，由项目执行部门明确设定依据、设定方法以及参考标准，科学合理设定目标。绩效目标要求指向明确，与预算支出内容、范围、方向和效果等紧密相关；要体现项目实施在一定时期内所要达到的总体产出和效果；要以定量和定性相结合的方式，从成本、产出、效益和满意度四个方面细化、量化为相应的绩效指标；结合项目预期进展、预期投入等情况，确定指标的具体数值。

2. 事前绩效评估的主要内容　事前绩效评估是指运用科学合理的评估方法，就预算项目立项必要性、投入经济性、绩效目标合理性、实施方案可行性和筹资合规性等内容进行重点论证。事前绩效评估结果是项目申报和申报预算资金的重要参考依据。

（1）立项必要性：主要评估项目设立是否符合医院发展规划及重点工作安排。

（2）投入经济性：主要评估项目投入产出比是否合理，项目支出测算依据是否充分，成本控制措施是否科学有效等。

（3）绩效目标合理性：主要评估项目绩效目标是否明确，是否与医院发展规划、计划相符，是否有明确的产出和效益，绩效指标是否细化、量化、可衡量，指标值是否合理、可评价等。

（4）实施方案可行性：主要评估项目实施方案是否合理可行，是否明确组织管理、职责分工，是否制订有效的过程控制措施，是否建立保证项目绩效可持续发挥作用的配套机制等。

（5）筹资合规性：主要评估项目资金来源渠道、筹措程序是否合规，财政投入方式是否合理，筹资风险是否可控等。

3. 做好事中绩效运行监控　绩效监控是全过程绩效管理的必要环节，是保障绩效目标实现的机制性安排。绩效运行监控是指在预算执行过程中，对预算执行情况和绩效目标实现情况开展的监督、控制和管理活动，主要包括项目执行部门日常监控、财务部门定期监控和上级部门定期监控。

各项目执行部门应当按照"谁执行预算，谁监控目标"的原则，对项目组织实施情况、预算绩效目标完成情况、预算资金执行情况，以及日常管理工作中发现的问题和管理薄弱环节开展日常监控。对运行监控中发现的绩效目标执行偏差、预算执行进度缓慢和管理漏洞等情况，要及时查找原因，采取措施予以纠正和改进；对运行监控中发现的难点和堵点，要及时汇报，确需调整的，要按照规定时间及程序提出调整申请。

4. 开展事后绩效评价和结果应用　绩效评价是全过程绩效管理的重要环节，有利于强化医院的绩效主体责任，使预算资金使用结果从"报账单"向"成绩单"转变。

绩效评价是指根据设定的绩效目标，依据规范的程序，对预算资金的投入、使用过程、产出与效果进行系统评价。通过自评和外部评价相结合的方式，对预算执行情况开展绩效评价。按照"谁支出、谁自评"的原则，项目执行部门对项目资金执行情况和绩效目标完成情况进行总结，财务部门按照一定的绩效评价标准、评价方法和评价流程进行审核和评价，上级主管部门和财政部门对重点项目进行抽查评价。

结果应用是指对于开展预算绩效管理所形成的预算绩效目标、绩效监控、绩效评价等绩效信息，采取反馈整改、工作考核、激励约束、信息公开等方式，以提高资金使用效益。对于预算绩效监控和评价中发现和反馈的问题，财务部门牵头组织开展整改工作，项目执行部门负责人作为责任人，制订整改措施，确保按时保质保量完成整改。

七、预算管理一体化

财政部从 2020 年开始组织地方以省级财政为主体建设、实施预算管理一体化系统，2021 年对试点的中央部门和预算单位应用中央预算管理一体化系统。国务院《关于进一步深化预算管理制度改革的意见》（国发〔2021〕5 号）要求，加快推进预算管理一体化建设；财政部《关于推广实施中央预算管理一体化建设的通知》（财办〔2022〕19 号）要求，定于 2022 年在中央各部门和预算单位推广实施一体化系统，2023 年度中央预算编制和执行等业务将全部通过中央预算管理一体化系统实施。

实施预算管理一体化是以系统化思维整合预算管理全流程，将预算管理各主体业务操作全部纳入信息系统，构建现代信息技术条件下"制度 + 技术"的管理机制，推动了预算和财务管理工作数字化转型，是提高医院预算管理水平的有效途径。

预算管理一体化系统实现了资产管理、政府采购管理与预算编制、预算执行、会计核算等环节的深度融合，强化了预算编制与执行约束。医院应当做好项目储备工作，结合发展规划研究谋划项目，开展项目申报和评审论证工作，明确项目相关的新增资产配置和政府采购需求，为编制预算打好基础。

预算管理一体化系统实现了项目全生命周期管理，涵盖了项目储备入库、项目预算安排、项目实施以及项目终止；对每一笔资金支付、每一笔采购业务、每一件资产实行全流程管理。医院应当促进资产管理与预算管理、财务管理等业务的有机融合，建立健全预算资金形成资产的全链条管理机制。

医院在推进预算管理一体化的过程中，切实转变预算管理理念，成立预算管理一体化实施工作领导小组，组织协调财务、业务、人事、信息技术等部门，明确责任分工，加强统筹协调，形成工作合力。

（周路明）

第十二章 医院财务业务一体化管理

第一节 医院财务业务一体化管理概述

《中华人民共和国基本医疗卫生与健康促进法》提出，国家推进全民健康信息化，运用信息技术促进优质医疗卫生资源的普及与共享。医院信息化、数字化建设的发展使医院管理的规则、流程、制度发生了根本转变，医院的管理模式必须不断创新，同时降低风险管控难度以及管理成本。要实现现代医院规范化、精细化发展，必须实现财务与业务的一体化管理，通过流程的规范化、数据的标准化，实现医院业务流程、财务流程和管理流程的统一协调。现代智慧医院的管理和建设必定是业务活动与财务管理的数据融合、数字化转型的结晶。

一、医院财务管理信息化的现状和主要问题

（一）医院财务管理信息化现状

财务业务一体化是财务管理信息化的一个重要组成部分。我国医院财务管理信息化已经经历了数十年的发展，从信息化的建设历程来看，共经历了以下四个阶段。

第一，单项目管理阶段。主要围绕医院财务管理的单个具体项目进行信息化建设和管理。

第二，多项目综合信息管理阶段。是将财务管理整个系统多个项目进行集约式的整合管理。

第三，跨部门信息共享管理平台建设阶段。是医院跨部门的信息共享管理平台建设，将医院经营管理的信息进行聚集和汇总，构建信息化管理平台，实现全院整体业务流程的信息化管理。

第四，以患者为中心的综合性统一信息管理及决策智能平台建设阶段。是以患者为中心，重构医院业务流程、管理流程和财务流程，实现统一的数据平台与智慧化管理。

我国医院信息化建设经过近些年的发展，目前大致的情况是大型医院的发展水平处在多项目综合管理系统向跨部门信息共享平台过渡的发展阶段，中型医院多处在多项目综合管理系统建设阶段，而小型医院和偏远地区的医院尚处在单一信息系统建设阶段甚至尚未启动信息化建设阶段。要实现现代医院管理应用，必须大力加强信息化建设，并在信息技术应用的基础上，通过财务业务一体化过程，实现医院的高质量发展。

近 10 年以来，医院财务管理信息化得到了飞速发展。目前医院已经建成了以医院信息系统（hospital information system，HIS）为基础的全院级集成信息系统。HIS 是指利用计算机软硬件技术、网络通信技术等现代化手段，对医院及其所属各部门的人流、物流、财流进行综合管理，对在医疗活动各阶段

产生数据进行采集、存储、处理、提取、传输和汇总等操作，加工生成各种信息，从而为医院的整体运行提供全面的自动化管理及各种服务的信息系统。HIS 是管理信息系统（management information system，MIS）在医院环境的具体应用。在具有 MIS 的特征和要求的同时，基于医学信息特点又具有个性化的特征与要求。

具体来说，医院信息系统的典型应用主要有临床信息系统（clinical information system，CIS）和医院管理信息系统（hospital management information system）。

1. 临床信息系统　该系统以电子病历（electronic medical record，EMR）为核心、以临床医务人员的诊疗活动为基础，对在医疗活动各阶段产生的数据进行采集、储存、处理、提取、传输和汇总，加工生成各种医疗信息，支持医院医护人员的临床活动，丰富和积累临床医学知识，并提供临床咨询、辅助诊疗、辅助临床决策，以提高医疗质量和工作效率。临床信息系统主要实现了临床业务处理的过程化、实时化和移动化，可进一步细分为医生工作站系统、护理工作站系统、医技工作站系统、辅助科室工作站系统、临床决策支持系统等。

2. 医院管理信息系统　该系统以医院管理者为主体，根据医院的具体特点和实际情况，对医院各项活动产生的信息进行收集、传输、加工、存储和维护的综合性管理系统。系统以先进的管理思想为指导，通过标准、科学的管理工具，支持高层管理者的战略决策、中层管理者的管理实践以及基层工作者的业务处理。

医院管理信息系统可进一步细分为资源管理系统（hospital resource planning system，HRP）、医疗管理系统、管理决策支持系统、管理辅助系统。其中资源管理系统包括人事管理、财务管理、后勤管理、药库管理、设备管理等，实现实名建档、病区（房）床位管理、住院患者入/出/转、业务结算与收费、成本核算、预算管理、高值耗材管理、药品物流管理、物资管理、固定资产管理、医疗设备管理、医疗废物管理、人力资源管理、绩效考核等功能。医疗管理系统包括医疗质控管理、护理管理、院感管理、药事服务与管理等。药事服务与管理系统包括门急诊处方和处置管理、住院医嘱管理、静脉药物配置管理、输液管理、药品医嘱执行、合理用药监测、抗菌药物管理、处方点评、基本药物监管等。

（二）医院财务管理信息化主要问题

虽然我国医院财务管理信息化经过数十年的发展，已经取得了长足的进步，但也存在着很多问题。当前医院更多的系统建设还是解决业务处理问题和日常管理工作的需要，对于数据分析和辅助决策支持很少。总体来说，当前的医院财务管理信息化建设存在以下问题与不足。

1. 医院财务管理信息化缺乏整体规划　医院财务管理是医院整体管理的一部分。财务管理信息化需从医院管理信息化的大局出发，从顶层进行总体规划和科学决策。医院财务信息化规划应与医院管理系统的信息化建设相协调。但是，由于财务信息化始于财务核算，受传统管理思想和模式的影响，最初的财务信息化并未从整体上进行规划，更多是基于财务部门核算的需要。而在医院整体信息化建设的过程中，往往又忽略财务管理信息化的重要性和整体性，从而导致医院财务管理信息化缺乏科学合理且设计思路清晰的完整规划方案，更多是对集成系统进行的削足适履的应急性改造和应用。随着医院财务管理应用的深入，管理会计的日益成熟，医院对计划、控制、预算、成本、绩效等的要求越来越高，财务管理信息化在计划、控制、决策、考核、分析、预测等工作上的缺失问题日益凸显，财务管理信息化整体规划的缺失问题日趋严重，给医院财务管理工作的深入造成了很大的障碍。

2. 传统组织制约了财务管理信息化的发展　通常医院管理组织结构采用的是职能型组织结构（图

12－1），按职能进行专业化分工。这种结构的优点在于各部门能够集中完成医院内部某一类型的所有活动。部门的任务为常规和重复性任务，因而单一部门工作效率高、工作效果好。其缺点在于部门间业务流程为单向串行方式，从而导致财务部门的活动往往滞后于各业务部门的业务活动，仅限于实现财务核算对业务活动结果的事后记录职能，无法实现财务管理对业务活动过程的监督职能。在实践中，单一部门在管理过程中会因为注重部门利益，各自为政、合作性差；进而导致财务管理协调成本高、难度大、效率低、准确性差。

图 12－1　医院职能型组织结构

财务管理和控制是医院综合管理的核心职能，现代的财务管理应深入业务系统，贯穿业务流程的全过程，这不仅需要信息技术的支持，更需要各部门通力合作，打破固有的传统组织模式，实现更为灵活的管理组织方式。

3. 财务与业务分离，导致财务缺乏及时管控　医院财务管理系统与多个业务系统如住院系统、药品管理系统、门诊系统等都具有密切的关联性，但长期以来医院信息化建设缺乏统一的领导和整体规划，使得各个部门和具体的业务流程之间，以及业务流程与财务流程和管理流程之间缺乏有效的衔接，各个部门独自进行信息系统的建设开发，导致技术标准、系统框架和数据接口无法统一，各个系统处于相对封闭的孤岛状态。业务系统产生的数据很多无法及时传导到财务系统中，导致财务系统无法及时获取到所需的信息，财务监督和控制过程更无法嵌入到业务流程中去，从而导致财务管理职能没有发挥真正的效用，整个信息系统的使用价值也大打折扣。

4. 财务信息化缺乏统一数据标准　由于各个部门的管理系统处于相对封闭的孤岛状态，系统数据缺乏统一的标准，信息编码不规范，而医院财务信息数据覆盖范围较广，涉及医院各个部门，并与各个业务环节紧密相连。统一数据标准的缺乏，导致部分数据信息无法兼容，信息资源共享不充分，即便是相同事物，在不同部门也可能出现不同数据编码的情况，导致数据的整合性、调用度和利用率不高，并影响了信息的传递速率和准确性。数据结构的不合理，不能充分地实现信息共享，这些情况都将造成相关工作重复率高，极大地制约财务工作的管理效率。

5. 数据分析功能缺失，决策支持作用受限　在传统的会计系统中，会计信息是以高度汇总的方式呈现给管理者的。高度汇总的数据信息，难以直接反映经济业务的本来面目。在传统的财务会计系统模式下，财务系统并不采集原始业务活动的全部数据，只采集符合会计事项定义的数据子集合，同一项经济业务相关数据因属性和用途等不同，被分别保存在财务人员和非财务人员手中，财务信息和非财务信息的隔阂使得数据分析大打折扣，财务管理决策无法系统、全面，而业务系统与财务系统的相对封闭和

分离，加剧了这一困境。

6. 财务管理信息化建设缺乏复合型人才　医院财务管理信息化的建设需要大量既懂财务专业知识又懂信息技术应用的复合型人才。在当前的医院财务信息系统建设的过程中，往往将财务信息化视为财务部门内部事项，缺乏医院整体的有效组织，而财务人员也更多缺乏医院综合管理和信息技术应用的能力。这种有效组织和复合型人才的缺乏是目前医院财务管理信息化受阻的瓶颈性因素。

二、医院财务业务一体化内涵及特点

当前医院财务管理信息化的主要问题在于信息系统割裂，业务财务数据分离，业务流程、财务流程和管理流程缺乏有机的融合，这一问题的解决必须借助财务业务一体化过程。

（一）财务业务一体化

财务业务一体化是指在集成的计算机系统（包括硬件、软件、数据库和网络）环境下，融合组织经营中的三大流程，即业务流程、财务流程和管理流程，以"事件驱动"为流程设计思想，建立基于业务事件驱动的财务和业务一体的信息处理过程；以数据统一为基础目标，使财务数据、业务数据和管理数据融为一体，以便相关人员简便、及时地从数据库中获取所需的财务和非财务信息，更好实现对业务、财务和管理活动的全面支持和辅助决策。

"业务流程"是输入各种人、财、物等各项资源，经过业务转换活动，输出产品或服务的过程。"财务流程"是输入"业务流程"中涉及的经济事项货币形式表达，经过会计方法的加工处理，形成财务会计信息的过程。"管理流程"是输入业务流程和财务流程中生成的各种财务和非财务信息，经过管理和决策加工，输出各种具体的计划、组织、控制和评价等综合信息以完成管理和决策目标的过程。业务流程、财务流程和管理流程是不可分割的，业务流程是财务流程和管理流程的基础。财务信息来源于业务流程，最终又作用于业务流程，实现财务控制和监督的作用。管理活动处于组织的顶端，管理的计划、组织，控制和监督等职能内嵌在业务流程和财务流程活动中，实现从业务中来，到业务中去的闭环管理过程。从本质上讲，业务、财务和管理活动物理上是分离的，但逻辑上是一体的。只有这样，才能真正实现整个组织系统的一体化和稳态化。这就是财务业务一体化的基本内涵。

业务、财务和管理活动物理上的分离，导致了其具有各自的运行轨迹和流程，形成了系统上的复杂性；而逻辑上的一致性又要求物理上分离的流程必须紧密融合，实现有序性。这一问题的解决就是在财务业务一体化中通过业务事件驱动方法，实现流程的对接和数据的无障碍流动。业务事件驱动是指原始业务流程中需经财务信息系统确认、反映或控制、监督的经济事项，直接在信息技术的支持下，第一时间触发财务系统执行相应的操作，实现业务流程执行和财务流程执行的并发和一致处理。基于事件驱动的财务信息系统与业务流程系统形成一个集合体，集成了包括财务数据与非财务数据在内的所有业务数据，形成了一个逻辑数据集合，既能提供财务会计确认流程所需的全部信息，又不会产生数据重复存储、数据不一致之类的问题。

（二）医院财务业务一体化

医院财务业务一体化是财务业务一体化思想在医院系统中的具体应用。一方面，医院财务业务一体化要实现医院内外部各项业务活动的数据化。业务活动实现从分散走向集中，打破"信息孤岛"。医院通过信息化建设将分散在各个系统间的患者全流程医疗信息重新整合；同时实现从固定走向移动（移动护理、互联网医疗、医生工作站等）的过程，打破医护人员工作的时间地域限制，形成"一切业务数据化"，为财务管理通过数据采集整理、分析预警、预测决策等职能与医教研防等业务活动紧密结合奠定基础。另一方面，随着业务活动开展实施控制和监督，同时获取所需信息，缩短数据流转时间，降低舞弊等潜在风险的概率与差错，使得财务管理从基础的收费、物流等辅助服务活动，转变为可以利用人工智能辅助治疗决策系统（clinical decision support system，CDSS）、运营管理平台、人工智能（artificial intelligence，AI）等赋能临床，实现从事务性处理走向智能化支持的过程，形成"一切数据业务化"，不同管理维度数据均基于可视化、可追溯的同一业务活动，从而打破线下组织结构的个体性管理局限，在线上将管理职能贯通、无缝对接，减少交叉冗余、弥补漏洞空白，更好地适应医院业务活动发展和新时代的要求。

医院财务业务一体化管理是加强和提升医院财务管理精细化水平的重要途径，将财务和业务进行有机整合，能够进一步优化管理能力，统筹各类资源配置，助力医院实现发展目标和远景。

（三）医院财务业务一体化的特征

1. 综合性　医院财务业务一体化管理涉及医院所有管理部门、业务科室及所有相关因素的管理、业务活动，不是简单的信息智能效能的传递，而是医院治理的逻辑重构，是为提升医院组织管理能力而打造的工具，是搭建医院医疗健康生态环境的重要手段。医院财务业务一体化要解决的核心问题不是技术问题，而是科室部门之间形成的数据分割、条块掣肘，即互联互通难、数据共享难、业务协同难的"三难"如何变为"三通"的问题。这种逻辑重构，既有纵向的围绕目标、人、信息三个核心方向，将部门内部流程拓展至组织升级的场景，也有横向的与其他业务科室打通的连接。这个成效的达成需要医院战略规划能力与科室部门之间整体协作、统一部署。

2. 高层次性　与医院日常管理和职能管理不同，医院财务业务一体化管理必须由医院的高层领导来推动和实施。在现有医疗服务能力基础上，搭建以医院自身资源为核心的更具创造性、竞争力的医疗健康生态，逐步实现业务在线实时化、管理数字化、服务智能化，从而提升医院经济运营效率。这不仅是关键一步，更是必经之路。医院领导的接受度和认知度对医院财务业务一体化建设乃至数字化转型起着决定性作用。

3. 适宜性　医院属于专业化程度高、知识密集型机构。医院财务业务一体化管理必须依托医院的实际业务场景需求和业务流程再造，与医疗服务场景、业务模式相适宜、符合医院转型升级的整体思路与发展规律。医院财务业务一体化系统应建设成一个包括各种软硬件集成设施，且具有线下与线上密切联动的、端与端全面协同的数字化运营系统。

4. 统一性　医院财务业务一体化的关键在于实现业务流程、财务流程和管理流程的融合，以"作业"为中心，摆脱传统组织分工理论的束缚，合理利用信息技术，充分发挥信息技术的优势，打破传统的财务会计流程，建立基于事件驱动的财务业务一体化信息处理流程，将财务控制、企业管理等活动内嵌到业务活动中，实现业务、财务、管理的有机统一。

5. 集中性　医院财务业务一体化的核心目标之一是实现数据的集中化，将医院所有与业务、财务和管理相关的数据集中为一个逻辑数据库，最大限度地存储财务和非财务信息，在整个医院范围内最大限度实现数据的共享，各类"授权"人员都可以通过报告工具等自动获取到所需信息，从而满足所有信息使用者的需求，避免数据的不完整和重复情况的发生。

6. 灵活性　美国会计学家迈克尔·查特菲尔德在《会计思想史》中写道："会计的发展是反应性的。"这同样也适用于医院财务业务一体化管理。医院财务业务一体化对内需要更好地与微观主体经营管理有机融合，对外需要更好地与宏观经济管理、社会环境有机融合。财务业务一体化系统应具备足够的灵活扩展性，能及时对环境、业务、组织和流程等的变化做出响应，满足医院内部管理的需要。

（徐　涛）

第二节　医院财务业务一体化管理实务

一、医院财务业务一体化的基础

医院财务业务一体化的过程不仅是一个技术应用的过程，更是一个管理变革的过程，其不仅需要具备一定的技术基础，更需要医院具有扎实的管理基础和人才基础。

（一）管理基础

要实现医院财务业务一体化的过程，必须在管理上具备以下基础条件。

1. 院级领导的重视　与单个信息系统建设和管理模式不同，医院财务业务一体化的过程是一个将各医疗业务系统与人财物资源管理系统集成的过程，是一项院级的工程。只有院级领导高度重视，以系统的思维为指导，财务业务一体化才有成功的可能。

2. 业务流程的梳理　医院财务业务一体化会改变很多工作习惯和操作流程。对传统流程进行系统梳理才可能发现业务流程与业务流程之间、管理流程与业务流程之间的重合与交集，实现重新站在全局的角度考虑流程优化和重构，从而实现将各个业务流程和财务流程以及管控流程无缝衔接起来的目标。

3. 组织架构与制度体系的重建　医院财务业务一体化过程首先是各项业务流程、管理流程再造的过程。流程的改变必然打破原有部门间藩篱，带来组织架构重组和责权再造，不可避免会涉及部门间职责和分工的调整。重建适合的组织架构、完善相关的制度体系，可以有效推动一体化的进程，也是财务业务一体化的重要基础保障之一。

4. 财务部门的中心作用　不论是人财物的消耗还是医疗业务产生的收支数据都会反映在财务核算中，打通各业务流程与财务流程之间的数据传递路径，需要由财务部门制定各种数据统计计量以及传输的规则，包括口径、节点等，确保各系统间数据的一致性，同时还需要通过预算、成本核算、绩效评价等管理工具实现管理对业务的监督与控制职能，提升监管力度。这就必须树立财务部门的中心作用，以财务部门为数据管理中心和决策支持核心，实现流程的无缝衔接和数据的集中管理。

（二）技术基础

信息技术是医院财务业务一体化的手段。要实现财务业务一体化，医院必须具备一定的技术基础，具有一定的财务和业务信息系统应用条件，包括实现相对成熟的业务信息系统、基础管理系统和财务会计系统的应用，如在一定程度上实现经营计划管理、采购管理、销售管理、库存管理、人力资源管理、财务会计核算、临床辅助系统等基础业务和财务管理职能的信息化。

据国家卫生健康委员会统计信息中心调查数据显示，截至 2020 年，我国二级以上医院信息系统中 HIS 的使用率高达 93.8%，其中有 43.0% 的医院同时使用 HIS、影像归档和通信系统（picture archiving and communication system，PACS）、临床信息系统（clinical information system，CIS）和 EMR 核心信息系统，39.4% 医院建设了医院信息平台。其他如实验室/检验科信息系统（laboratory information system，LIS）、放射信息系统（radiology information system，RIS）、超声影像管理系统、内镜影像管理系统、病理信息管理系统（pathology information system，PIS）、透析管理系统、重症监护系统、麻醉监护信息系统、数字化手术室、院前急救信息系统、急诊管理信息系统、输血管理系统、合理用药监测系统（prescription automatic screening system，PASS）等在三级医院中得到普遍应用。这些都为财务业务一体化的实现奠定了坚实的技术基础。

（三）人才基础

医院财务业务一体化的实现需要具备财务管理能力、信息技术应用能力、综合管理创新能力的复合型人才，这是医院财务业务一体化成功的基础保障。国家卫生健康委员会等各级管理部门大力推动卫生健康经济管理队伍建设，实现了医院财务管理人才从专业型向专业创新型、复合型、交叉学科人才的转变。卫生健康经济管理人才队伍的不断壮大，人员结构的不断优化，业务素质能力的稳步提高，能为医院财务业务一体化、医院建立面向合理流程的扁平化管理模式提供人才队伍的保障。

二、医院财务业务一体化的应用

医院的财务业务一体化关键要解决在医院的运营过程中，如何实现财务管理和监督融合到业务活动系统中，同时实现管理过程的同步性，以及由此形成数据流的高度集成共享、实时统一。具体来说，就是如何实现医院的临床信息系统与医院的管理信息系统及时对接，医院管理信息系统中各个模块形成流程衔接，如药库管理、物资管理、设备管理、财务管理能够在事务驱动下协同，既为临床管理系统、医疗管理系统等业务活动提供支撑，又实现对这些活动的及时管控和反馈。

（一）财务业务一体化的流程融合

医院财务业务一体化过程需要实现医院所有的系统互联互通，涉及医院的各个部门和各个环节，是一项复杂的系统工程。流程的融合是整个一体化过程的核心。药品管理是医院日常业务中非常重要的一环，本部分以医院药品管理为例阐述财务业务一体化管理实务的应用过程。

1. 医院药品管理的传统管理流程　本章第一节提到医院在横向分工结构中采用职能型组织结构，按职能进行专业化分工。在此职能型组织结构下，医院传统的药品管理流程如图12-2所示。

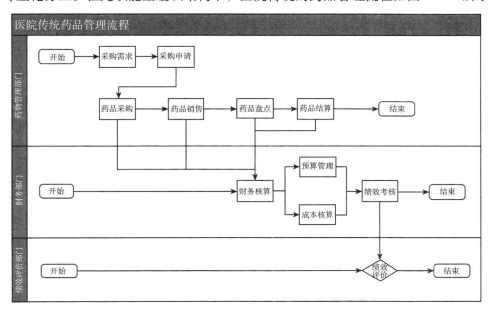

图12-2　医院传统药品管理流程

·211·

药品管理流程主要包括药品采购、药品销售、药品盘点和药品结算过程。

（1）药品采购环节管理流程。药品采购环节传统主要流程：①采购需求，药库库管人员根据药品库存情况向药库采购人员发出采购需求。②采购申请，药库采购人员接到采购需求并按规定审批后，在国家统一的药品采购平台向药品供应商发出采购申请单。③药品采购，供应商根据采购申请单组织货源，向医院发出药品并开具发票。药库验收人员在收到药品后与采购申请单名称、品规、数量等核对无误，药品质量、效期等符合要求的，确认验收并移交药库库管人员。药库库管人员二次清点后及时在库管系统按实物名称、品规、数量、单价、效期等办理入库手续，保证库管系统账面库存与药品实物库存的账实相符。④财务核算，药库库管人员将纸质资料传递至财务部门，会计人员在财务系统通过系统接口获取入库数据（如有系统）并与纸质资料核对无误后入账，以保证财务系统与库存系统的账面库存账账相符。⑤财务管理，财务部门依据财务核算数据扣减药品采购预算。

（2）药品销售环节管理流程。药品销售环节传统主要流程如下。①药品销售，门诊、急诊药房根据 HIS 中门急诊医生开具并已完成收费的处方，将对应的药品经过相关人员"四查十对"后交付患者。住院药房根据 HIS 中住院医生开出的医嘱，将对应的药品经过相关人员"四查十对"后交付病房护士，药房确认发出后对住院患者进行药品收费记账。药品发出实物、数量与收费项目、数量核对相符，是药品管理重点，也是医保部门对药品使用情况进行跟踪监督的切入点。②财务核算，财务部门会计人员根据 HIS 中收费数据及收费结算部门上报的纸质资料确认药品收入。根据药品管理部门上报的药品发出数据确认药品费用。③财务管理，财务部门依据财务核算的费用数据，形成成本核算数据。药品收入与药品费用间的差异，药品管理部门提供差异说明，财务部门核对其真实性、准确性。此外，医院医保管理部门关注是否存在某些药品销量大于进货数量等不合理现象，防范串换药品的欺诈骗保行为。

（3）药品盘点。药品盘点环节传统主要流程如下。①药品盘点，盘点时库管人员应当将不包括数量的药品库存信息打印成表格，由本库区人员及本库区以外至少一名人员组成小组进行实物清点，将清点数量填入打印出的表格。如有表格中未包括的实物，需手写记录在表格上。清点完成后所有清点人在表格上签字，交清点小组以外的人员将清点数量录入库管系统。如有异常需再次进行盘点。对实物数量确认后存档，应当保证账实相符。②财务核算，药品管理部门应当及时将盘点结果报财务部门进行账务处理，以保证账账相符。对于盘盈、盘亏、变质、毁损等情况，及时查明原因，根据管理权限报经批准后进行财务核算处理。③财务管理，药品按照"计划采购、定额定量供应"的办法进行管理。合理确定储备定额，药品管理部门自行定期进行盘点。年终进行财务、审计、纪委等部门人员全程参与的全面盘点清查。

（4）药品结算。药品结算环节传统主要流程如下。①药品结算，药事管理部门根据国家及医院付款账期规定与实际结算金额提出结算付款申请。按规定流程与权限审批后，提交财务部门付款。财务部门根据付款审批结果，按供应商支付货款。②财务核算，根据审批后的药事管理部门付款申请与银行付款凭证进行财务核算。③财务管理，财务部门对实际结算金额与应付金额进行核对，如有差异，药事管理部门提供差异说明，财务部门核对其真实性、准确性。

从传统的药品管理流程中可以看出，传统的流程是一种典型的串行式流程，财务管理在药品的采购、销售和库存管理等流程中管理和控制作用很弱，更多是事后的核算和盘点，无法做到及时的管控，也无法获取到药品管理相关的业务数据，从而导致也无法做到有效的分析和决策支持。在财务业务一体化的应用思想下，药品管理应该打破串行式流程和传统式组织模式，从药品采购的起始开始融入财务管控流程，实现业务流程和财务流程的并行和数据的统一，从而实现真正的财务管控目的。

2. 财务业务一体化下药品管理流程 在财务业务一体化的模式下,通过对传统业务流程、财务流程和管理流程进行重新整合与规划,构建形成事前对业务活动统筹规划、事中对业务活动管控分析、事后对业务活动评价与反馈的闭环管理过程。财务业务一体化模式下药品管理流程如图12-3。

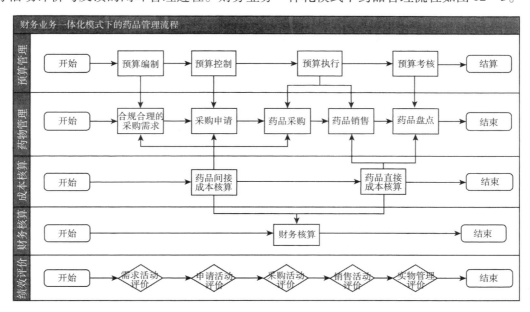

图 12-3　财务业务一体化模式下的药品管理流程

预算管理是对医院业务活动实现事前规划的重要管理工具,其中预算编制是财务管理活动的起点。

在财务业务一体化管理流程下,药品采购活动不是随意无序开展的,必须先编制采购预算,经医院决策机构全局统筹、规划、批准后才能在预算规定范围内开展。在该模式下,药品管理部门需根据以往年度采购与销售情况数据,识别和剔除不充分或者非正常的采购活动。预算管理部门将综合考虑医院的战略规划与公共卫生环境、药品采购等政策因素,医保付费方式等经济因素,药品新技术发展等技术因素,对药品采购需求进行定性与定量分析。药品管理部门与预算管理部门通过零基预算、增量预算等方法,运用自下而上、上下结合、自上而下方式,共同编制合规合理、切实可行的药品采购预算,这是药品管控的第一步。

在药品采购伊始,首先将对采购需求进行评价,对于采购需求的评价将从预算管理、政府采购管理、供应商管理等多维度进行。当药品库存不足时,药品管理部门发出采购申请。预算管理部门将对采购申请进行预算控制。在预算额度内的经审批后药品管理部门可以向药品供应商发出采购申请单并对药品采购预算进行预扣减。对于超采购预算或无预算的采购申请,预算管理部门将予以拒绝并及时与药品管理部门沟通,了解实际情况。对于医疗活动确需使用的,预算管理部门会同药品管理部门申请预算调整。医院决策机构对预算调整申请进行成本效益、风险评估等全面分析后,按预算调整审批流程批准,药品管理部门可再次发起采购申请。这一过程实现了药品采购完全在财务预算管控下执行,形成了有效的管控机制。

在完成采购过程后,供应商根据医院采购申请单发出药品,药品管理部门确认验收并办理入库手续,形成医院药品实物的实物性入库并增加药品库存,药品采购活动结束。预算管理部门对药品采购预算额度以实际扣减替代预扣减,同时完成药品采购预算执行管理。财务部门完成库存物品入库的财务核算。

药品管理部门核对医生处方数据、收费数据与药品实物数后向患者发出药品，形成医院药品实物的消耗性出库。预算管理部门扣减药品支出预算额度，同时完成药品支出预算执行管理。财务部门进行药品费用财务核算并形成药品直接成本。

在一体化系统的支持下，药品管理部门、财务部门可以定期、不定期地及时对药品库存情况进行实物盘点，总结药品采购和支出预算管理经验，形成预算调整、绩效评价和继期预算编制的基础。

在财务业务一体化管理系统中，数据实现了集中管理，这样就为在药品相关业务活动执行过程中从合理用药、物价执行、收入、成本控制目标、资产安全、票据管理等多个维度设定考核目标创造了条件。基于此，就可以有效应对不经授权或采取其他不法方式侵占、挪用医院资产，谋取不当利益的行为，防止部分部门管理人员滥用职权，相关部门或人员串通舞弊等风险，同时促进业务活动和财务管理活动的规范化、标准化，提高医院资源配置效果。

（二）财务业务一体化的数据统一

各项业务活动、管理活动留下的运行轨迹，形成医院的数据流。数据是一切管理和决策的基础，完整、准确、一致、及时的数据是医院高质量管理的基础保证。

1. 传统流程下的数据管理　在传统的组织架构和管理流程下，数据流是在各个部门及各个系统内部运转的，系统之间的数据流动和对接更多是通过人工进行的，这一状况导致数据无法及时在整个医院系统流动。以药品管理为例，在传统的管理流程下，采购的相关明细数据更多是在采购系统（或模块）中，药品库管的相关数据更多是在库管系统（或模块）中，其他数据类似，而财务系统只获取到各个系统（或模块）传递的凭证等相关的财务数据。在此状况下，在医院管理和决策需要跨部门数据时，只能通过人工辅助的方式进行数据传递。而各个系统之间的数据来源、口径可能存在差异，就导致管理人员在数据交换时更多精力消耗在数据的核对与沟通中，既造成了人力的浪费，也会产生时滞和失真，导致管理的及时性和准确性下降。不仅如此，各个系统的数据需求是由各个主管职能部门提出的，更多针对各个部门的业务处理需求而设定，对于相关的管理和控制（如财务管控）所需要的数据，在设计时可能并未涉及，从而导致管理决策所需数据不完整。同时，数据的分散化管理也导致了数据的安全隐患增大。总而言之，在传统的管理模式下，数据的准确性、完整性、一致性、及时性和安全性都难以得到保证。

2. 财务业务一体化下的数据管理　数据的融合是流程融合的伴随品，在系统中，数据只跟随流程走，统一集成的系统会产生统一、集成的数据。在财务业务一体化模式下，业务流程、财务流程和管理流程是融合的，系统是统一集成的，因此数据也将是统一和标准的，不论在流程内、部门内，还是不同流程间、部门间数据都将是及时流转的，打破了部门和岗位界限。具体体现在以下方面。

（1）流程或部门内数据的统一：以药品管理部门为例，作为实物管理部门对资产管理展开的管理活动中，最重要的一个方面，就是监控实物与账面数据的一致性，即"账实相符"。在财务业务一体化中，药品进销存管理流程是融合的，进销存流程产生的数据会及时相互反馈以及反馈到药品管理流程的其他环节，账面存货的数据可以及时与药品实物存货数据进行对接，药品管理流程中各环节药品的名称、数量、品规、单价等数据都实现了统一和标准化，这样就有助于甄别药品库管系统账面存货是否真实存在，属于医院的药品是否均已计入药品库管系统，药品实物存货是否均隶属于医院等问题，从而达到管控的目的。

（2）流程间或部门间的数据统一：在财务业务一体化中，医生开具的药品处方会形成财务管理中物价、收入、资产（如货币资金、应收账款、库存物品）、发票等活动的数据源。处方和缴费记录形成药品实物管理出库的数据源。不同流程间数据的统一，为处方、收入、资产的数据结果统一，业务活动、财务管理活动数据结果的统一创造了基础。处方数据关联着医院收入，收入数据关联着医院年度收入预算的执行情况，同时会形成未来年度收入预算编制的测算依据。药品出库数据关联着医院成本、费用数据，同时形成医院年度费用预算的执行情况，也可以作为未来年度费用预算的测算依据。

由于数据的统一，分散在各领域、各环节的点状数据间建立了关联，转变为网状结构。医院管理者可以对医疗活动过程进行监督评价，及时发现问题、规避风险，促进决策更加科学、合理。

（徐　涛）

第三节　医院财务业务一体化的建设

医院财务业务一体化不仅是一项信息技术的应用，更是一项重大的管理变革，涉及医院的所有部门和环节，无论是从思想上、组织上，还是从流程上、系统上都会对医院的传统方式产生根本性的改变。这也预示着医院财务业务一体化的建设是一个长期的过程。

一、医院财务业务一体化总体思路

总体来说，医院财务业务一体化建设应从以下几方面展开。

（一）整体的规划

医院财务业务一体化应用是一项复杂、长期、系统性的工程，涉及管理思维、组织架构、建设方法、系统工具等多方面要素的综合运用。医院应当制定清晰的长期、中期和短期一体化应用发展规划。医院财务业务一体化需要融合业务系统、财务系统和管理系统，因此必须在医院信息化发展整体战略和规划的指导下进行，遵循规划先行的原则。

（二）有效的组织

有效的组织与机制是医院财务业务一体化实施的基础保障，包括管理组织、管理规范、监督评估。财务业务一体化建设涉及医院多个部门的跨部门协作，需要形成横向分工模式中项目式组织结构。因此必须通过组织、制度、流程的建设，明确工作机制和工作内容、组织中各级角色和职责，制定相应的规范、细则与协作流程，构建监督评估机制等来有效激发组织的积极性，才能确保财务业务一体化工作各环节落实到人并有章可依，稳步推进。

（三）融合的流程

局部最优不等于全局最优。在单项目或多项目信息系统建设阶段，流程的梳理和优化主要是从局部考虑的，但是在财务业务一体化建设时，必须站在全局的角度考虑流程优化和重构，实现跨部门的端到端流程梳理和优化，将各个业务流程和财务流程以及管控流程无缝衔接起来，实现多个连续过程的统一组合。只有运用"事件驱动"和流程再造的思想重新构建流程，才能为一体化打下坚实的基础。在流程重构的过程中，必须制定适合医院业务特点的统一规范的业务、财务和管理流程，以保障系统整体性和高效性。

（四）集中的数据

良好的信息沟通效率与联动效能是财务业务一体化管理目标。在医院财务业务一体化过程中，只有实现数据的规范统一、高度集中，才能最大限度发挥信息沟通的效率和效能。财务业务一体化过程中，数据集中是根本目的之一，也是核心工作内容之一。医院 HIS、EMR 等信息系统的建设通常是分步实施的，数据分布在各个系统中，且数据定义、分类等缺乏统一的标准与规范。财务业务一体化就是要解决数据不标准、不规范、不统一的问题，实现数据的集中管理和利用。数据集中并非物理的集中，而是逻辑的集中，即无论数据在物理上如何存储，在逻辑上，整个医院的数据应该是统一的、规范的、完整的、集中的。

（五）灵活的系统

信息系统是财务业务一体化应用的具体体现。财务业务一体化系统的复杂性决定着信息系统必须具有灵活性，才能满足复杂的需求。财务业务一体化系统设计的目标要求系统应当实现在适当的时间以适当的形式向适当的用户提供正确的管理信息，需要与临床信息系统共享数据，需要协助医院管理者有效计划决策。用户管理需求是一个不断变化、提升的过程，管理效率的提高，会引起管理范围的扩大、业务流程的重组，这些变化都要求信息系统需具有更强的灵活性与对环境的适应能力，从而为医院的财务业务一体化进程提供更大的支撑。

二、医院财务业务一体化系统架构

医院财务业务一体化系统涉及全院的业务系统、财务系统和管理系统以及决策支持系统，是一个大集成的信息系统，同时又是一个统一的数据中心。系统具有多层次、多模块、大集中的特点，流程复杂，结构复杂。其简易的系统架构如图 12 - 4 所示。

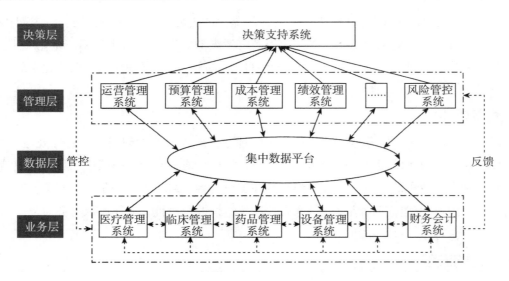

图 12 - 4　财务业务一体化系统架构示意

依据图 12 - 4，医院财务业务一体化系统分为业务层、数据层、管理层、决策层。医院资源管理系统、临床管理系统、医疗管理系统等构成了财务业务一体化系统的基础系统，这些系统之间流程是互通的，系统边界是模糊的，一切以事务流程为驱动，实现跨部门、跨岗位的业务处理过程。同时其数据向集中数据平台汇集（数据的逻辑管理是统一的，物理上可能是分离的）。一切数据在数据平台中得以统一化管理，数据实现标准化和及时共享，各个系统在有效权限下，可以及时获取到所需数据，同时数据之间形成了相互关联和验证，实现有效的数据管控目的。在该系统架构下，数据平台是财务业务一体化的中心，其不仅集中了各系统的数据，同时为管理和决策系统提供数据基础，预算管理系统、成本管理系统、绩效管理系统等可以及时从数据平台获取到所需的财务和非财务信息，形成有效的决策支持报告，提供决策参考。同时管理层系统可以在流程上对业务层系统关键环节进行及时管控和指导，而业务层系统也会对管理层系统提供关键业务环节的反馈，从而形成一个自上而下、自下而上的闭环系统。

三、医院财务业务一体化系统的建设过程

医院财务业务一体化系统的建设过程实质就是管理信息系统的建设过程，一般包括系统规划、系统实施和系统维护等环节。

在系统的规划环节，医院应遵循整体规划、分步实施的原则，根据医院的战略目标和财务业务一体化的应用目标，形成各阶段清晰的应用需求，因地制宜逐步推进。

在系统的实施环节，医院应制定详尽的实施计划，清晰划分实施的主要阶段、有关活动和详细任务的时间进度。实施阶段一般包括项目准备、系统设计、系统实现、测试和上线、运维及支持等过程。

1. 项目准备阶段　医院主要应完成系统建设前的基础工作，一般包括确定实施目标、实施组织范围和业务范围，调研系统需求，进行可行性分析，制定项目计划、资源安排和项目管理标准，开展项目动员及初始培训等。

2. 系统设计阶段　医院主要应对组织现有的系统应用情况、业务处理和管理工作现状以及一体化需求进行调查，梳理系统改造和应用模块及应用流程，据此设计具体的财务业务一体化系统实施方案。

3. 系统实现阶段　医院主要应完成信息系统的数据标准化建设、系统配置、功能和接口开发及单元测试等工作。

4. 测试和上线阶段　医院主要应实现系统的整体测试、权限设置、系统部署、数据导入、最终用户培训和上线切换过程。必要时，医院还应根据实际情况进行预上线演练。

5. 运维和支持阶段　医院应做好上线后的持续培训、系统维护和优化迭代工作，保证财务业务一体化的逐步推进。

（徐　涛）

参考文献

［1］刘效仿. 医院6S管理实战攻略［M］. 北京：中国中医药出版社，2017.

［2］何晓俐，赵淑珍. 现代综合医院门诊管理手册［M］. 北京：人民卫生出版社，2016.

［3］韦铁民. 现代医院内部管理制度［M］. 杭州：浙江大学出版社，2020.

［4］钱庆文，邹新春. 医疗质量与患者安全［M］. 北京：光明日报出版社，2019.

［5］糜琛蓉，倪语星，朱仁义. 医院感染防控与管理实训［M］. 北京：科学出版社，2020.

［6］李为民. 现代医院管理——理论、方法与实践［M］. 北京：人民卫生出版社，2019.

［7］韦铁民. 医院精细化管理实践［M］. 2版. 北京：中国医药科技出版社，2017.

［8］黄洁夫. 中国医院协会医院管理指南（2016年版）［M］. 北京：人民卫生出版社，2016.

［9］胡建平. 新一代医院数据中心建设指导［M］. 北京：人民卫生出版社，2020.

［10］周俊峰，孙凯. 医院管理手册［M］. 北京：人民卫生出版社，2016.

［11］刘爱民. 病案信息学［M］. 北京：人民卫生出版社，2016.

［12］克瑞莎·泰勒. 医疗革命：大数据与分析如何改变医疗模式［M］. 刘雁，译. 北京：机械工业出版社，2016.

［13］向炎珍. 医院财务管理［M］. 北京：中国协和医科大学出版社，2022.

［14］张锦. 医疗器械管理手册［M］. 2版. 北京：人民卫生出版社，2020.

［15］许崇伟. 超越竞争：医院经营管理案例启示［M］. 广州：广东人民出版社，2016.

［16］张英. 医院人力资源管理［M］. 2版. 北京：清华大学出版社，2020.

［17］许玉华. 医院医疗质量标准化管理手册［M］. 北京：人民卫生出版社，2017.

［18］魏晋才. 医院绩效管理［M］. 2版. 北京：人民卫生出版社，2017.

［19］李晓松. 卫生统计学［M］. 8版. 北京：人民卫生出版社，2017.

［20］王韬. 医院信息化建设［M］. 北京：电子工业出版社，2017.